Martin

Hildegard von Bingen

Heilküche

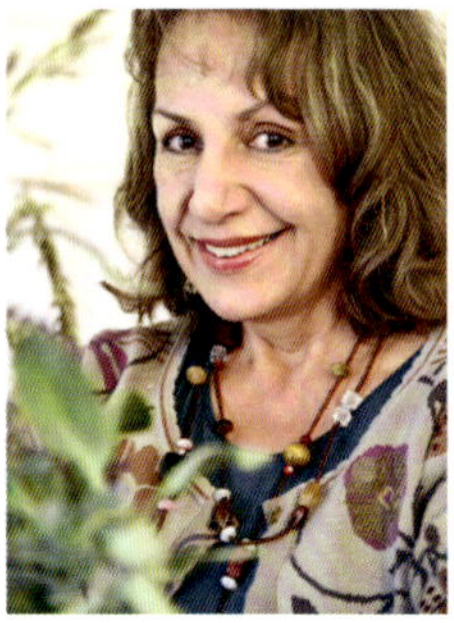

Die heilige Hildegard von Bingen war **Jutta Isabella Martin** schon als junger Frau ein Begriff, ihre Mutter steckte sie mit ihrer Kochleidenschaft an und mit dem Onkel, einem Ernährungswissenschaftler, führte sie »Fachgespräche«. Doch es dauerte viele Jahre, bis Jutta Martin nach einer sozialpädagogischen Ausbildung und langjähriger Arbeit im sozialen und anderen Bereichen zu ihrer eigentlichen Berufung zurückkehrte: dem Kräuter- und Heilwissen der Hildegard von Bingen. Als »Hildegard vom Bodensee« begeistert sie seit Jahren ihr Publikum mit Vorträgen, Seminaren, Kochvorführungen, auf Gartenmessen und Gesundheitstreffs besonders im süddeutschen Raum, in Österreich und der Schweiz. In ihrem Online-Shop DiVeRa sind vielfältige Hildegard-Produkte erhältlich. Heute lebt und arbeitet sie an der Schwäbischen Bäderstraße in Bad Buchau.

Jutta Isabella Martin

Hildegard von Bingen
Heilküche

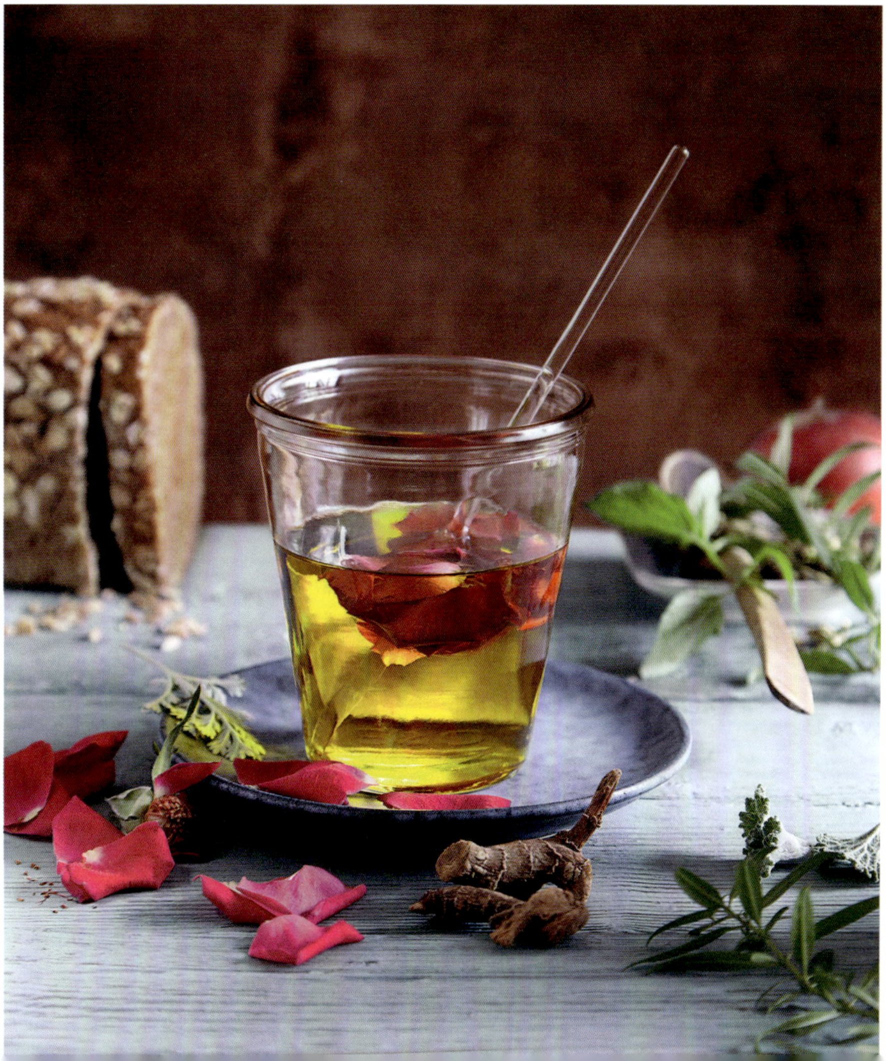

TRIAS

Inhalt

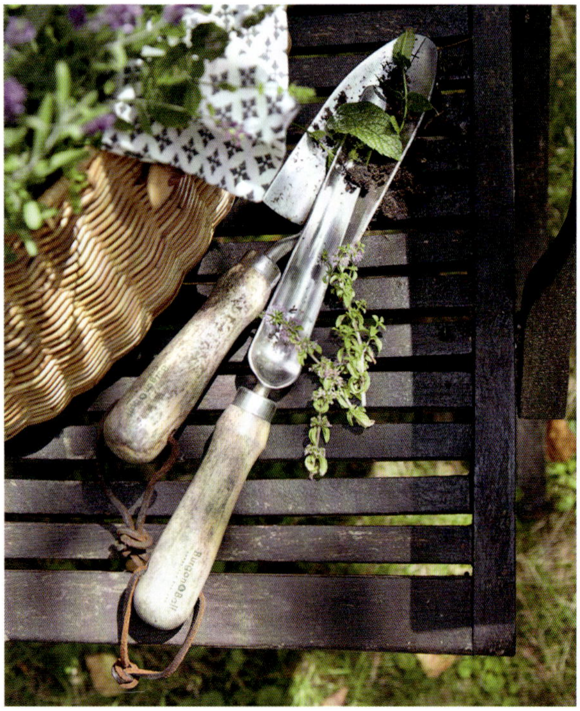

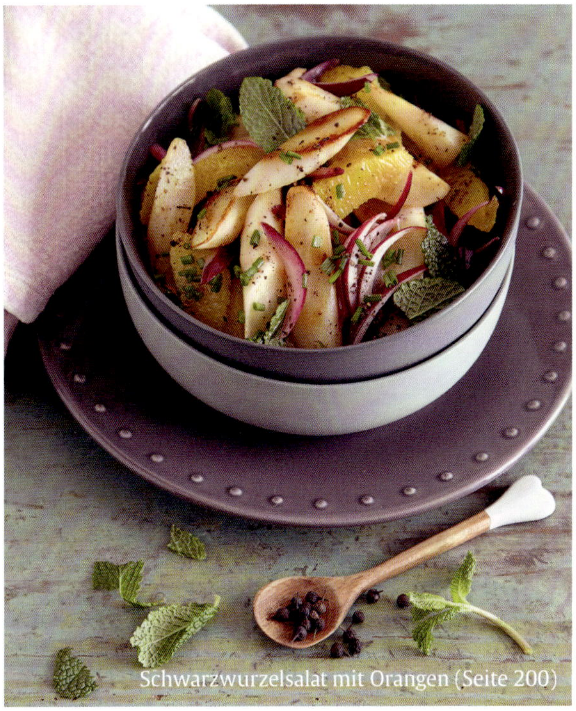
Schwarzwurzelsalat mit Orangen (Seite 200)

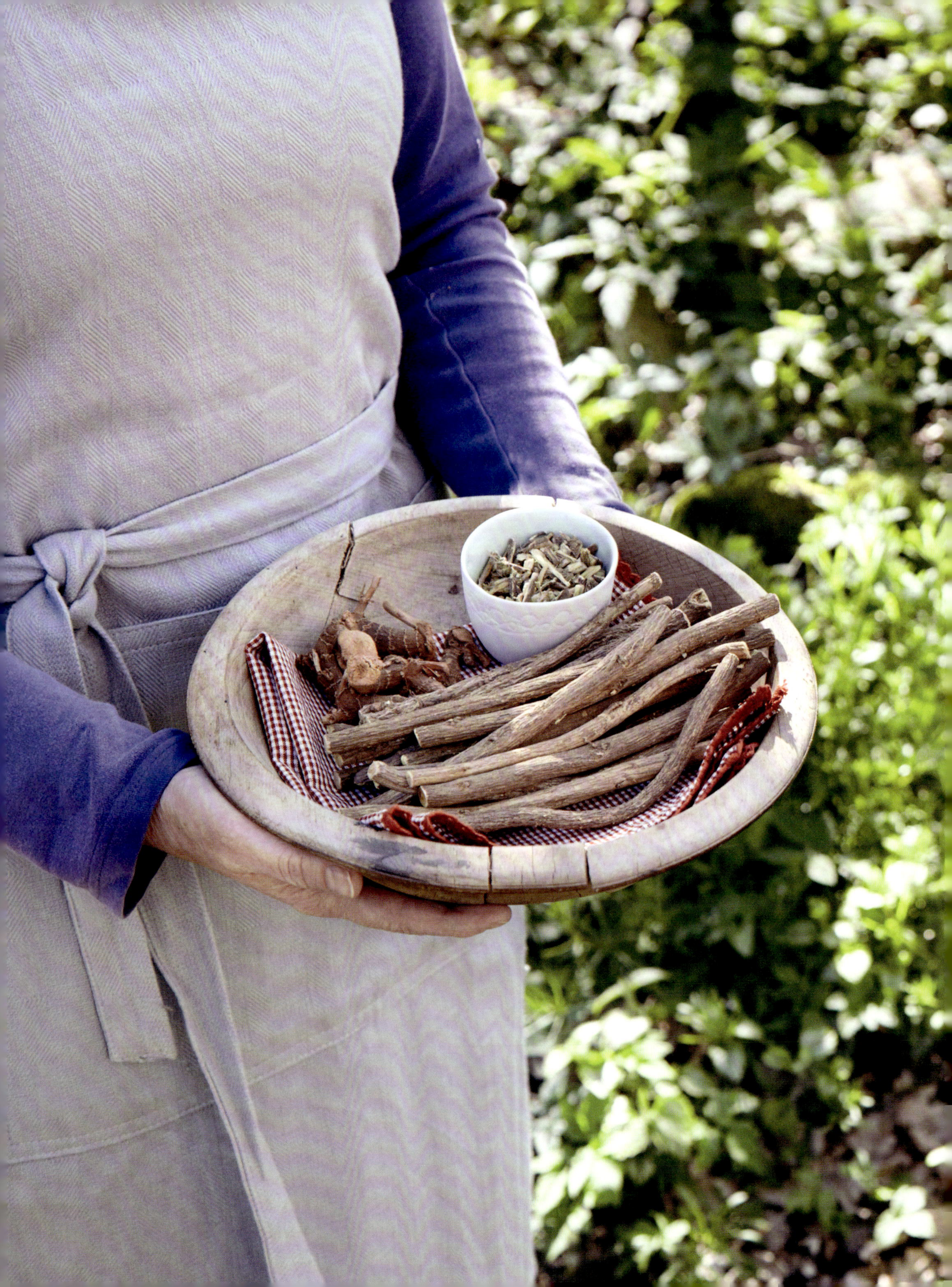

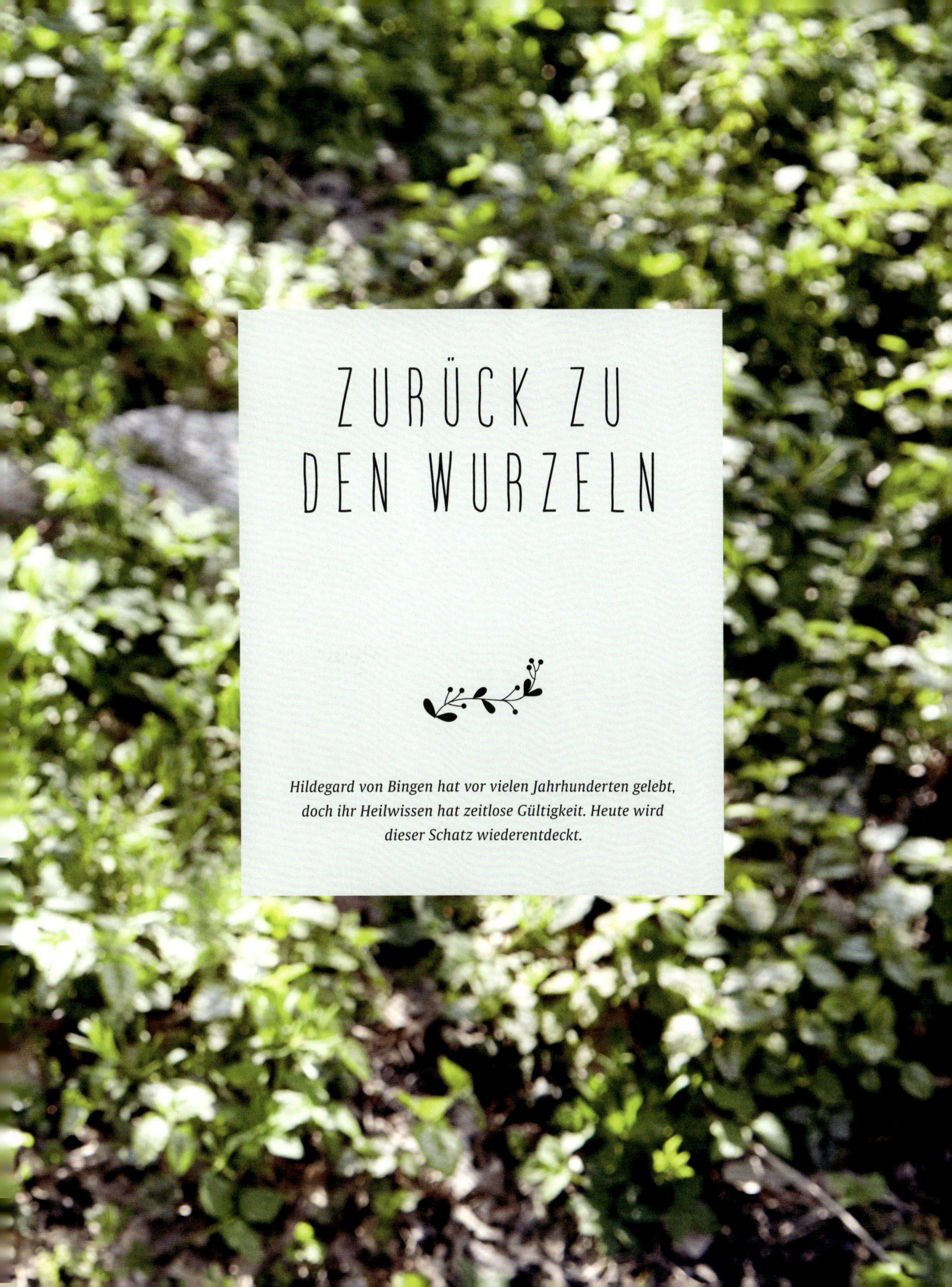

ZURÜCK ZU DEN WURZELN

Hildegard von Bingen hat vor vielen Jahrhunderten gelebt, doch ihr Heilwissen hat zeitlose Gültigkeit. Heute wird dieser Schatz wiederentdeckt.

Der Schatz der heiligen Hildegard

Als ich vor vielen Jahren im wahrsten Sinne des Wortes auf den Weg mit Hildegard von Bingen geschubst wurde, war mir nicht bewusst, wie weitreichend sich das auswirken würde.

Bereits in meiner Kindheit war mir Hildegard von Bingen aus Büchern mit Heiligenlegenden ein Begriff. Eine Frau, die vor vielen Jahrhunderten gelebt und gewirkt hat. Gut, da gab es ja noch viele andere, die man erwähnen könnte. Als ich älter wurde, einen sozialpädagogischen Beruf ergriff, hätte ich mir nie träumen lassen, dass diese Frau so einschneidend mein Leben verändern würde. War es Zufall oder Bestimmung, dass ich eines Tages ein Hildegard-Kochbuch in Händen hielt? Dass es das Kochbuch einer mir bekannten Heiligen war, faszinierte mich und aus Neugierde kaufte ich es. Das war für mich ein Schlüsselerlebnis, denn als ich Zeile für Zeile in dem Buch las, kam mir alles so bekannt vor. Das verwirrte mich und nachdem ich mit einer weisen Frau darüber gesprochen hatte, wurde mir klar, dass es um Informationen geht, die uns Menschen in der heutigen Zeit nicht mehr präsent sind. Dass ich als eine Art »Informationsträger« dieses alte Wissen den Menschen wieder zugänglich machen soll.

Durch diese Berufung, die ich zum Beruf machte, bin ich viel unterwegs und konnte in den letzten Jahren feststellen, dass das Bedürfnis nach alten, bewährten Haus- und Heilmitteln, gesunden, natürlichen Nahrungsmitteln und dem verstärkten Gebrauch von Kräutern deutlich zugenommen hat.

Verwirrung um die richtige Ernährung

Auch das Bewusstsein und die Erkenntnis, wie wichtig eine gesunde Ernährung ist und dass falsches Essen und schlechte Essgewohnheiten zu Beschwerden und Krankheiten führen können, sind bei vielen Menschen vorhanden. Auf der Suche nach den richtigen Zutaten und der passenden Ernährung stoßen jedoch viele an ihre Grenzen. Wie ernähre ich mich richtig? Worauf muss ich achten? Vor Jahren, als die Biowelle in den Kinderschuhen steckte, glaubte man, Vollwertkost sei das Richtige. Dann war es die Rohkost, die als absolut beste Ernährungsart angepriesen wurde. Plötzlich waren die Vegetarier auf dem Vormarsch und mittlerweile freuen sich Veganer über ständigen Zuwachs. Allein daran können wir erkennen, dass sich die Menschen immer mehr mit einer gesunden Ernährung auseinandersetzen und selbst tätig werden wollen.

Diese Vielzahl der Ernährungsrichtlinien hat jedoch häufig Verwirrung gestiftet und Unsicherheit beim Verbraucher hervorgerufen. Und nun soll es wieder eine neue Ernährungstherapie oder sozusagen eine Theorie über eine weitere Ernährungsform geben? Und dazu noch von einer Heiligen aus dem Mittelalter?

Die Ernährungsempfehlungen der Hildegard von Bingen erweisen sich jedoch als eine beglückende Bereicherung, denn sie haben einen ganz anderen Ansatz als die bislang bekannten Ernährungsarten. Und genau diese Sichtweise der heiligen Hildegard ist für uns ein klarer Wegweiser in dieser Informationsflut, zurück zum Einfachen und Natürlichen. Da werden Kultur, Tradition und Religion miteinander verbunden. Genau das ist es doch, was viele Menschen in unserer schnelllebigen Zeit wieder suchen, eine alltagstaugliche Möglichkeit, Genuss und Gesundheit miteinander zu verbinden. Durch ihre Fähigkeit, die Wirkung diverser Nahrungsmittel in Bezug auf den Menschen zu sehen, weist uns Hildegard Möglichkeiten auf, wie man beispielsweise mit einheimischen Kräutern unser Essen nicht nur bereichern, sondern auch Erkrankungen vorbeugen kann – ein sehr wichtiges Kriterium, wenn man bedenkt, wie viele Menschen sich regelrecht krank essen. Der Begriff der Zivilisationserkrankungen wurde erst in unserer modernen Zeit geprägt, seit Erkrankungen des Bewegungsapparates, Bluthochdruck, Allergien, Diabetes usw. keine Seltenheit mehr sind.

Hildegards Ernährung ist zeitlos gültig

Wie erfrischend dagegen sind da die Impulse Hildegards, die uns eine zeitlos gültige Ernährung aufzeigen, basierend auf saisonalen und regionalen Zutaten, natürlich und liebevoll zubereitet. Dies kommt vielen Menschen gelegen, die sich auf die Suche nach dem Einfachen und Ursprünglichen, den Wurzeln, begeben, ihr Gemüse selbst anbauen oder auf Wochenmärkten und nicht im Supermarkt einkaufen wollen. Auch die Kräuterkunde erfreut sich steigender Beliebtheit, denn immer mehr Menschen wollen sich an altem und bewährtem Wissen orientieren, selber Kräuter sammeln und wieder lernen, diese in der Küche, in Form von Heilmitteln oder im Haushalt einzusetzen. Heißt es nicht, dass im Einfachen der Schlüssel zu Gesundheit und Zufriedenheit liegt? Achtsamkeit üben mit sich und seinem Körper, Achtsamkeit auch im Hinblick auf unsere Umwelt, unseren Lebensraum. Auf dieser Suche wird man unweigerlich mit einer herausragenden Persönlichkeit konfrontiert, mit Hildegard von Bingen.

Diese Frau, als Prophetissa teutonica, als deutsche Prophetin, in die Geschichte eingegangen, erkannte die elementare Bedeutung einer gesunden Ernährung als beste Voraussetzung für Gesundheit bis ins hohe Alter. In ihren Büchern *Physica* und *Causae et curae* hat sie diverse Nahrungsmittel in Bezug auf die Verträglichkeit beim Menschen untersucht. Sie spürte den Erkrankungen nach und untersuchte Verdauung, Stoffwechselstörungen und Gemütsbewegungen beim Menschen. Ihre so gewonnenen Erkenntnisse haben bis heute an Aktualität nichts verloren, zumal in den letzten Jahrzehnten viele Menschen, die seitens der Schulmedizin als nicht mehr therapierbar galten, durch eine Ernährung nach den Richtlinien der Hildegard von Bingen ihre Gesundheit und Lebensqualität wiedererlangten.

Neueste Forschungsergebnisse bestätigen, was Hildegard vor nahezu 850 Jahren beschrieben hat, dass nämlich eine ausgewogene Ernährung auf Basis von Dinkel, Gemüse und Obst in der Lage ist, die Entstehung von Krebs um nahezu 50% zu verringern. Und dies trifft nicht nur auf Krebs, sondern auch die verschiedensten Erkrankungen unserer Zeit zu, die ihre Ursache in einer Fehlernährung haben. Jeder Mensch hat es demnach in der Hand, durch die Wahl seiner Lebensmittel seine Gesundheit zu schützen. Voraussetzung dafür ist aber, in Selbstverantwortung zu gehen und dies nicht dem Staat zu überlassen. Der beste Therapeut kann nicht in uns hineinschauen und sehen, wie es uns geht. In ihrer Naturheilkunde gibt uns Hildegard dazu eine Fülle von Hinweisen.

Das rechte Maß halten

Hildegard von Bingen hat die Menschen immer wieder dazu angehalten, das rechte Maß, den goldenen Mittelweg einzuhalten. Als Benediktinernonne hat sie ihr Leben nach der Regel des heiligen Benedikt ausgerichtet; ihre Lehre der »discretio« ist rote Leitfaden für unsere Lebensführung. Wir sollen einen geordneten Tagesablauf

und Jahreslauf einhalten, bei Wachen und Schlafen, Arbeit und Freizeit, Essen und Trinken in einem goldenen Mittelmaß einhalten.
Hildegard sah den Menschen als Mikrokosmos im Makrokosmos, und durch diese Sichtweise konnte sie erkennen, dass es Zusammenhänge zwischen Leib und Seele und den verschiedensten Bereichen und Kräften im Kosmos gibt.

»O Mensch, schau dir doch daraufhin den Menschen an; der Mensch hat ja Himmel und Erde und die ganze übrige Kreatur schon in sich selber und ist doch eine ganze Gestalt, und in ihm ist alles schon verborgen vorhanden.«

Schon vor tausenden von Jahren wusste man, dass die Gesundheitslehre nur mit richtiger Ernährung funktionieren kann. Ob wir die Gesundheitsküche der Chinesen anschauen, die Makrobiotik der Japaner, die Ayurvedaküche der Inder oder die Empfehlung des Hippokrates: »Lasst die Lebensmittel eure Heilmittel sein.«

Zivilisationskrankheiten und Fehlernährung

In der heutigen Zeit ist von diesem alten Wissen nicht mehr viel übrig geblieben, denn die Lebensmittelindustrie hat sich besonders in der westlich-abendländischen Kultur diese Unkenntnis und auch Verwirrung der Menschen zunutze gemacht. So wurden beispielsweise Bitterstoffe herausgezüchtet, um dem Verbraucher diverse Salate schmackhafter zu machen. Mit dem Erfolg, dass durch dieses fehlende »Putzmittel« der inneren Organe die Neigung zu mehr Lust auf Süßigkeiten und Knabbersachen zugenommen hat, wovon wiederum die Lebensmittelindustrie und die Pharmaindustrie profitieren. Fettleibigkeit, Herzprobleme, Nervenerkrankungen oder auch Diabetes sind die erkennbaren Folgen dieser Manipulation. Die Kosten für die Behandlung der aus dieser Fehlernährung resultierenden Erkrankungen belaufen sich auf mehrere Milliarden Euro.
Bei Recherchen zu einem Vortrag über basische Heilmittel bin ich auf Aussagen von Schulmedizinern gestoßen, die zwischen der Esskultur und diversen Erkrankungen keinen Zusammenhang sehen. Dabei spüren doch immer mehr Menschen, dass der Mensch ist, was er isst. Und das am eigenen Leib. In meinen Kochseminaren höre ich immer wieder Aussagen wie z. B.: »Als ich Spargel gegessen habe, hatte ich extreme Arthrose-Schmerzen.« Oder: »Die Pizza beim Italiener, die ich neulich abends gegessen habe, lag mir wie ein Stein im Magen und ich habe sehr schlecht geschlafen.« Als Frau der Basis erkenne ich immer mehr die Veränderung in der Einstellung der Menschen zu ihrer täglichen Nahrung. Langsam, aber sicher wird der Schwerpunkt wieder vermehrt auf Qualität statt auf Quantität gelegt. Viele junge Mütter informieren sich mittlerweile über Inhaltsstoffe von Babynahrung, erfahren beispielsweise übers Internet, dass Babys, die mit fertiger Babynahrung gefüttert werden, krankheitsanfälliger sind als solche, denen man selbst gekochte Gemüse- und Obstbreie gibt. Ist das neue Bewusstsein nicht auch ein Grund für die steigende Zahl von Fastenkursen oder Kochseminaren?

Altbewährtes Wissen ist wieder gefragt

So vieles von dem, was man früher beachtet hat, hatte und hat seine Berechtigung. Wie zum Beispiel morgens wie ein Kaiser, mittags wie ein König und abends wie ein Bettelmann zu essen. Da hat man noch Rücksicht auf unsere Organuhr genommen. Man wusste, dass der Verdauungstrakt über Mittag am besten verstoffwechselt und dass man abends nur leichte Kost zu sich nehmen sollte, um nicht Magendrücken, Blähungen oder Hitzewallungen zu bekommen und schlecht zu schlafen. Wie viele Menschen wachen nachts zwischen ein Uhr und drei Uhr auf und wissen nicht, dass die Leber, unsere Stoffwechselzentrale, uns mitteilen möchte, dass sie dringend geputzt werden muss, um wieder ordentlich funktionieren zu können.

Zurück zu den Wurzeln erkennen wir immer mehr die Vorteile, die diese einfachen Richtlinien für unsere Gesundheit haben. Und genau das ist das Besondere an der Lehre der Hildegard von Bingen. Durch ihre seherischen Fähigkeiten, einer sehr genauen Beobachtungsgabe und natürlich durch das, was sie von Gott sehen durfte, konnte sie wie mit Röntgenaugen in den Menschen schauen und erkennen, was es mit ihm macht, wenn er dieses oder jenes Nahrungsmittel zu sich genommen hat. So konnte sie die Subtilität, die Feinstofflichkeit, der einzelnen Nahrungsmittel unterscheiden und hat diese in drei Kategorien eingeteilt, in Nahrungsmittel, die wie Medizin wirken, in solche, die neutral sind, und in die, die man besser weglässt, weil sie erfahrungsgemäß Krankheiten hervorrufen können.

Essen als Medizin

Auf dieser Basis konnten seit Jahrzehnten viele Menschen durch die Ernährungstherapie der heiligen Hildegard wieder gesund werden. Und das ohne Kalorienzählen oder zeitaufwändiges Kochen. In meinen Kochseminaren betone ich immer wieder, dass hier nicht Kochen gelernt wird, sondern dass es auf die rechte Unterscheidung bei den Lebensmitteln ankommt. Wenn ich weiß, was meinem Körper guttut und wie eine Medizin wirkt, dann kann ich doch meine gewohnten Speisen mehr oder weniger beibehalten und nur im Bedarfsfall das eine gegen das andere austauschen. Und schon habe ich aus einer Mahlzeit, die nur meinen Magen füllt, ein Essen als Medizin gemacht.

Das ist auch der spürbare Unterschied zu Esstrends. Wenn ich mich nach den Hildegard-Richtlinien ernähre, wird ein richtiges Wohlbefinden in meinem Körper erzeugt. Das sollte unsere Richtschnur bei der Wahl unserer Lebensmittel sein. Nicht dogmatisch vorgehen und die Wahl treffen nach dem, was man schon immer gegessen hat, sondern unseren Körper wahrnehmen, was er uns im Hinblick auf unser Essen zeigt. Wenn unser Körper mit Blähungen, Völlegefühl und Aufstoßen reagiert, kann es wohl nicht das richtige Essen gewesen sein. Bei der Umstellung auf die Hildegard-Medizinküche haben wir auch die Gelegenheit, unseren Körper wieder spüren zu lernen, unserem Gefühl für Gut oder Schlecht immer mehr zu vertrauen. Bei dieser verbesserten Körperwahrnehmung lernen wir nicht nur Reaktionen unseres Körper auf Nahrung kennen, sondern verstehen mit der Zeit auch immer mehr, dass viele Ursachen für Beschwerden in unserer Seele zu finden sind. Wenn mir etwas auf den Magen schlägt, ein Essen, das ich immer gut vertragen habe, dann ist wohl die Ursache in dem zu suchen, was mich gerade belastet. Die Erlangung oder Erhaltung der Gesundheit ist ein lebenslanger Prozess.

Für Hildegard war Krankheit immer ein Mangel an Sein. Sie bezieht diese Aussage auf diverse Krankheitsbilder, in denen sie u. a. in ihren theologisch-psychologischen Werken wie auch in ihren Medizinbüchern eingeht. Sie gibt mit ihren 35 Tugenden und Lastern konkrete Hinweise auf den Zusammenhang zwischen Körper und Seele, heute unter dem Begriff der Psychosomatik bekannt, und benennt Pflanzen, Kräuter, Tiere und Edelsteine als Heilmittel. Interessant ist, dass Hildegard nicht auf die Tradition der damaligen Medizin eingeht, sondern neue Indikationen benennt, die erst in unserer Zeit wissenschaftlich nachgewiesen werden konnten.

Nehmen wir unsere Gesundheit selbst in die Hand, haben wir die besten Möglichkeiten und Chancen, Krankheiten vorzubeugen bzw. sie abzumildern. Wenn wir verinnerlicht haben, dass wir nur dieses eine »Körpergewand« für dieses Leben bekommen haben, es nicht umtauschen können wie ein Kleid im Geschäft, dann werden wir mit viel mehr Achtsamkeit und Eigenliebe für uns sorgen und in Eigenverantwortung die 80 % steuern, die wissenschaftlich gesehen unsere Gesundheit beeinflussen, nämlich unsere Esskultur.

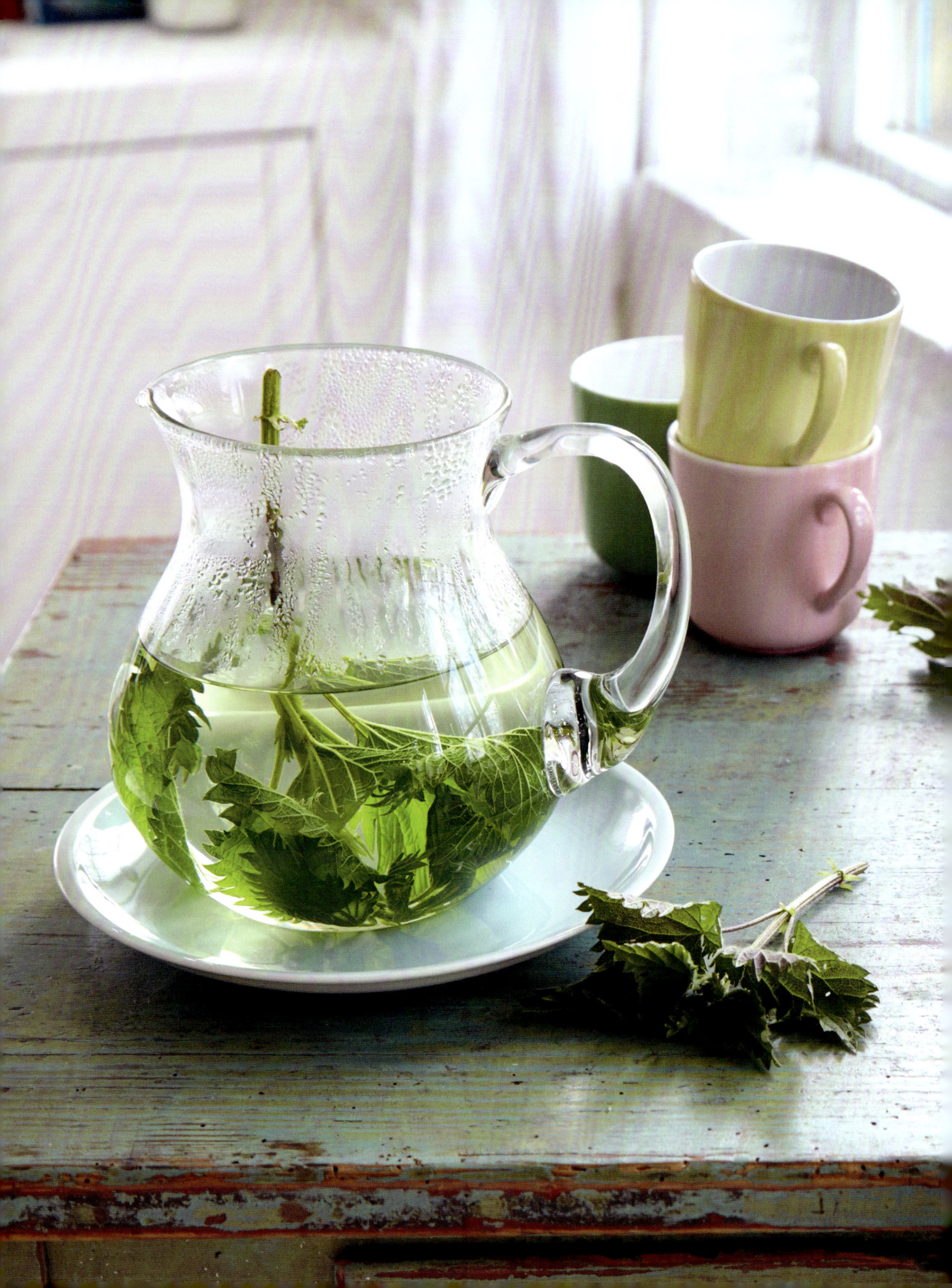

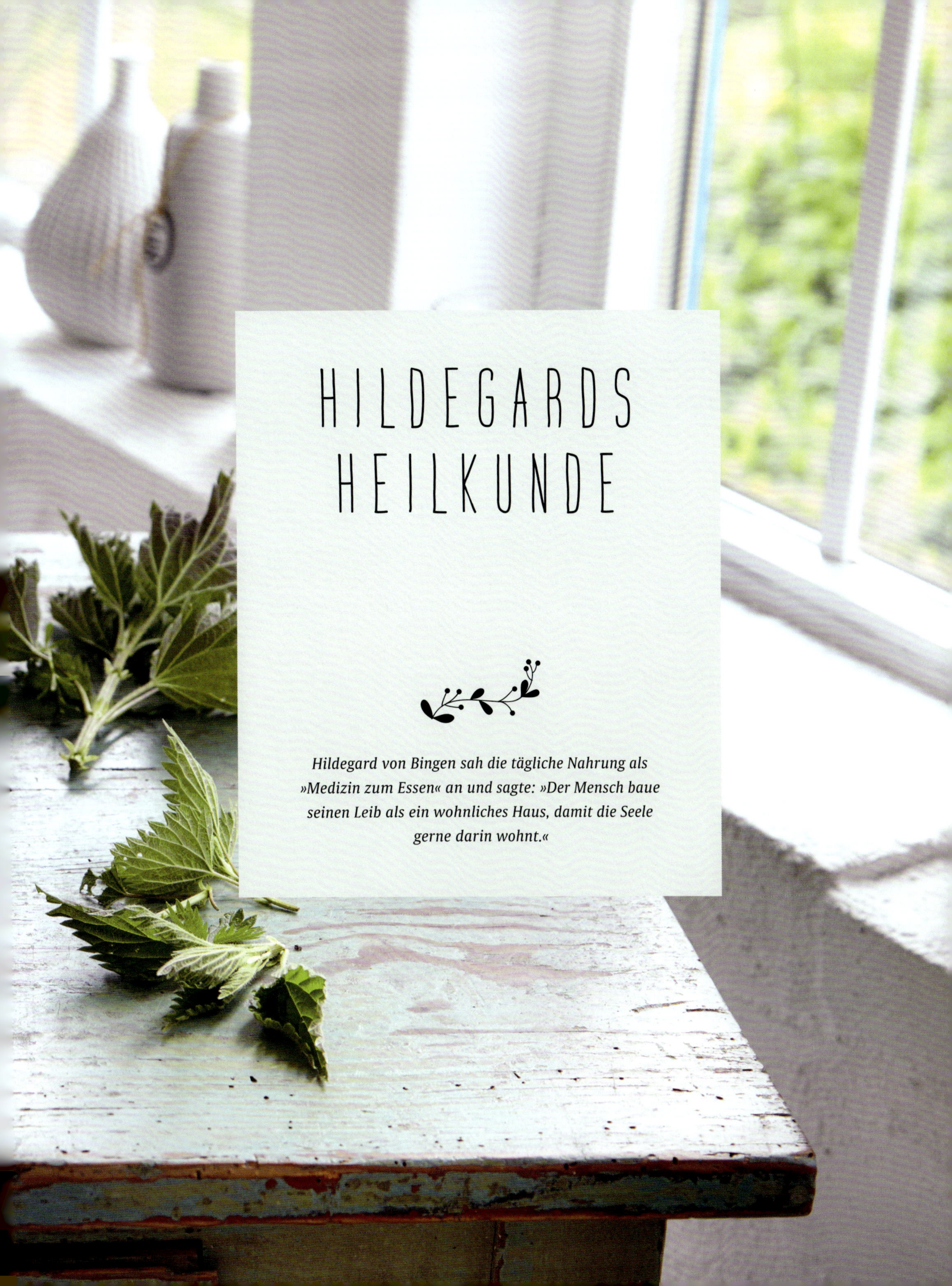

HILDEGARDS HEILKUNDE

Hildegard von Bingen sah die tägliche Nahrung als »Medizin zum Essen« an und sagte: »Der Mensch baue seinen Leib als ein wohnliches Haus, damit die Seele gerne darin wohnt.«

Das Ernährungs- und Heilwissen

Wir machen die Nacht zum Tag, essen häufig, ohne richtig Hunger zu verspüren, oder dann, wenn unser Verdauungssystem eine Ruhephase hat.

Von regelmäßigen Abläufen und einer gesunden Lebensführung im Einklang mit der Natur kann also keine Rede sein kann. Wir haben auch verlernt, was Müßiggang bedeutet und wie wichtig er besonders in unserer hektischen Zeit für uns Menschen ist. Fragen wir uns doch einmal, wann wir das letzte Mal einfach nichts getan haben, nur so dagesessen haben, Löcher in die Luft gestarrt, die Wärme der Sonne auf dem Gesicht gespürt haben, den Vögeln zugehört oder Schmetterlingen nachgeschaut haben. Wann haben wir unseren Gedanken freien Lauf gelassen? Solche Momente sind für viele Menschen mittlerweile zum Luxus geworden. Da geht wieder ein Wochenende vorbei und wir haben nicht das Gefühl, etwas für uns getan zu haben. Wir haben Haushalt und Besorgungen gemacht, uns vielleicht mit Freunden getroffen und die restliche Zeit vor dem Fernseher gesessen. Muss denn unsere Freizeit immer zweckgebunden sein? Im Einfachen liegt das Glück, und dieses Einfache, Natürliche wird wieder mehr zum Trend. Immer mehr Menschen brauchen und suchen die Ruhe und Abgeschiedenheit beispielsweise in Klöstern, wo sie sich, völlig abgeschirmt von der Welt und eingebunden in die Klausurzeiten, wieder auf sich und ihre Bedürfnisse konzentrieren, den Fokus auf die Befindlichkeiten ihrer Seele richten können.

Und genau diesen Trend, der sich am Einfachen orientiert, finden wir wieder bei vielen Menschen in Bezug auf die Ernährung. Wir wollen wissen, woher unser Gemüse kommt, wie sich die Menschen früher ernährt haben. Wie man beispielsweise damals die Ernte haltbar gemacht hat, um damit über die kalte Jahreszeit genügend zum Essen zu haben. Zu Hildegards Zeiten wurde alles Gemüse und Obst, das im Herbst geerntet wurde, aufgegessen, bevor es verdarb, weil man noch nicht in der Lage war, dieses zu konservieren. Die restliche Zeit bis ins Frühjahr hinein ernährte man sich von Getreidebreien. Und wie die Tiere, die nach einem langen Winter gierig nach dem ersten Grün suchen, so haben auch wir Menschen früher die ersten Wildkräuter gierig verspeist. Der Ausruf »Ach du grüne Neune« kommt aus dieser Zeit. In der Fastenzeit vor Ostern, wenn die ersten Wildkräuter geerntet werden konnten, waren die Menschen ausgehungert nach den Nährstoffen, die in diesen Kräutern reichlich vorhanden sind. Darum mussten es auch neun Kräuter sein, die für die Gründonnerstagssuppe gebraucht wurden.

Dabei geht es um Eigenverantwortung und die Energie, die man bei der Zubereitung mit einfließen lässt. Mit dem Selbstgemachten tue ich meinem Körper etwas besonders Gutes. Ich verwende die besten Zutaten. Seit einigen Jahren interessieren sich auch immer mehr Menschen für die Wirkung von Kräutern. Es werden Kräuterwanderungen angeboten, in Kräuterseminaren bringt man den Menschen bei, wie man Kräuter in der Küche, beispielsweise zum Entgiften im Frühjahr einsetzt oder Kräutermedizin als schnelle Hilfe im Alltag herstellt. Hildegard von Bingen hat uns immer wieder zum Tun aufgefordert und die tägliche Nahrung als Medizin zum Essen gesehen.

Wer war Hildegard von Bingen?

Nachdem die heilige Hildegard 2012 zur Kirchenlehrerin erhoben wurde, kam es zu einem regelrechten Boom, der Name Hildegard von Bingen war plötzlich wieder in aller Munde. Doch wer war diese Frau, deren Heilwissen uns seither immer häufiger in Vorträgen, Seminaren, Koch- und Backkursen, diverser Literatur und auch in Form von Kräutermedizin begegnet? Versetzen wir uns zurück in das Hochmittelalter, die Zeit der Kreuzzüge, der geistigen Neuorientierung, einer starken Entwicklung in Wirtschaft, Religion, Medizin und den Künsten.
Wir schreiben das Jahr 1098, als Hildegard als zehntes Kind der Adligen Graf Hildebert und seiner Frau Mechthild in Bermersheim bei Alzey geboren wurde. Von Kindheit an war Hildegard von schwächlicher und kränklicher Konstitution. Ihre Eltern gaben sie im Alter von acht Jahren symbolisch als den Zehnt, wie man die Steuerabgabe damals nannte, in eine Frauenklause, die einem Benediktinerkloster angeschlossen war. Im Mittelalter war es Frauen nur möglich, Bildung zu erlangen, wenn sie in ein Kloster eintraten. Das aber war den Adligen vorbehalten. Dieses Benediktinerkloster auf dem Disibodenberg bei Bad Sobernheim an der Nahe war viele Jahre Hildegards Heimat. Hier verbrachte sie die erste Hälfte ihres Lebens und wurde unterrichtet im Lesen und Schreiben, Singen von Psalmen, in Handarbeit und Musik. 1136 wurde sie nach dem Tode der bisherigen Äbtissin Jutta von Spanheim zu deren Nachfolgerin gewählt.
Ihr Leben wurde überstrahlt von einem geheimnisvollen Phänomen, für das die Wissenschaft bis heute noch keine Erklärung gefunden hat, diesem besonderen Charisma, das sie als Gabe der inneren Schau bezeichnete. Schon als Kind stellte sie bei sich diese Gabe fest, erwähnte diese Besonderheit aber nicht weiter, als sie feststellte, dass nicht alle mit dieser Gabe ausgezeichnet waren.
1141 (sie war 42 Jahre alt) bricht wie ein Blitz eine große innere Schau – heute unter dem Begriff audiovisuelle Vision – über sie herein. Sie erhält von Gott den Auftrag, alles aufzuschreiben und zu verkünden, was sie sieht und hört. Versetzt man sich in Hildegards Lage, dann wären wir genauso überfordert. Sie, eine Frau, eine Nonne, hinter Klostermauern lebend, soll einen Auftrag erfüllen, der von Gott kommt. Sie soll nicht nur alles niederschreiben, sondern dies auch noch der Welt verkünden. Das überforderte Hildegard und sie wurde krank. Sie sah sich als nicht wertvoll und klug genug an, um solch einer Aufgabe gewachsen zu sein. Doch als sie dem göttlichen Ruf folgte, wie es auch im Vaterunser verankert ist (»Dein Wille geschehe«), konnte sie aufstehen und ihren Auftrag erfüllen.
Zunächst fing sie an, alles, was in einer Art Film, der bei Tag und Nacht vor ihrem inneren Auge ablief, aufzuschreiben. Sie hatte aber ein Kloster zu leiten und bekam daher ihren Beichtvater, den Abt Vollmar, als Sekretär zugeteilt. In dieser Schau wurde sie auch angewiesen, ein eigenes Kloster zu bauen und zu leiten. In diesem Kloster auf dem Rupertsberg am Rhein bei Bingen wurde sie zur Prophetissa teutonica, zur deutschen Prophetin. Wie kein anderer vor oder nach ihr erkannte sie die Bausteine des Lebens, schrieb visionäre Bücher über die Zusammenhänge von Medizin, Theologie und spiritueller Kosmologie. Sie war eine geschätzte Beraterin von Kaiser, Königen, Päpsten und dem einfachen Volk.
Sie schrieb die theologische Trilogie *Wisse die Wege (Scivias)*, das psychotherapeutische Werk *Liber vitae meritorium* und eine Vision des Universums. Ihr Arzneimittelbuch *Physica* weist über 2000 Rezepte und Behandlungsmethoden auf. In ihrem medizinischen Lehrbuch *Causae et curae* beschreibt sie Krankheiten und ihre Behandlungen, die aufgrund ihrer Entstehungsgeschichte von zeitloser Gültigkeit sind und erst heute mit unseren wissenschaftlichen Methoden verstanden werden kön-

nen. Sie komponierte, obwohl sie nie Harmonielehre hatte. Hildegard starb im Alter von fast 82 Jahren, ein für die damalige Zeit biblisches Alter, in der die Lebenserwartung durchschnittlich bei ca. 40 Jahren lag.

Sie schrieb eine einzigartige christliche Heilkunde

Die Besonderheit von Hildegards Heilwissen liegt in ihrer Gabe zur Beobachtung der Natur und der Wirkung von Kräutern und Pflanzen, ihrer besonderen Intuition und dem, was Gott sie sehen ließ. Wie sagte schon Paracelsus:

> »Es gibt kein Krankheit nitt, für die nitt ein Kraut gewachsen ist, man muss nur wissen welches und man kann es nicht wissen, wenn es einem nicht von oben gezeigt wurde.«

Hildegard durfte diese Heilkräfte sehen und konnte so auch die Bausteine des Lebens, die Zusammenhänge zwischen Medizin, Theologie und spiritueller Kosmologie, erkennen, dass nämlich der Mensch ein Mikrokosmos im Makrokosmos ist.
Sie schrieb ihre Bücher inspiriert aus der Weisheit Gottes heraus, der Quelle allen Lebens. Diese einzigartige christliche Heilkunde ist nur vergleichbar mit den Heilkünsten der Chinesen und Japaner sowie der indischen Heilkunst, dem Ayurveda, mit dem Hildegards Heilwissen etliche Parallelen hat. Zusammenfassend kann man sagen, dass das, was uns Hildegard hinterlassen hat, unsere Volksmedizin und aus unserem Kulturkreis entstanden ist.

Dr. Hertzka hob den lange verschollenen Schatz

Über 800 Jahre waren die Aufzeichnungen der heiligen Hildegard verschollen und sie selbst fast in Vergessenheit geraten. Erst die Entdeckung einer Abschrift ihres medizinischen Buches in der königlichen Bibliothek in Kopenhagen im 19. Jahrhundert weckte das Interesse an der ersten und einzigen christlichen Ganzheitsmedizin wieder. Der Pionier Dr. med. Gottfried Hertzka hat sich vor Jahren darangemacht, den »Schatz«, wie er es nannte, zu heben, und gilt sozusagen als Wegbereiter. Ursprünglich wollte Dr. Hertzka in die Forschung und ein Mittel gegen Krebs finden. Als ihm sein Patenonkel ein paar Blätter zum Übersetzten gab – es handelte sich um Abschriften von Hildegard – meinte Hertzka, er habe seinen Schatz gefunden.
Jahrzehntelang hat Hertzka die Schriften der heiligen Hildegard studiert, übersetzt und diese Erkenntnisse viele Jahrzehnte im Rahmen seiner Tätigkeit als Arzt erfolgreich angewandt. Dieses Gesundheitsprogramm, aus unserem Kulturkreis entstanden, ist das Ergebnis jahrhundertealten Wissens und jahrzehntelanger ärztlicher Erfahrung.

Hildegards Elemente- und Säftelehre

In unserer Zeit haben wir technische Möglichkeiten, Erkrankungen bei Menschen mithilfe von Röntgengeräten, Ultraschall etc. herauszufinden. Im Mittelalter wurden die Körpersäfte der Menschen untersucht, um Beschwerden und Erkrankungen auf den Grund zu gehen. Hildegard stand als Klostermedizinerin auch in der Tradition dieser antiken Elemente- und Säftelehre.
Die vier Säfte von Blut, Galle, Schwarzgalle und Schleim differenzierte sie in die vier Temperamente: Sanguiniker, Phlegmatiker, Choleriker und Melancholiker. Geraten diese vier Körpersäfte durcheinander, entstehen schlechte Säfte, die sich mit der Gallensäure verbinden und Krankheiten verursachen können. Hildegard schreibt:

»Vom Feuer hat er seine Wärme, von der Luft den Atem, vom Wasser das Blut und von der Erde das Fleisch. So erhalten die Elemente, wenn sie geordnet im Menschen wirken, denselben und machen ihn gesund. Halten sie in ihm keine Harmonie, so machen sie ihn krank und töten ihn.«

Für Hildegard kann der Mensch über die richtige Ernährung vorbeugend zu einer gesunden Säftemischung beitragen. Bei einem Ungleichgewicht dieser Säfte können verschiedene Therapieformen helfen, wie zum Beispiel die Anwendung von Heilpflanzen, die Edelsteintherapie und in hartnäckigen Fällen der Aderlass und das Schröpfen.

Nach Hildegards Credo kann nur die Natur heilen, denn der Mensch besteht aus den Elementen Feuer, Wasser, Luft und Erde. Aufgrund dieser einzigartigen Mischung bestimmt sich der Konstitutionstyp des Einzelnen. Man sollte demzufolge jeden Menschen als Individuum sehen und nicht jedem die gleiche Kappe überstülpen, sprich die gleiche Behandlung zukommen lassen. Ein sehr sensibler Mensch, der viel vom Element Luft hat, benötigt beispielsweise bei der Wahl der Lebensmittel etwas, was ihn erdet, den Ausgleich zur Luft bringt. Das wären in diesem Falle Wurzelgemüsesorten wie Karotten, Pastinaken, Süßkartoffeln etc. Die Säftezusammensetzung im Menschen ist also entscheidend für seine Konstitution und gleichzeitig liegt hier der Schlüssel zur Gesundheit. Denn wenn die Säfte durch Gifte, Säuren, Stoffwechselschlacken in Unordnung geraten, in Disharmonie kommen, wird der Mensch krank.

Daher ist der erste Schritt zu Gesundheit und Wohlbefinden die Reinigung der Körpersäfte durch Aderlass, Schröpfen, Fasten und/oder eine Darmreinigung.

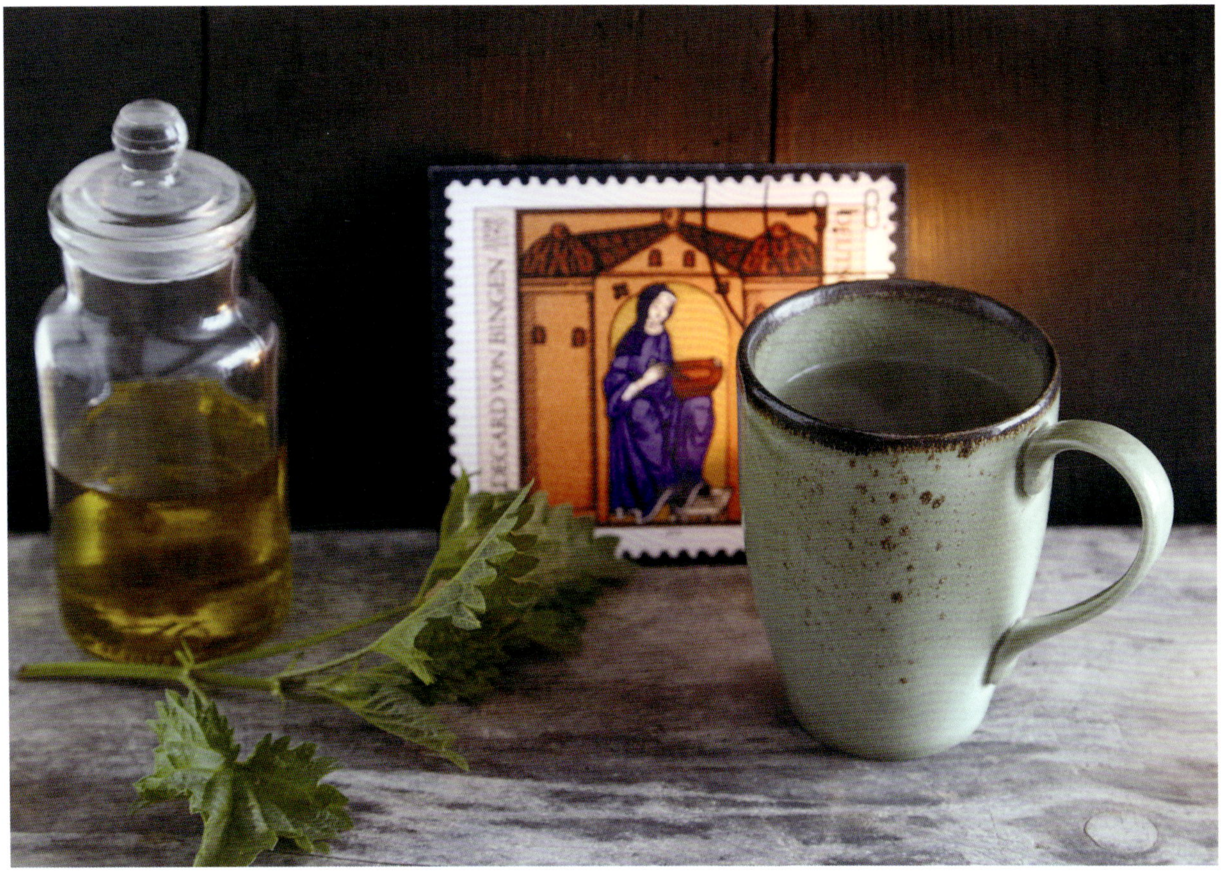

Machen wir uns bewusst, wie wichtig die regelmäßige Pflege und Fürsorge für unseren Körper ist. Der größte Baustein dieser Pflege ist unsere Esskultur und Lebensweise. Wir sind aufgerufen, Verantwortung für uns zu übernehmen, denn womit wir uns nähren, ob Essen oder Gedanken, wird in Säfte umgewandelt, die entweder Gesundheit oder Krankheit mit sich bringen. Das wiederum bringt uns zu der Frage, welches die richtige Ernährung ist. Es geht bei Hildegard nicht um Kalorien, Kohlenhydrate oder Vitamine, sondern um den Heilwert, die Subtilität der verschiedenen Nahrungsmittel. Eine Vollwertküche oder Gemüse in Bioqualität ist noch lange keine Gesundheitsküche.

Heilmittel Nr. 1: der Urdinkel

Der Dinkel ist ein altes Getreide aus der Familie der Spelzgetreidearten. Es handelt sich beim Dinkel nicht um den Urweizen, wie viele irrtümlich glauben. Dinkel hat einen anderen Chromosomensatz als Weizen. Gerade der Weizen, der in den letzten Jahrzehnten stark genmanipuliert wurde, ist ja in etlichen Produkten enthalten. Wenn Sie zum Bäcker gehen, bekommen Sie in der Regel fast nur Brote mit Weizenauszugsmehl, das man nur noch als krankmachenden Füllstoff bezeichnen kann. Hinzu kommt, dass Großkonzerne mittlerweile verhindern wollen, dass alte Sorten überleben. Es geht wie immer um den Profit. Dr. Hertzka und sein Nachfolger Dr. Strehlow haben in den letzten Jahrzehnten in klinischen Studien an über 10.000 Patienten den Dinkel als Medizin zum Essen bei unterschiedlichsten Beschwerden und Krankheiten eingesetzt, und das mit sehr großem Erfolg. Gemäß der Empfehlung Hildegards ist der Dinkel die Basis einer gesunden Küche.
Es ist erst ca. 100 Jahre her, dass Getreide das Grundnahrungsmittel war. In unserem Kulturkreis waren dies vor allem Weizen, Roggen, Dinkel, Gerste und Hafer. Es gibt fast kein anderes adäquates Lebensmittel, das alle lebensnotwendigen Stoffe in einem solch ausgewogenen Verhältnis enthält wie Getreide.

Dass der Dinkel die wichtigste, tägliche Medizin und somit auch die Basisernährung in der Hildegard-Küche ist, erläutert uns Hildegard wie folgt:

> »Der Dinkel ist das beste Getreide, und er ist warm und fett und kräftig, und er ist milder als alle anderen Getreidesorten, und er bereitet dem, der ihn isst, rechtes Fleisch und rechtes Blut, und er macht frohen Sinn im Gemüt des Menschen. Und wie auch immer die Menschen ihn essen, sei es in Brot, sei es in anderen Speisen, er ist gut und mild.«

Dinkel wurde früher in rauen und kargen Gegenden angebaut. Ortsnamen wie Dinkelsbühl erinnern noch daran. Es war das Hauptgetreide der Alemannen und die sprichwörtliche Schaffenskraft verdanken die Schwaben diesem alten Getreide. Der Dinkel hat zwei Reihen, im Vergleich zum Weizen, der vierreihig ist. Der Ertrag beim Weizen war dadurch wesentlich höher; deshalb hat der Weizen- den Dinkelanbau verdrängt. Aus ökonomischen Gründen wurde der Dinkel dann auch mit Weizen eingekreuzt, weswegen es immer schwieriger wird, eine der noch vorhandenen alten Dinkelsorten zu bekommen.
Durch die gewaltige Pionierarbeit von Dr. Hertzka, der nach dem zweiten Weltkrieg von Konstanz bis nach Freiburg alle Landwirte bekniete, doch wieder den Dinkel anzubauen, hat dieses Getreide in den letzten Jahrzehnten eine wahre Renaissance erlebt. Dr. Hertzka, der die Hinterlassenschaft der heiligen Hildegard auf den Stand der heutigen Medizin gebracht hat, erkannte die Bedeutung des Dinkels zur Erhaltung der Gesundheit.

Was macht Dinkel so besonders?

Dinkel enthält das vor Allergien schützende Rhodanid, weswegen er im Vergleich zu anderen Lebensmitteln keine Allergien verursacht.

Außerdem sind wissenschaftlichen Untersuchungen zufolge, die an der Ernst-Moritz-Arndt-Universität in Greifswald durch Prof. Wolfgang Weuffen durchgeführt wurden, die Heilerfolge mit Dinkel auf den Inhaltsstoff Thiocyanat zurückzuführen. Thiocyanat ist eine gebundene Blausäure, die alle Tiere und Pflanzen produzieren. Je mehr man von diesem lebensnotwendigen Stoff zu sich nimmt, desto stabiler ist der Gesundheitszustand des Menschen. Durch diesen Stoff wird das Immunsystem stark angeregt, speziell nimmt es Einfluss auf den Hauptsitz unserer Abwehr, den Magen-Darm-Trakt. Den größten Teil des Thiocynats nimmt der Mensch normalerweise mit der Nahrung auf, ca. 40 % synthetisiert der Körper selbst. Die vielen Konservierungsstoffe in den heutigen Lebensmitteln zerstören das im Magen und Darm befindliche Thiocyanat. Die Folge davon ist eine immer größer werdende Abwehrschwäche und somit eine verstärkte Krankheitsanfälligkeit.

Der Dinkel hat alles, was der menschliche Organismus braucht, um gesund zu bleiben. Er hat nicht nur lebensnotwendige Inhaltsstoffe wie Eiweiß, essenzielle Fette, komplexe Kohlenhydrate, lösliche und unlösliche Ballaststoffe, Vitamine und Spurenelemente, sondern auch sekundäre Pflanzeninhaltsstoffe, die für das Wachstum, den Prozess der Zellerneuerung, die Leistungsfähigkeit, die Verdauung, den Stoffwechsel, den Geschmack und die körpereigene Abwehr zuständig sind. Es ist also kein Wunder, dass durch Fastfood und zu einseitige Ernährung der Körper viel zu wenig von dieser gebundenen Blausäure zugeführt bekommt.

Der Dinkel ist wasserlöslich und hat eine gute Bioverfügbarkeit. Da wir Menschen hauptsächlich aus Wasser bestehen, kommen die guten Eigenschaften des Dinkels in die kleinste Körperzelle. »Corpora non agunt nisi fluida«, die Feinstoffe wirken nur in flüssiger Form (aufeinander), sagen die alten Ärzte und Naturforscher.

> »Und wenn einer so krank ist, dass er vor Krankheit nicht essen (kauen) kann, dann nimm die ganzen Körner des Dinkels und koche sie in Wasser, unter Beigabe von Fett oder Eidotter, sodass man ihn wegen des besseren Geschmacks gern essen kann, und gib das dem Kranken zu essen, und es heilt ihn innerlich wie eine gute und gesunde Salbe.«

Ist es nicht unglaublich, dass Hildegard von Bingen diese Vorgänge im menschlichen Organismus erkannt hat, die erst heute mit unseren wissenschaftlichen Möglichkeiten nachweisbar sind?

Was nimmt es also wunder, dass die Dinkelkost im Laufe der letzten Jahrzehnte aus der Hildegard-Heilküche, die unsere tägliche Medizin im wahrsten Sinne des Wortes darstellt, nicht mehr wegzudenken ist? Speziell diesen alten Spelzgetreidearten, zu denen neben dem Dinkel auch Emmer und Einkorn zählen, ist die hohe Widerstandskraft gegen schädigende Umwelteinflüsse gemein. Dinkel wurde züchterisch nicht so bearbeitet wie der Weizen und hat daher seine ursprüngliche Kraft behalten. Das zeigte sich besonders nach der Katastrophe von Tschernobyl, als der Dinkel als einziges Getreide nicht kontaminiert war. Daher ist der Dinkel das reinste Lebensmittel und schützt vor Allergien und löst keine solchen aus, wie Produkte aus Weizen.

Wir sollten jedoch nur Produkte aus dem Urdinkel verwenden, nicht aus dem Hybriddinkel mit den verkürzten Halmen. Nur in den Urdinkelprodukten sind die von Hildegard beschriebenen Inhaltsstoffe, die wir als Medizin zum Essen verwenden können.

Küchengifte nach Hildegard

Wenn wir davon ausgehen, dass der Mensch ist, was er isst, dann wird uns bewusst, dass viele Menschen durch eine Fehlernährung krank geworden sind. Im Umkehrschluss bedeutet es aber auch, dass wir uns wieder gesund essen können. Dazu ist aber zunächst eine Aufklärung nötig, denn nicht alle Lebensmittel, die vermeintlich gesund und vollwertig sind, haben auch eine entsprechende positive Auswirkung auf uns Menschen. Hildegard über die Ernährung:

»Der Magen ist im menschlichen Körper dafür geschaffen, dass er alle Speisen aufnimmt und verdaut. Er ist zäh und auf der Innenseite ziemlich faltig, damit er die Speisen zum Verdauen zurückhalten kann und sie nicht zu schnell verdaut werden, wie auch der Maurer die Steine so bearbeitet, dass sie den Mörtel annehmen und festhalten und nicht zerfließt und zu Boden fällt.

Wenn aber einmal manche Menschen zu viele Speisen zu sich genommen haben, und zwar rohe, ungekochte, halbgare und übermäßig sowie außerordentlich fette und schwere oder trockene und saftlose, dann können manchmal Herz, Leber, Lunge und die sonstige Wärme im Menschen dem Magen kein so starkes Feuer geben, dass diese Speisen gar werden könnten. Daher gerinnen sie im Magen und werden hart und schimmelig.« Hildegard konnte wie mit Röntgenaugen sehen, was dieses oder jenes Nahrungsmittel mit uns macht. Auf dieser Basis hat sie diverse Lebensmittel beschrieben, die sie als Küchengifte benannt hat. Einem gesunden Menschen schaden diese »Küchengifte« nicht, wenn er sie in Maßen isst, bei einem kranken Menschen jedoch werden die Beschwerden extrem verstärkt. Es wurden beispielsweise Untersuchungen bei Rheumapatienten gemacht, denen man Lauch, eines der von Hildegard beschriebenen Küchengifte, mehrere Tage zum Essen gab. Die Patienten reagierten mit starken Rheumaschüben. Das bedeutet, dass diese Küchengifte in einer reinen Medizinküche nichts zu suchen haben. Da gibt es auch keine Ausnahmen, denn man würde eine vom Arzt verordnete Medikamenteneinnahme auch einfach nicht nach Gutdünken verändern.

Während einer Therapie nach Hildegard unbedingt weglassen

Folgende Lebensmittel sind laut Hildegard ungünstig:

— **Erdbeeren**, die zu Allergien und Ekzemen führen.
— **Lauch**, der das Immunsystem zerstört und Rheuma begünstigt.
— **Zwetschgen** und **Pflaumen**, die die Produktion der Gallensäure anregen und auch zu Rheuma führen.
— **Pfirsiche**, die die Verschleimung in den Bronchien und der Lunge begünstigen.
— **Rohkost**, die zu Durchblutungsstörungen und Gedächtnisverlust führt.

Moderne Küchengifte

Küchengifte laut den neuesten Erkenntnissen der modernen Wissenschaft

— **Kaffee**, weil er die Leber schädigt (superoxydierte Kohlenhydrate). Für eine Tasse Kaffee braucht die Leber drei Wochen zum Verstoffwechseln.
— **Schwarztee** belastet die Nerven.
— **Weißwein** fördert Übersäuerung und Rheuma.
— **Liköre** und **Schnäpse** schädigen die Leber.
— **Bier**, weil es sich um eine Zuckerlösung handelt, die nur schwach vergoren wird.
— **Kohlensäurehaltige Getränke**, weil sie dem Blut den Sauerstoff entziehen.
— **Kohlgemüse**, weil sie der Schilddrüse Jod entziehen (gilt nicht für Menschen, die am Meer wohnen).
— **Fleisch vom Schwein, Kaninchen und Pferd sowie Wurstwaren** stören den Hormonhaushalt.
— **Nachtschattengewächse** wie Kartoffeln, Tomaten, Paprika (Peperoni, Chili), Auberginen und weißer Spargel enthalten Solanin und Huminsäuren und wirken toxisch und stark immunschädigend.
— **Margarine und Hartkäse von der Kuh** steigern die Blutfette, die Arteriosklerose begünstigen.
— **Jodsalz** schädigt die Schilddrüse.

Jetzt werden sicherlich viele Menschen denken, ja was darf ich denn dann noch essen?

Sie werden feststellen, dass es an der Auswahl bei Lebensmitteln, die wie Medizin wirken, nicht mangelt und Sie sich durch dieses reichhaltige Angebot regelrecht gesund schlemmen können.

Medizin zum Essen

Sie finden im Folgenden alle die Nahrungsmittel, die Hildegard als Medizin zum Essen eingestuft hat. So können Sie sich nach Lust und Laune Ihr Essen täglich neu zusammenstellen und wissen, dass Sie Ihrem Körper nur das Beste zuführen.

Urdinkel

Alle Dinkelprodukte vom Urdinkel, denn seine Eiweißstrukturen gehen in den Mehlkörper hinein. Also Dinkelmehl, das noch nicht mit Weizen gekreuzt wurde. Zu den alten Sorten, die in ausgesuchten Läden und Mühlen zu bekommen sind, gehören folgende Marken:

- Ostro
- Oberkulmer
- Steiners Roter Tiroler
- Frankenkorn
- Schwabenkorn

Achten Sie daher auf die Herkunft der Dinkelprodukte und untersuchen und hinterfragen Sie Ihre Einkaufsquellen sorgfältig. Es lohnt sich auf jeden Fall, wenn man dann weiß, dass man seine tägliche Medizin in Form seines Essens hat. Wer keine Mühlen in der Nähe hat, kauft am ehesten den Dinkel in Bioläden von Demeter. Geeignet sind vom Dinkelmehl Type 405 über Type 630 und Type 1050 bis zum Vollkorndinkelmehl, Dinkelreis, Kernotto oder auch Perdinkel genannt, Dinkelgrieß, Dinkelflocken, Dinkelschrot oder Dinkelgrütze, Dinkelbackerbsen, Dinkelkaffee und Dinkelnudeln.

Sollten Sie Ihren Dinkel selbst mahlen, dann achten Sie darauf, dass das frisch gemahlene Mehl ca. drei Wochen liegenbleibt, bevor es weiterverarbeitet wird. Die wissenschaftliche Begründung dafür lautet, dass jedes Getreide einen so genannten Fraßschutz hat. Wenn das Getreide vermahlen wird, entsteht ein Oxidationsprozess und das Mehl ist in diesem Zustand für den Menschen besonders schwer verdaulich. Wer es also gut mit sich meint, lässt sein Mehl drei Wochen liegen und verwendet es erst dann. Am besten in eine Papiertüte geben und diese beschriften.

Hafer

Hafer, als beste Alternative, wenn kein Dinkel zu bekommen ist. Sagt man nicht im Volksmund, jemanden habe der Hafer gestochen? Hafer macht fröhlich und wir sind mit Haferflocken groß geworden.

Weizen

Hildegard warnt davor, Weizen zum Kochen zu verwenden, da er zu starken Verschleimungen führt. Das Weißmehl (Type 405) hat weder Vitamine noch Mineralstoffe und führt auf Dauer zu Mangelerscheinungen. Wer gern Weizenmehl isst, sollte nur Vollkornweizen in Bioqualität verwenden.

Weitere Getreide

ROGGENMEHL wird bei Hildegard als Schlankmacher für die Dicken genannt, weil »Roggen sie kräftig macht«

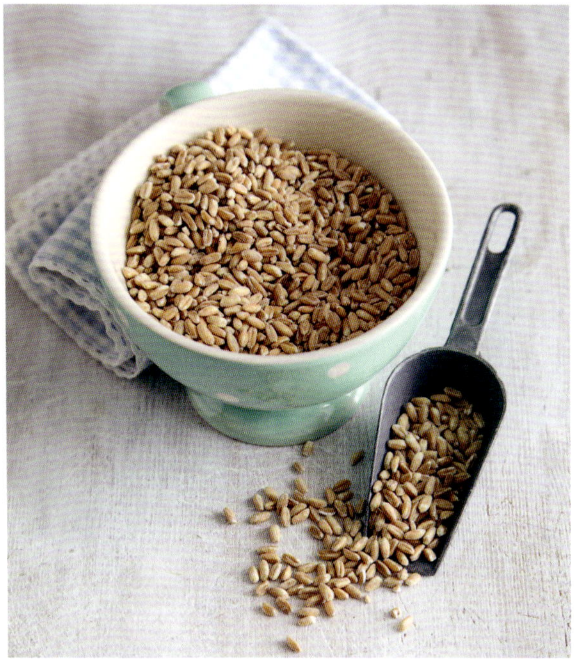

»Der Hafer ist warm, von scharfem Geschmack und von starkem Rauch und er ist eine beglückende und gesunde Speise für gesunde Menschen und er bereitet ihnen einen frohen Sinn und einen reinen und klaren Verstand und er macht ihnen eine gute Farbe und gesundes Fleisch. Auch für jene, die etwas kränkeln, ist er gut zu essen, sowohl als Brot als auch als Mehl und er schadet ihnen nicht.«

und die Pfunde purzeln lässt. Für Menschen mit schwachem Magen ist Roggenmehl nicht geeignet, weil sie es nicht verdauen können. Zum Kochen ist Roggenmehl nicht geeignet.

MAIS nur Sorten, die keine Hybride sind, nehmen.

REIS nur Vollkornreis oder nur, wenn er nicht eingekreuzt wurde.

Hülsenfrüchte
Hülsenfrüchte sind Eiweißlieferanten und ein guter Fleischersatz, dazu zählen Kichererbsen, Linsen, Bohnen und Erbsen. Obwohl Hülsenfrüchte als Eiweißlieferanten für unseren Organismus optimal sind, scheuen sich doch viele Menschen vor dem Genuss, weil Hülsenfrüchte ja bekanntermaßen zu Blähungen führen. Ich möchte an dieser Stelle auf unser Bertramwurzelpulver verweisen, das die Verdauungsenzyme stark anregt und so alles verdauen hilft, was wir essen und trinken. Es verhindert Blähungen und soll daher auch über jedes Essen gestreut werden.

BOHNEN stellen eine optimale pflanzliche Eiweißquelle dar, da wir wegen der Übersäuerung so oft wie möglich zu pflanzlichem Eiweiß greifen sollten statt zu tierischem Eiweiß. Bohnen enthalten komplexe Kohlenhydrate, die nur langsam verdaut werden und gut sättigen. Da die Kohlenhydrate der Bohnen nur langsam ins Blut gelangen, lösen sie keine Überzuckerung aus, was Diabetikern sehr zugutekommt, denn auf diesem Wege kann der Insulinspiegel reguliert werden. Da Bohnen lösliche Pflanzenfasern enthalten, helfen sie auch, den Cholesterinspiegel zu senken, wenn Sie Bohnengerichte statt üppiger Fleischgerichte auf Ihren Speiseplan setzen. In der Hildegard-Heilküche werden alle Bohnen verwendet, Stangenbohnen, Buschbohnen, Saubohnen, Adzukibohnen, Monstranzbohnen, weiße, schwarze oder rote Bohnen.

ERBSEN machen fröhlich, sollten aber von Menschen mit Verschleimung in den Bronchien gemieden werden. Menschen mit schwachen Eingeweiden (Krampfadern, Hämorrhoiden oder Bruchleiden) sollen Erbsen essen.

SOJABOHNEN werden nur verwendet, wenn sie aus biologischem Anbau stammen.

KICHERERBSEN sind gut bekömmlich und haben eine fiebersenkende Wirkung. In der orientalischen Küche werden Kichererbsen häufig verwendet (Falafel, Hummus). Kichererbsen versorgen uns mit besonders viel Eiweiß (in 100 g trockenen Kichererbsen sind ca. 20 g Eiweiß enthalten).

Gemüse
DIE EDELKASTANIE Edelkastanien gehören als Baumfrucht streng genommen nicht zu den Gemüsesorten. Trotzdem möchte ich sie am Anfang dieses Kapitels erwähnen, da sie von Hildegard wärmstens empfohlen wird. Die Edelkastanie ist in allen Teilen heilsam und wirkt gegen jede Schwäche im Menschen. Daher kommt der Edelkastanie eine besondere Rolle für Körper und Seele zu, da sie in der Lage ist, aufgrund ihrer Inhaltsstoffe und der gespeicherten Sonnenenergie den Menschen so harmonisch zu ernähren, dass er seine Ausstrahlung und Widerstandskraft zurückerhält. Die Kastanie symbolisiert die Veriditas, die Grünkraft, aus der das Leben

entsteht. Daher hat die Edelkastanie beim Menschen eine gewisse Schlüsselrolle inne. Davon wissen nicht nur kraftlose und ausgezehrte Menschen zu berichten, sondern auch Menschen mit Leberproblemen, denn die Kastanie hat eine regenerierende Wirkung auf die Leber beispielsweise in Form des Edelkastanienhonigs, bei dem Edelkastanienmehl vorsichtig in Bioblütenhonig verkocht wird.

FENCHEL in jeder Form, auch roh, ist sehr zu empfehlen. Das ist die absolute Ausnahme beim Gemüse. Fenchel hat Phytohormone, unterstützt den Organismus beim Entgiften über die Haut und macht fröhlich. Fenchel ist auch das beste Gemüse bei zu viel Magensäure (Schwarzgalle), weil er bei Verdauungsbeschwerden und Blähungen hilft, bei Übersäuerung des Magens und Sodbrennen nach Ernährungsfehlern und zu fettem Essen. Bereits 100 g Fenchel decken den Tagesbedarf an Vitamin A und C. Hildegard schreibt:

> »Wie auch immer Fenchel gegessen wird, macht er den Menschen fröhlich und vermittelt ihm gute Durchblutung, guten Körpergeruch und gute Verdauung.«

WURZELGEMÜSE wie Karotten, Pastinaken, Petersilienwurzel, Süßkartoffeln, Meerrettich, Rettich, Schwarzwurzeln und Topinambur sind gut geeignet.

ROTE BETE hat besonders viel Eisen. Sie ist gut für blutarme Menschen und der rote Farbstoff aus der Vitamin-P-Reihe wirkt der Kapillarbrüchigkeit entgegen, besonders bei Diabetikern und Menschen mit Hauterkrankungen.

GRÜNER SPARGEL ist – anders als weißer Spargel – bei der Hildegard-Ernährung erlaubt.

KÜRBIS »macht dem Menschen ein rechtes Fleisch« und beugt Prostatabeschwerden vor.

ZUCCHINI gehört derselben Pflanzenfamilie an wie Kürbis.

SELLERIE (Knolle und Stange) leitet Harnsäure aus dem Körper, die ja Arthrose, Arthritis, Rheuma und Gicht begünstigt.

MANGOLD, SPINAT SOWIE GARTENMELDE, aus der unser Spinat gezüchtete wurde, fördert die Verdauung und liefert uns Eisen fürs Blut.

ARTISCHOCKEN sind gut geeignet für die Hildegard-Ernährung.

AVOCADO dürfen gern verzehrt werden.

PILZE, die auf toten Bäumen wachsen, wie Judasohr, Kräuterseitlinge, Shiitake sind geeignet. Alle anderen Pilze, die auf der Erde wachsen, wie Champignons, sind ungeeignet, da sie, wie Hildegard schreibt, »vom Erdschaum geboren und für den Menschen nicht gut zu essen« seien.

ZWIEBELN gekocht und gebraten haben eine natürliche Wirkung auf Bakterien, Viren und Pilze. Der Entstehung von Blähungen können wir auch hier wieder erfolgreich durch Würzen mit dem Bertramwurzelpulver entgegenwirken.

KNOBLAUCH nur roh gegessen hat eine cholesterinsenkende Wirkung. Gekocht hat er nach Hildegard eine Wirkung wie »verdorbener Wein«.

GARTENSALATE aus der Lactuca-Familie wie Lollo rosso, Eichblatt etc. werden bei Verstopfung in Verbindung mit gekochten Dinkelkörnern empfohlen. Feldsalat oder auch Rapunzelsalat genannt ist ein Baldriangewächs und wird von Hildegard sogar speziell als Medizin bei Gicht und Brustfellentzündung empfohlen.

Von Endiviensalat, Radicchio, Zuckerhut oder Chicorée aus der Familie der Wegwarten rät Hildegard ab, weil »diese Pflanzen ihren Essern den Hass anderer Menschen zuziehen«.

Obst

Früchte sollten immer saisonal, regional und überreif genossen werden.

ÄPFEL am besten von Hochstämmen und alten Sorten. Wie die Engländer schon immer sagen: »An apple a day keeps the doctor away.« So weiß man auch aus jahrelanger Erfahrung, dass alle Kranken Apfelmus gut vertragen.

BIRNEN, sagt Hildegard, »wachsen vom Tau des Morgens und sind noch nicht reif, wenn der Tag erwacht«. Die Birne, als Obst gegessen, schädigt den Organismus. »Wenn du gerne Birnen ist, dann lege sie in Essig und bestreue sie mit Salz, dann schaden sie dir nicht«, sagt Hildegard. Aber da Birnen eine stark reinigende Wirkung haben, sind sie ein sehr gutes Karminativum, also ein Mittel gegen Blähungen, und werden deshalb auch von Hildegard in Verbindung mit der Bärwurzgewürzmischung als das Reinigungsmittel für Magen und Darm schlechthin genannt. Man sagt zu diesem Heilmittel schon seit Jahren »Hildegard-Gold«, weil es »deinen Magen und Darm so sauber ausreinigt, wie wenn man ihn mit einem Spülmittel sauber spült«.

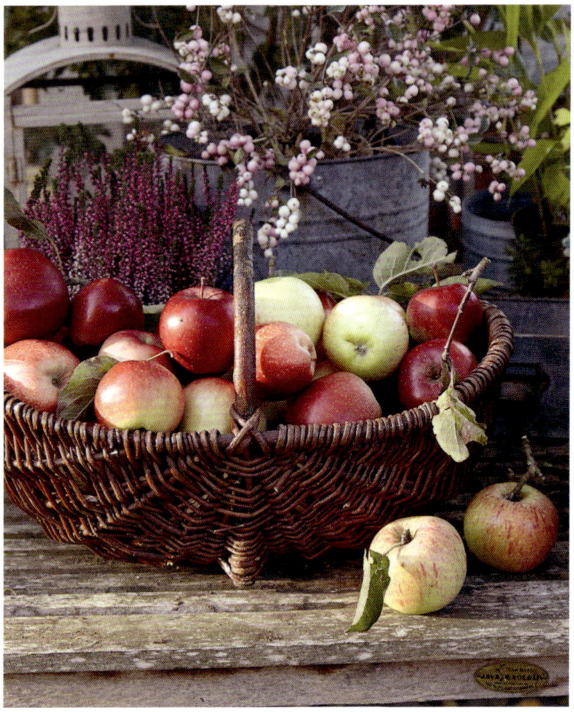

APRIKOSEN liefern Magnesium, was schnell hilft bei Krämpfen in den Beinen.

HIMBEEREN sind fiebersenkend, besonders bei Virusinfektionen.

JOHANNISBEEREN beugen Rheuma, Arthrose und Gicht vor und nach Hildegard vor allem auch der »Vergichtung des Gehirns«, also Erkrankungen wie Alzheimer und Parkinson.

QUITTEN wirken antirheumatisch durch die enthaltenen Pektine und leiten Harnsäuren aus, die in Form von Harnsäurekristallen am Bewegungsapparat festhängen (Gichtknoten).

KORNELKIRSCHEN sind besonders bei Magen-Darm-Problemen hilfreich, zudem wirken sie gegen Allergie und Kapillarbrüchigkeit.

HAGEBUTTEN fördern die Verdauung und reinigen den Magen.

MAULBEEREN reinigen die Leber.

MISPELN stärken die Muskeln und reinigen das Blut.

BROMBEEREN sind leicht verdaulich und schaden weder dem Gesunden noch dem Kranken.

DATTELN stärken die Muskelkraft. »Wer Datteln isst, bringt seinem Körper fast so viel Kraft wie durch Brot«, so Hildegard.

WEINTRAUBEN werden empfohlen, weil aus ihnen der Wein gemacht wird, über den Hildegard sagt: »Der Wein und der Weinessig sind dem menschlichen Blute ähnlich.«

ZITRUSFRÜCHTE sollten nur unbehandelt verwendet werden. Aufgrund der enthaltenen Ascorbinsäure schützen sie vor Infektionen.

KIRSCHEN, STACHELBEEREN UND JOSTABEEREN sind als Hildegard-Medizin verwendbar.
Bananen (Bio-Bananen verwenden, die normalen sind zigmal begast, man isst quasi ein Chemielabor), Kiwi, Ananas und Mangos kannte Hildegard noch nicht, sie können aber hin und wieder gegessen werden.

Fleisch
Grundsätzlich sollte Fleisch selten gegessen werden, eher so wie früher der sogenannte Sonntagsbraten.

STRAUSSENFLEISCH kannte Hildegard noch nicht, es ist aber ein ideales und fettarmes Diätfleisch, das in der Krankendiät besonders bei Epilepsie und gegen Krämpfe eingesetzt wird.

REH UND HIRSCH wird besonders Menschen mit Magen-Darm-Erkrankungen in der Krankendiät empfohlen.

RIND UND KALB ist gesunden Menschen erlaubt. Es sollte aber wegen BSE auf die Herkunft geachtet werden.

LAMM ist über den Sommer und besonders für Menschen mit Venenschwäche geeignet. Lammfleisch mindert nach Hildegard den Schleim im Menschen und reinigt den Magen von Unrat.

ZIEGE wird besonders bei Bindegewebsschwäche empfohlen. Ziegenfleisch sollte nur bis August und nicht über den Winter gegessen werden.

HUHN gilt als Diätfleisch, wenn das Huhn glücklich, d. h. biologisch und artgerecht aufgezogen wurde.

PUTE ist geeignet, wenn nicht hormonell behandelt, sie also artgerecht aufgezogen wurde.

Fisch
Bei Fischen unterscheidet Hildegard die Qualität für den Menschen nach dem Lebensraum. Fische, die in fließenden Gewässern ihren Lebensraum haben, sind gut zu essen. Da die Meere schon sehr leer gefischt sind und wir in Geschäften meist nur noch Fisch aus Aquakultur bekommen, sollten wir darauf achten, dass diese Fische nur aus einer sauberen Fao-Zone kommen (87, 81, 88, 57, 58, 51, 48, 47, 41, 34). Alle anderen nicht verwenden. **Besonders zu empfehlen sind:** Barsch, Kabeljau, Kretzer, Hering, Saibling, Dorsch, Zander, Hecht und Wels.

Käse
Ziegenkäse und Schafkäse (laktosefrei) können verzehrt werden. Hartkäse, Frisch-, Weichkäse und Quark aus Kuhmilch sollten nur mäßig genossen werden und sind laut Hildegard »mehr für die Dicken« geeignet.

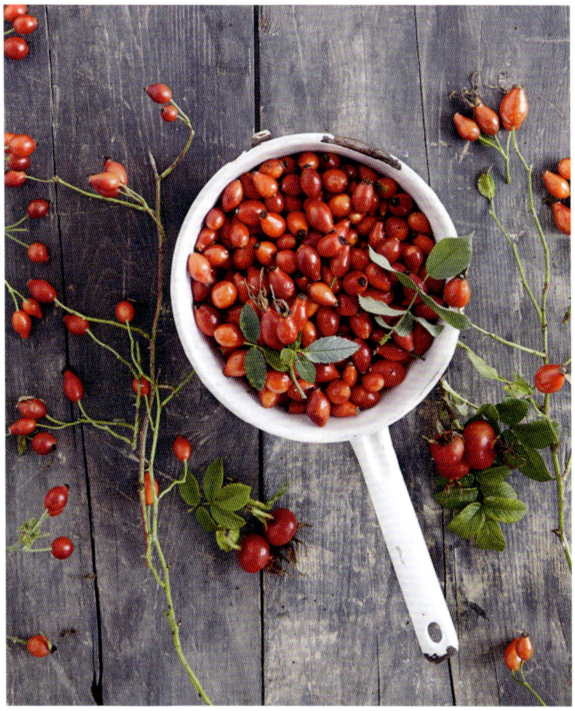

Getränke
Da wir Menschen zu 70 % aus Wasser bestehen, ist Wasser natürlich der beste Durstlöscher. Am besten geeignet ist stilles Wasser (Glasflaschen nehmen wegen des PET, das die Hormone negativ beeinflusst), Quellwasser, Schorle aus Apfelsaft, Johannisbeersaft, Traubensaft, Quittensaft, Kirschsaft. Tees zählen grundsätzlich nicht zu den Durstlöschern und sollten von der Menge her wie Medizin genommen werden. Einzige Ausnahme ist Fencheltee, der in unbegrenzter Menge getrunken werden darf. Kräutertees, ayurvedische Tees und Früchtetees in Maßen, Bier, am besten Dinkelbier, und Rotwein (Discretio – das rechte Maß beachten).

Ingredienzien der Hildegard-Heilküche

FETTE UND ÖLE Butter in Maßen ist ein Heilmittel. Laut Hildegard sogar besonders bei Menschen mit Atemnot empfohlen, da sie »ihn innerlich heilt und zu seiner Erholung beiträgt«.
Kalt gepresstes Olivenöl ist empfehlenswert. Hildegard hat das damals verwendete Lampatöl nur für die äußere Anwendung empfohlen.
Kalt gepresstes Sonnenblumenöl ist neutral im Geschmack und wird in der Hildegard-Küche am besten vertragen.
Nussöle wie Mandelöl, Walnussöl und Kürbiskernöl sind am wertvollsten. Kalt gepresstes Distelöl kann auch genommen werden. Leindotteröl ist wegen der enthaltenen Omega-3-Fettsäuren besonders gut für Menschen, die keinen Fisch essen.
Zum Braten sollte Ghee, Butterschmalz oder Kokosfett verwendet werden.

SAHNE STATT MILCH Milch sollte so gut wie nicht verwendet werden. Sie ist nur für Säuglinge und Kälber geeignet. Die vielen Erwachsenen mit Laktoseintoleranz sind ein deutlicher Hinweis. Durch zu hohen Milchkonsum wird die Verschleimung gefördert. Sinnvoll ist der Genuss von pflanzlichem Eiweiß, beispielsweise in Form von Dinkelmilch, Hafermilch, Mandelmilch, Kokosmilch und Reismilch.

EIER sollten nur in Maßen verzehrt werden.
NÜSSE Mandeln, sagt Hildegard, »füllen dir dein leeres Gehirn und geben dir eine gute Gesichtsfarbe«; sie beugen also Gedächtnisverlust und Parkinson vor und sind gute Eisenlieferanten. Walnüsse sind gut für die Knochen und das Nervensystem und ebenfalls gute Eisenlieferanten.

WÜRZMITTEL Rotweinessig ist laut Hildegard empfehlenswert, »da er wie der Wein dem menschlichen Blut am ähnlichsten ist«. Balsamico-Essig ist auch o. k. Zum Salzen sollte Steinsalz, Ursalz oder Himalayasalz verwendet werden.

SÜSSUNGSMITTEL Zum Süßen sind Rohrzucker, Kokoszucker, Birkenzucker, Ahornsirup, Apfeldicksaft, Birnendicksaft und Agavensirup geeignet.

Individuelle Esstherapie

Die Ernährung ist demnach eine Therapie, da Lebensmittel Heilmittel sein können. Deshalb sollten wir die Wahl unserer Lebensmittel nicht dem Zufall überlassen. Doch genügt es nicht, nur hin und wieder mal Dinkel zu essen oder eine Gemüseart, die von Hildegard als heilsam bezeichnet wurde.
Diejenigen unter Ihnen, die es mit ihrer Gesundheit ernst meinen und aktiv die Weichen für ein gesünderes Leben stellen wollen, werden ihre Denkweise und ihre Essgewohnheiten komplett umstellen müssen. Die besten Medikamente helfen auf Dauer nicht, wenn man schlechte und eingefahrene Ernährungsgewohnheiten beibehält. Wenn Sie sich über Ihr tägliches Essen gesund therapieren wollen, dann sollten Sie so lange Ihren Therapieplan/Speiseplan einhalten, bis die Beschwerden weg sind. Es hat sich bei den meisten Menschen, die in den letzten Jahrzehnten nach Hildegard in Form einer Esstherapie behandelt wurden, herausgestellt, dass diese die nicht für die Gesundheit förderlichen Lebensmitteln gar nicht

mehr essen wollten. Entscheidend sind auch die bereits beschriebene Konstitution des Menschen, seine Lebensweise und Umwelt. Auch die Menge macht das Gift. Alles nimmt Einfluss auf die Gesundheit, denn alles ist Energie. Umso wichtiger ist das Fühlen, das Auf-den-Körper-hören-Lernen, denn wir bekommen von diesem unserem Messinstrument genau gesagt, ob etwas gut oder nicht gut für uns ist. Wie bereits erwähnt, kann ich ein und dieselbe Esstherapie nicht auf alle Menschen in gleicher Weise anwenden. Unser Ziel sollte darin bestehen, im Laufe unseres Lebens die optimale Verteilung der Elemente Feuer, Wasser, Luft und Erde zu erreichen, die für unsere Konstitution die beste ist.

Allgemeine Regeln

Dennoch kann man einige allgemeine Regeln für eine gesündere Ernährung und Lebensführung aufstellen.
Achten Sie auf die Organuhr. Unser Magen ist das große Sammelbecken für die Nahrung. Hier wird zunächst unter Mithilfe der Magensäure alles durchgeknetet, zerkleinert und sterilisiert. Der Magen hat seine stärkste Aktivität morgens zwischen 7 Uhr und 9 Uhr. Die maximale Aktivität unserer Verdauungsorgane ist am Vormittag und am frühen Nachmittag. Also je später am Abend wir essen, desto weniger wird die Nahrung verdaut, liegt im Magen und es entstehen Fäulnisgase, die nach Hildegard über die Milz nach oben wandern und diverse Beschwerden auslösen, z. B. Migräne. Zu spätes Essen ist zudem eine sehr häufige Ursache für chronische Erkrankungen. Gehen Sie ins Spüren und lassen Sie antrainierte Gewohnheiten hinter sich. Sie müssen nicht um 12 Uhr zu Mittag essen, weil man das schon immer so gemacht hat. Vielleicht brauchen Sie am Morgen nur ein Tässchen Tee oder Kaffee und bekommen erst ab 11 Uhr so richtig Appetit? Dann lassen Sie einfach Ihr Frühstück weg und nehmen Sie das Frühstück und Mittagessen als Brunch ein. Dann reichen Ihnen auch zwei Mahlzeiten am Tag. Übrigens ist dies eine gute Möglichkeit, dem Körper die Zeit zu geben, alles zu verstoffwechseln, was sich so über Stunden angesammelt hat. Diese Form der Ernährung wurde besonders in letzter Zeit als Intervallfasten populär gemacht. Wichtig ist nur, dass Sie die Bedürfnisse Ihres Körpers spüren und erfüllen.

- Achten Sie auf die Qualität Ihrer Lebensmittel, nicht auf die Quantität.
- Benutzen Sie keine Mikrowelle. Alles, was in einer Mikrowelle erwärmt wird, ist tot. Wollen Sie etwas Totes essen oder soll Ihre Nahrung als Medizin Ihrer Gesundheit dienen?
- Verwenden Sie nur frische saisonale und regionale Lebensmittel. Bereiten Sie diese so liebevoll wie möglich zu. Kaufen Sie am besten auf Wochenmärkten oder direkt beim Erzeuger (Hofläden).
- Schöpfen Sie Lebensenergie aus den vier Elementen Feuer, Wasser, Luft und Erde – durch Naturverbundenheit.
- Halten Sie in allen Bereichen Ihres Lebens »das rechte Maß« ein.
- Achten Sie auf ein ausgewogenes Verhältnis zwischen Schlafen und Wachen, Ruhen und Arbeit im Wechsel mit ausreichend Bewegung.
- Reinigen Sie regelmäßig Ihren Organismus von Giften und Säuren mit Fasten und Ausleitungsverfahren. Wer mag, kann auch in die Sauna gehen, um so Gifte über die Haut loszuwerden.

Den Weg zu einem gesünderen Leben einzuschlagen ist eine Entscheidung, die jeder von uns treffen muss. Wenn ich jedoch die Möglichkeit habe, über meine Esskultur so großen Einfluss auf mein Wohlbefinden zu nehmen, dann kann ich jeden Tag aufs Neue meine Medizin zum Essen zusammenstellen und mich im wahrsten Sinne des Wortes gesund schlemmen. Wichtig dabei ist lediglich, dass ich auf die Signale meines Körpers höre und so mit der Zeit weiß, was mir in welcher Menge und zu welcher Zeit gegessen richtig guttut.
Diese Erfahrung konnte ich in etlichen Koch- und Backkursen machen, wo ja nicht das Kochenlernen im Vordergrund steht, sondern die Auswahl der Lebensmittel und deren Verarbeitung. Bisher waren alle Teilnehmer begeistert von der guten Verträglichkeit und dem guten Geschmack der Speisen, der ja hauptsächlich den Kräutern, den Hormonen der Küche, zu verdanken ist.

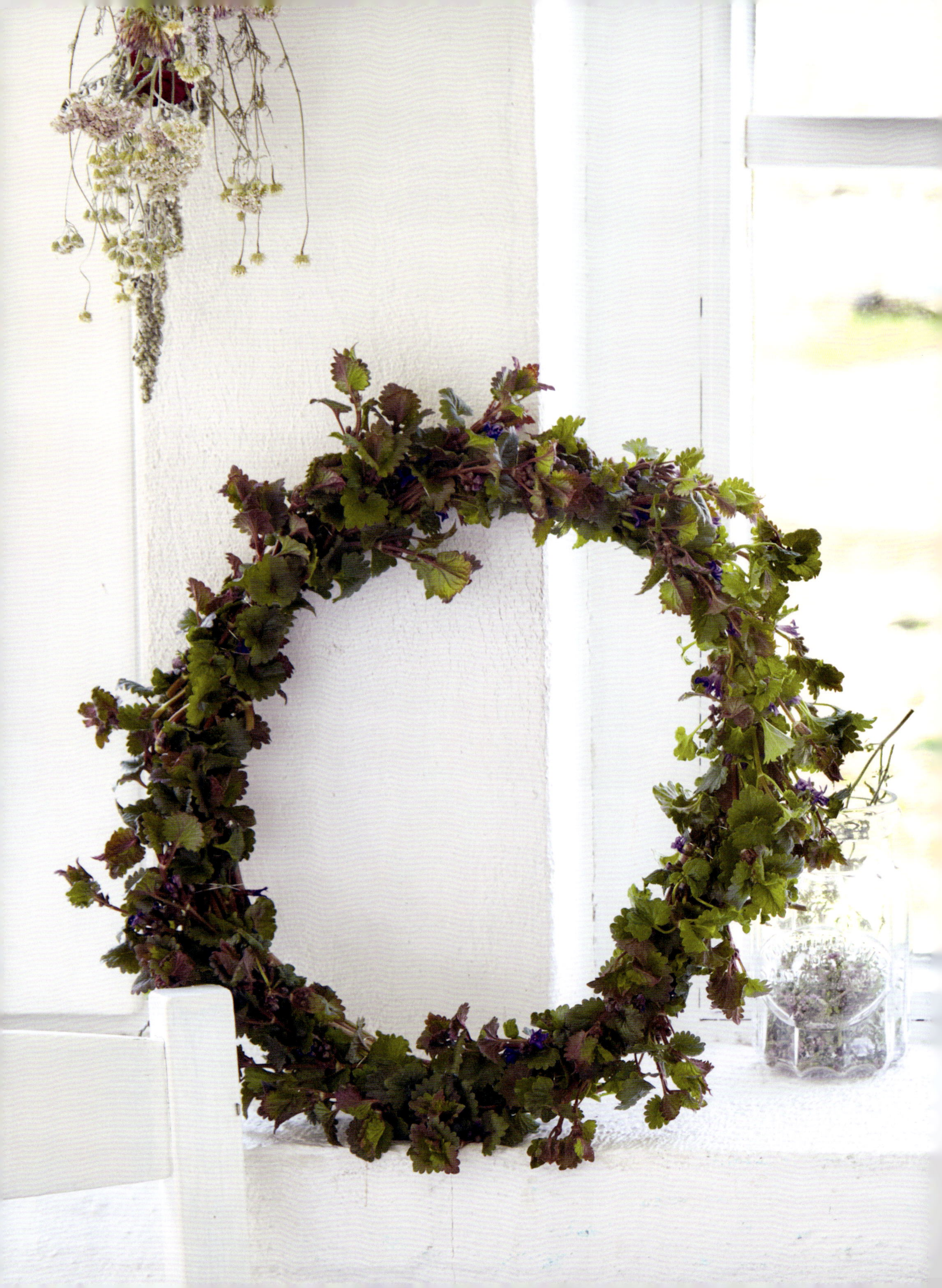

DIE HEILKRAFT DER KRÄUTER

Lernen Sie nun die 30 wichtigsten Heilpflanzen und Gewürze in Hildegards Heilküche kennen – mit ihren besonderen Eigenschaften, Wirkungen und wohltuenden Anwendungen.

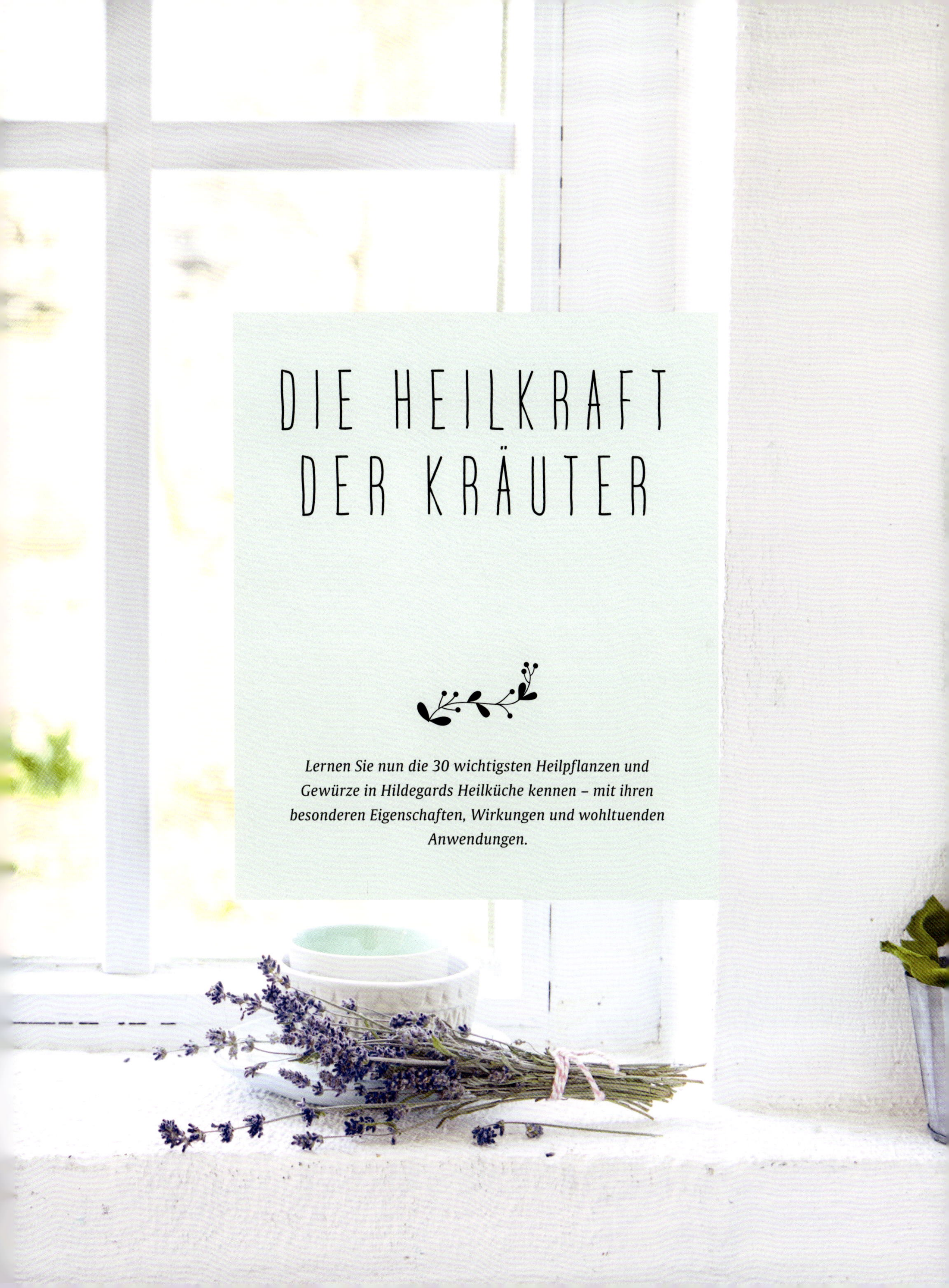

Heilpflanzen und Gewürze

Heilkräuter fördern nicht nur unsere Gesundheit und Verdauung, sondern sind auch ein Fest für unsere Sinne und machen uns glücklich.

Heilende, aromatische und würzende Kräuter sind aus unserer Kulturgeschichte nicht mehr wegzudenken. Wann genau der Mensch die medizinische Wirkung der Pflanzen und Kräuter aus der Apotheke Gottes entdeckt und für sich genutzt hat, lässt sich nicht mehr sicher feststellen. Neben dem Klosterplan von St. Gallen kommt der Landgüterverordnung Karls des Großen von 812 eine wichtige Bedeutung bei der Gartenkultur zu. Sie hat maßgeblich zur Verbreitung bestimmter Pflanzensorten beigetragen.

Ein großer Teil dieser Pflanzen stammt aus dem Mittelmeerraum, dem Ursprungsland unserer abendländischen Kultur. Die bedeutendsten Quellen über die Eigenschaften der Heilkräuter verdanken wir dem Wirken des Benediktinerordens, der sich zu allen Zeiten durch umfassende Krankenpflege und Sozialfürsorge ausgezeichnet hat. Die sogenannten Infirmarien, die Vorläufer unserer Krankenhäuser, hatten damals schon einen speziellen Raum für die Aufbewahrung und Zubereitung der Arzneien, dem auch ein Kräutergarten angeschlossen war. Da in den Klöstern hauptsächlich vegetarische Kost auf dem Speiseplan stand, waren Pflanzen und Kräuter schon im frühen Mittelalter in der Küche unverzichtbar. Vor diesem Hintergrund haben Benediktiner maßgeblich zur Verbreitung von Pflanzen und Kräutern beigetragen.

Auch Hildegard von Bingen, die als Benediktinerin ihr Leben konsequent nach der Ordensregel des heiligen Benedikt von Nursia ausrichtete, widmete den Pflanzen und Kräutern besondere Aufmerksamkeit. Sie erkannte die Heilkraft der Kräuter in Bezug auf ihre Wirkung im Menschen und unterschied diese in »warm« und »kalt«.

»Aber jedes Kraut ist entweder warm oder kalt und so wächst es, weil die Wärme der Kräuter ihre Seele bezeichnet und die Kälte den Leib: Und somit leben sie gemäß ihrer Art, wenn sie entweder an Wärme oder an Kälte überreich sind. Wenn nämlich alle Kräuter warm wären und keines kalt, würden sie (in) den sie Gebrauchenden Gegensätzliches auslösen. Wenn aber alle kalt wären und keines warm, würden sie ebenfalls in den Menschen ein Ungleichgewicht erzeugen.«

»Wenn der Mensch isst und trinkt, dann lenkt ein im Menschen angelegtes Leitungssystem (vitalis tractus rationalitatis) den Geschmacksstoff – und den Duftstoff zum Gehirn und fördert seine Durchblutung, indem er dessen Gefäßwärme anfüllt … und auch das Herz, die Leber und die Lunge saugen von diesem Geschmacksstoff, dem Feinstoff und dem Duftstoff etwas in ihren Gefäßen auf, so dass sie davon angefüllt und ernährt werden, wie ein alter, ausgetrockneter Darm, wenn man ihn in Wasser legt, davon weich und voll wird.«

Kräuter und Gewürze helfen durch ihre Inhaltsstoffe, die Verdauung zu verbessern. Sie kitzeln den Gaumen, verführen die Nase, erregen die Sinne, beflügeln unsere Fantasie und öffnen den Geist.

Bei Hildegard von Bingen sind Kräuter ein wichtiger Bestandteil der täglichen Küche, da sie gesundheitsfördernd sind, Appetit und Verdauung anregen und vor den verschiedensten Krankheiten schützen. Dass spezielle Gewürze und Kräuter auch heilen können, wissen wir nicht nur aus der Geschichte, sondern durch wissenschaftliche Untersuchungen unserer Zeit. Große Pharmaunternehmen versuchen, dieses alte Wissen für sich zu nutzen. Bevor wir zu teuren Präparaten greifen, die auf Basis von diversen Kräutern mit gesundheitsfördernden Inhaltsstoffen vermarktet werden, gehen wir doch lieber selbst hinaus in die Natur und sammeln die Kräuter, die wir für unsere Zwecke benötigen. Außerdem ist ein naturbelassenes Gericht, angereichert mit Kräutern und Gewürzen, nicht nur besonders schmackhaft, bekommt uns gut und sättigt, sondern erhellt auch unsere Psyche und macht glücklich. Da Hildegard von Bingen sehend war, konnte sie auch erkennen, wie die Kräuter in unserem Körper auf die Organe wirken.

Falls Sie sich über den Rotwein in diversen Rezepten wundern, will ich Ihnen dazu erläutern, dass gemäß Hildegard der Rotwein dem menschlichen Blut ähnlich ist. So kommen laut der Klosterfrau die Wirkstoffe der Kräuter und Gewürze schneller und besser dahin, wo sie im Körper gebraucht werden. Wenn Kräuter und Gewürze in Wein verkocht werden, dann werden nicht nur die wasserlöslichen Substanzen dieser Kräuter extrahiert, sondern der enthaltene Alkohol verdunstet, sodass noch höchstens 2 % Restalkohol im Kräuterwein enthalten ist, von dem noch dazu auch jeweils nur kleine Mengen eingenommen werden.

Die im Folgenden beschriebenen Kräuter sind ein Auszug aus der Kräuterheilkunde Hildegards und kommen nicht nur als Küchengewürze zum Einsatz, sondern finden ebenso Verwendung in Form von Hausmitteln und Kräutermedizin. Wenn wir unsere Heilmittel selbst herstellen, sollte uns bewusst sein, dass wir auch eine gewisse Verantwortung der Natur und uns gegenüber haben. Bei der Herstellung von Hildegards Kräutermedizin ist es besonders wichtig, buchstabengetreu ihre Empfehlungen zu beachten und umzusetzen, damit sie tatsächlich wie gewünscht wirken kann. Machen Sie sich bewusst, dass Kräuter und Gewürze wie Medizin wirken und deshalb auch mit Verstand und Umsicht eingesetzt werden sollten. Achten Sie daher bei der Anwendung von Heilmitteln auch genau auf das Beschwerdebild, das Sie behandeln wollen, damit die Kräuter ihre volle Wirkung entfalten und helfen können. Die Einstellung, wenn es nichts nützt, wird es schon auch nicht schaden, ist völlig falsch. Wenn Sie mit der gebotenen Achtsamkeit ans Werk gehen, haben Sie mit der Pflanzenheilkunde Hildegards ein alltagstaugliches Werkzeug, eine Hilfe zur Selbsthilfe an der Hand. Und nun viel Freude beim Studieren und der Anwendung der wichtigsten Hildegard-Heilpflanzen und Kräuter.

Akelei

Gut gegen Verschleimung

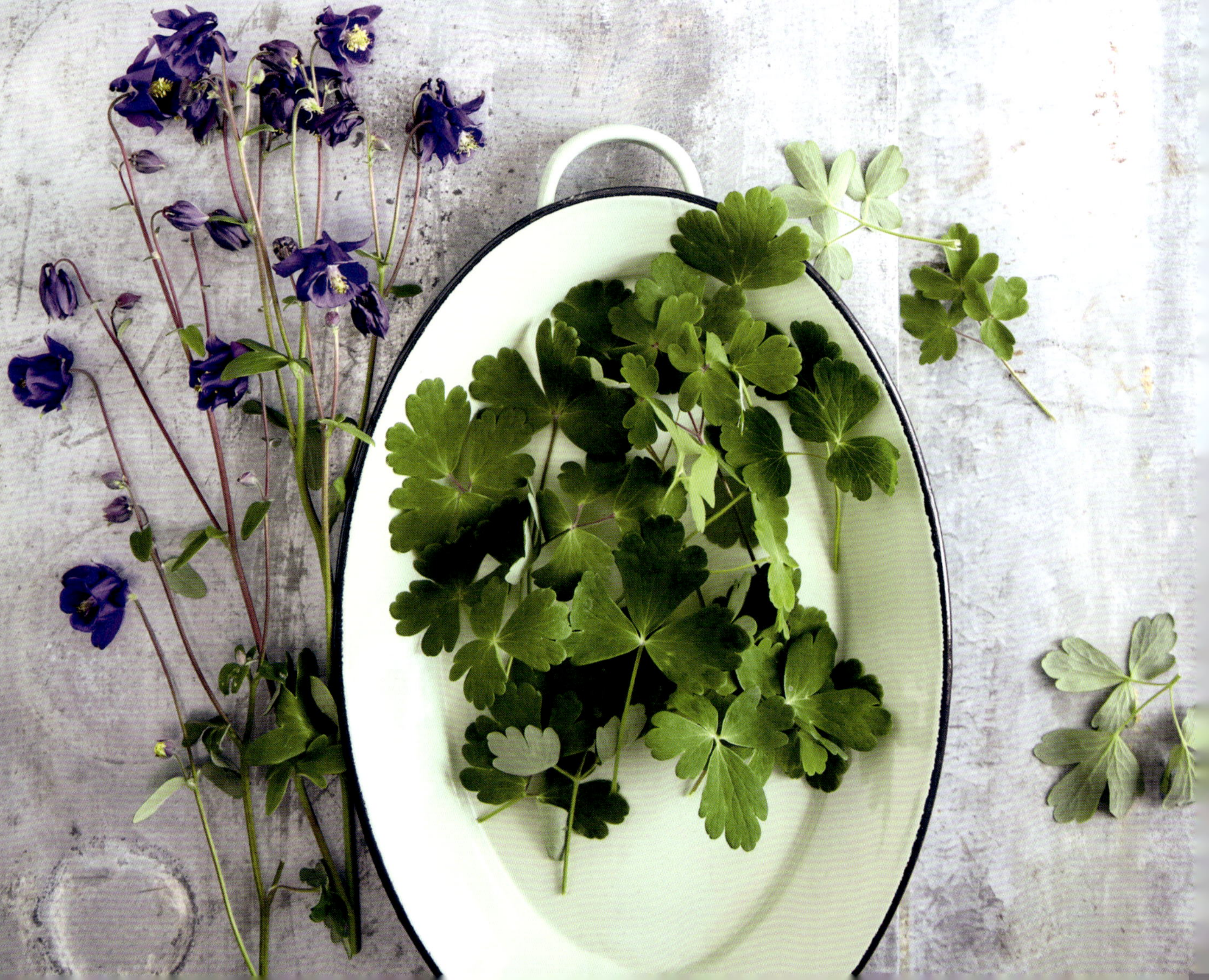

Die wilde Akelei steht unter Naturschutz. Sie wird ca. 50 cm hoch und blüht von Mai bis Juli in den Farben Blau über Lila und Violett bis ins Rötliche. Der Akelei wurde schon vor vielen hundert Jahren eine große Wirkung in Liebesangelegenheiten zugesprochen. Seit der italienischen Renaissance wird sie als Fruchtbarkeitssymbol verwendet. Im Volksmund hat man ihr diverse Namen wie Frauenhandschuh, Jovisblume oder Plumphose gegeben. Sie können die Akelei in gut sortierten Kräutergärtnereien kaufen oder aus Samen selbst ziehen. Diese Pflanze ist eine Zierde für jeden Garten und eine der wichtigsten Heilkräuter bei Hildegard.

Aquilegia vulgaris
Akelei, Elfenblume

Fund- und Sammelorte: in sonnigen Lagen bei mäßig feuchtem Standort. Im Garten kultiviert an Schattenplätzen.

Verwendete Pflanzenteile: die Blätter vor und während der Blüte im Frühjahr zwischen Mitte April und Ende Juni.

Wirkung: bei Bronchitis, Verschleimung der Lunge, Schnupfen, Katarrh der oberen Luftwege, Mandelentzündung, Fieber und fiebriger Erkältung

Verwendung: in der Hildegard-Hausapotheke. Die Blätter kann man in Frischhaltefolie einwickeln und einfrieren. Haltbarkeit bis zu einem Jahr.

Die genannten Rezepte sind ganz leicht selbst herzustellen und Sie haben im Ernstfall gleich die richtige Kräutermedizin zur Hand. Hildegard von Bingen hat die Wirkweise der Akelei unter anderem so beschrieben:

»Die Akelei ist kalt … aber auch wer viel Schleim auswirft, der beize Akelei in Honig und esse sie oft, und der Schleim nimmt ab und sie reinigt ihn so.«

Akeleihonig

- ca. 15 Akeleiblätter
- 500 ml Honig

Die Akeleiblätter ganz klein schneiden und in 500 ml mäßig erwärmten Honig einrühren. In ein Schraubglas mit Deckel umfüllen.

Nach ca. einer Woche sind die Substanzen der Akeleiblätter im Honig und er kann dann verwendet werden.

ANWENDUNG & DOSIERUNG Bei Bronchitis oder starker Verschleimung der Atemwege von diesem Akeleihonig mehrmals täglich 1 TL auf der Zunge zergehen lassen.

Akeleitinktur

- 15 g Akeleiblätter
- 100 ml Korn oder Wodka

Akeleiblätter kleinschneiden, in ein Glasgefäß geben und mit dem Korn bedecken. Mehrmals täglich schütteln, so werden die Substanzen der Akeleiblätter durch den Alkohol gelöst.

Nach 2 Wochen Akeleiblätter heraussieben. Die entstandene Tinktur ist länger haltbar als der Wein.

ANWENDUNG & DOSIERUNG Bei den gleichen Beschwerden wie der Wein anwendbar: Erwachsene 3 × 20 Tropfen, bei Kindern 3 × Tropfen je nach Lebensalter, also bei 5 Jahren 3 × täglich 5 Tropfen.

Akeleikräuterwein

- ca. 2 Handvoll Akeleiblätter
- ⅛ l Rotwein

Akeleiblätter mit einem Mörser, einem Zauberstab oder im Thermomix zerkleinern.

Von dem entstandenen Saft ½ TL mit ⅛ l Rotwein mischen und in eine Glasflasche mit Schraubverschluss füllen.

ANWENDUNG & DOSIERUNG Wenn Sie plötzlich Fieber in Verbindung mit Lymphdrüsenschwellung bekommen, das Pfeiffer'sche Drüsenfieber oder Polypen mit vergrößerten Rachen- bzw. Gaumenmandeln haben, dann trinken Sie täglich 3–5 Likörgläser Akeleikräuterwein.

Akeleiblätter

- 1 Blatt (in Größe einer 1-Euro-Münze)

Ist eine Grippe im Anflug, so nimmt man von der frischen Akelei, am besten während der Blütezeit im Frühjahr, ein Blatt und kaut es.

ANWENDUNG & DOSIERUNG Sie können sich dann auch gleich einen Vorrat an Akeleiblättern zulegen, indem Sie diese in einem Gefrierbeutel einfrieren und außerhalb der Blütezeit oder über den Winter darauf zurückgreifen.

Akeleihonig

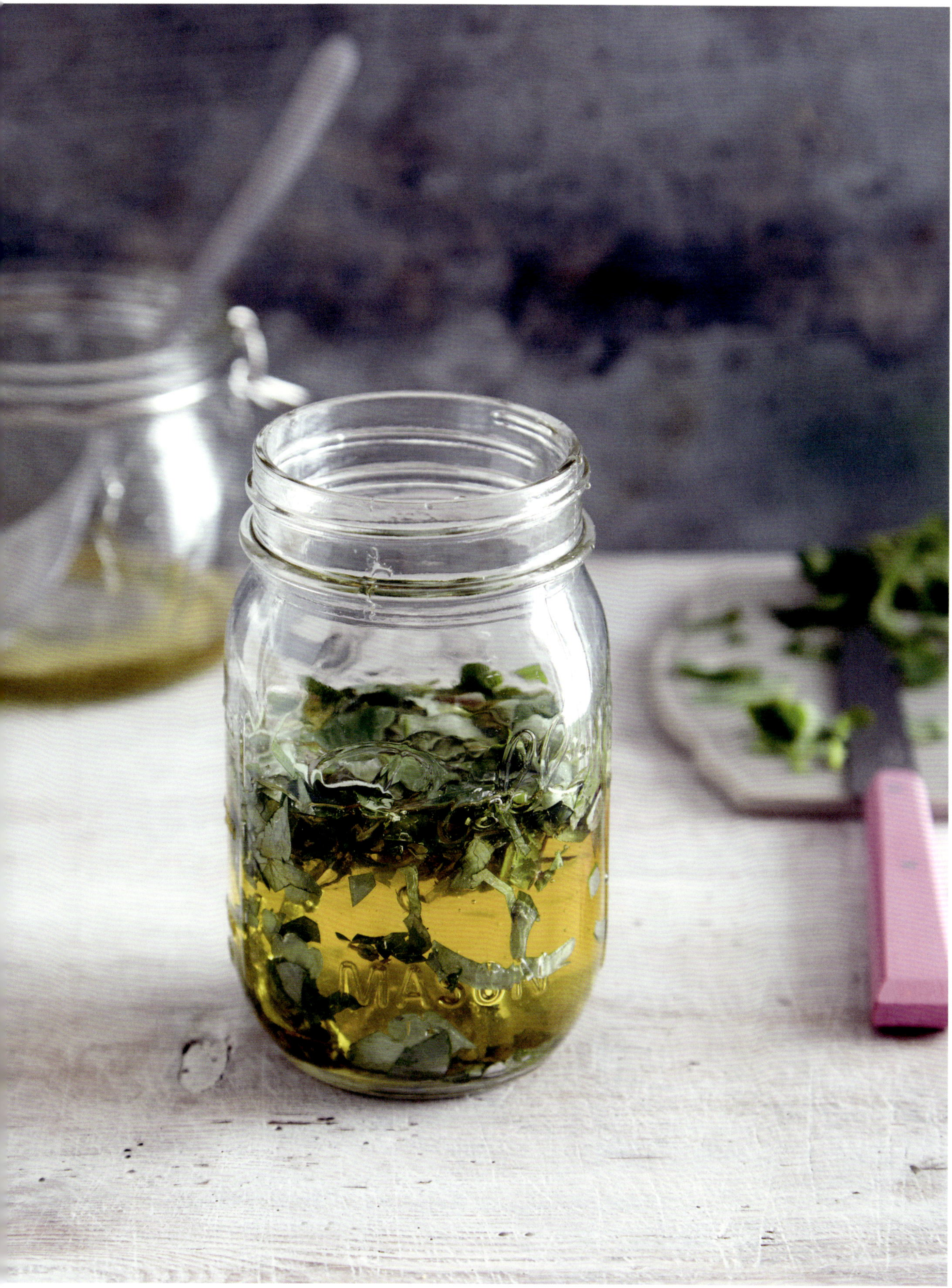
MASON

Weißer Andorn

Gutes, schnelles Hustenmittel

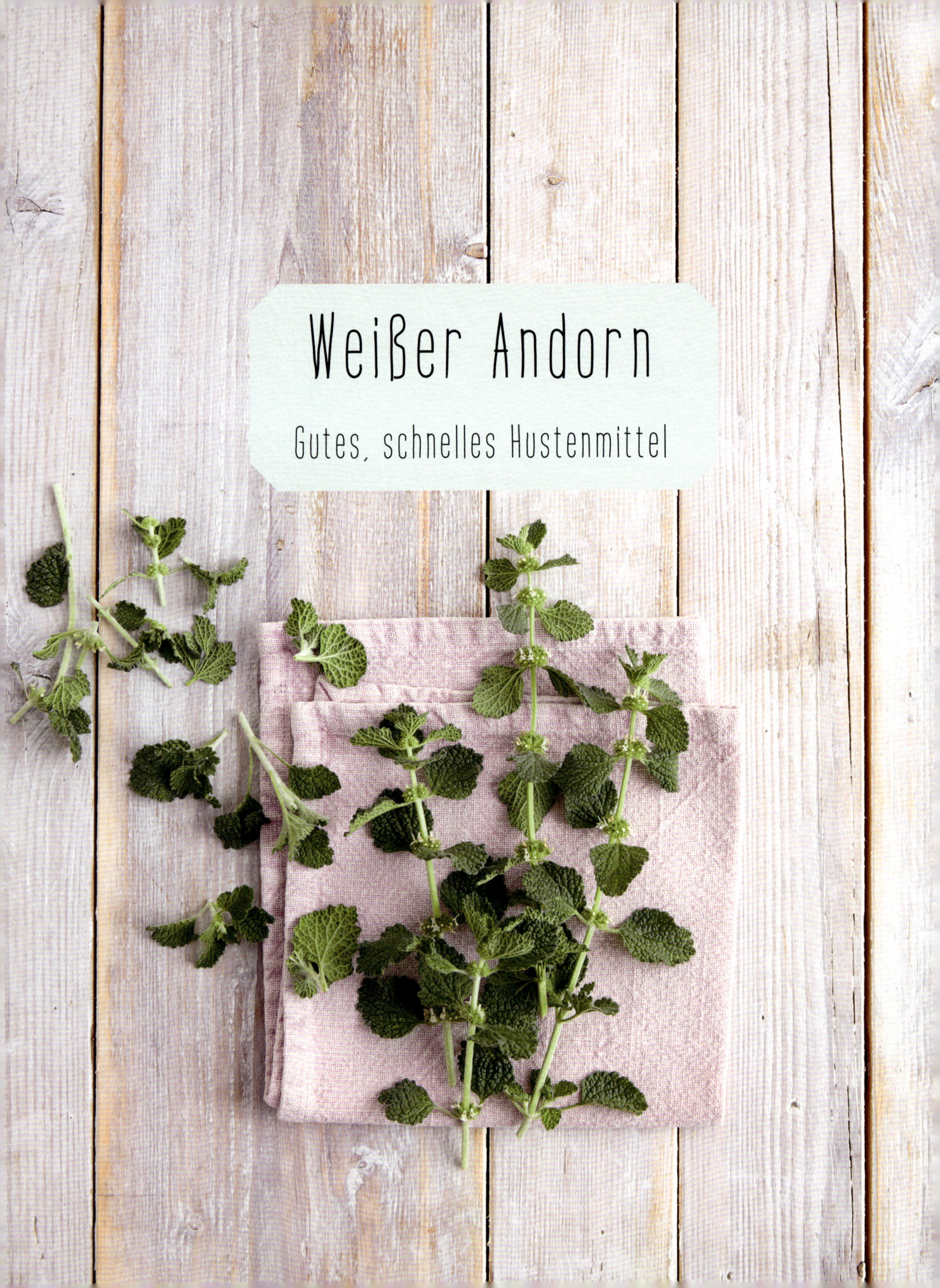

Marrubium vulgare
Weißer Andorn

Fund- und Sammelorte: vollsonnig bei eher trockenem, alkalischem Boden. Mittelmeerraum, Mitteleuropa in der Umgebung von Dörfern.

Verwendete Pflanzenteile: Blätter und blühende Spitzen von Mai bis August.

Wirkung: bei Mandel- und Rachenentzündung, starkem Husten, Nasennebenhöhlenentzündung, Leberschwäche, Milzschwäche, Nierenschwäche und Schwerhörigkeit.

Verwendung: als Hustentee, Andornrahmsuppe, Hustenwein, Kräuterauflage.

Als Hustenmittel wurde der Andorn schon seit Jahrtausenden hochgeschätzt. Von ägyptischen Priestern bekam er Namen wie Stierenblut, Sternenauge oder Horussamen. Er gehört auch zu den Bitterkräutern, die die Juden beim Pessachfest verräuchern. Auch Hippokrates wusste ihn als Heilmittel bei verschiedenen Krankheiten zu schätzen. Seinen botanischen Namen hat der Andorn vom hebräischen Wort »marrob« bekommen, was so viel wie »bitterer Saft« bedeutet. Auch gehört er zu den so genannten Hexenkräutern und hat sich laut Überlieferung als besonders wirksam erwiesen, wenn man ihn nachts zwischen 23.00 Uhr und 24.00 Uhr auf dem Friedhof geerntet und dann mit dem Kraut die Milchgefäße gescheuert hat. Das sollte angeblich dazu dienen, dass die Butter zusammengeht. Auch hilft der Andorn als Fliegenvernichtungsmittel. Dazu werden die Blätter ausgekocht und auf einem Teller ausgebreitet aufstellt. Unter Bienenstöcke gelegt soll er die Bienen zur Brutpflege anregen. Diese Wildstaude duftet herrlich und hat einen schönen Blattschmuck, der gerne in Trockensträußen verwendet wird. Vor einigen Jahren war ich auf einer Messe in der Medizinstadt Erlangen in Franken und hielt täglich mehrere Vorträge über die Wirkweise von Kräutern. Wenige Wochen nach der Messe bekam ich per Mail eine Bestellung über 60 Päckchen Andorn. In der Annahme, der Kunde habe sich verschrieben, rief ich an, um die Sache zu klären. Es meldete sich ein Arzt, der mir versicherte, dass die Bestellung völlig korrekt sei. Er habe meinen Vortrag gehört und den Andorn getestet. Er war so begeistert und hat gemeint, er habe in seiner Praxis kein so gutes und schnell wirkendes Mittel gegen Husten wie den Andorn. Aufgrund seiner herausragenden Eigenschaften wurde der Andorn von Wissenschaftlern der Universität Würzburg zur Arzneipflanze des Jahres 2018 gewählt.

Für Hildegard von Bingen war der Andorn eine Heilpflanze, die besonders bei Erkrankungen der Atemwege, starkem Husten und Verschleimung ihre Wirkung zeigt.

Hustenwein

- 30 g Fenchelkraut
- 30 g Dillkraut
- 20 g Andornkraut
- 1 l Rotwein

Die Kräuter gut mischen. Dann von dieser Kräutermischung ca. 5 EL nehmen und diese in einen Topf geben, den Wein darüberschütten und das Ganze gute 5 Minuten sprudelnd kochen lassen. Dann wird der Wein durch ein feines Sieb geschüttet und zurück in die Flasche gefüllt.

ANWENDUNG & DOSIERUNG Je nach Alter nehmen Kinder 3 × täglich 1 TL, Jugendliche 3 × täglich 1 EL und Erwachsene 3 × täglich ca. ½ Likörglas von dem Hustenwein. Mit diesem »Hustensaft« wird der Husten rasch und effektiv vertrieben.

»Aber auch wer Husten hat, der nehme Fenchel und Dill im gleichen Gewicht und füge ein Drittel Andorn bei, und er koche das mit Wein, und dann seihe er es durch ein Tuch und trinke es, und der Husten wird weichen.«

Andornrahmsuppe

- 2 EL Andornblätter
- ¼ l Wasser
- ½ l Rotwein
- Salz
- 2 EL Butter
- etwas Sahne

Das Andornkraut im Wasser auskochen. Dann den Rotwein, eine Prise Salz, die Butter und einen guten Schuss Sahne dazugeben, das Ganze nochmals aufkochen lassen.

ANWENDUNG & DOSIERUNG Der Andorn in Form der Andornrahmsuppe ist ein gutes Hausmittel bei Entzündungen des Rachens, der Mandeln und des Kehlkopfes. Die fertige Andornrahmsuppe am besten in eine Thermoskanne füllen und über den Tag verteilt trinken.

Hustenwein aus Andorn

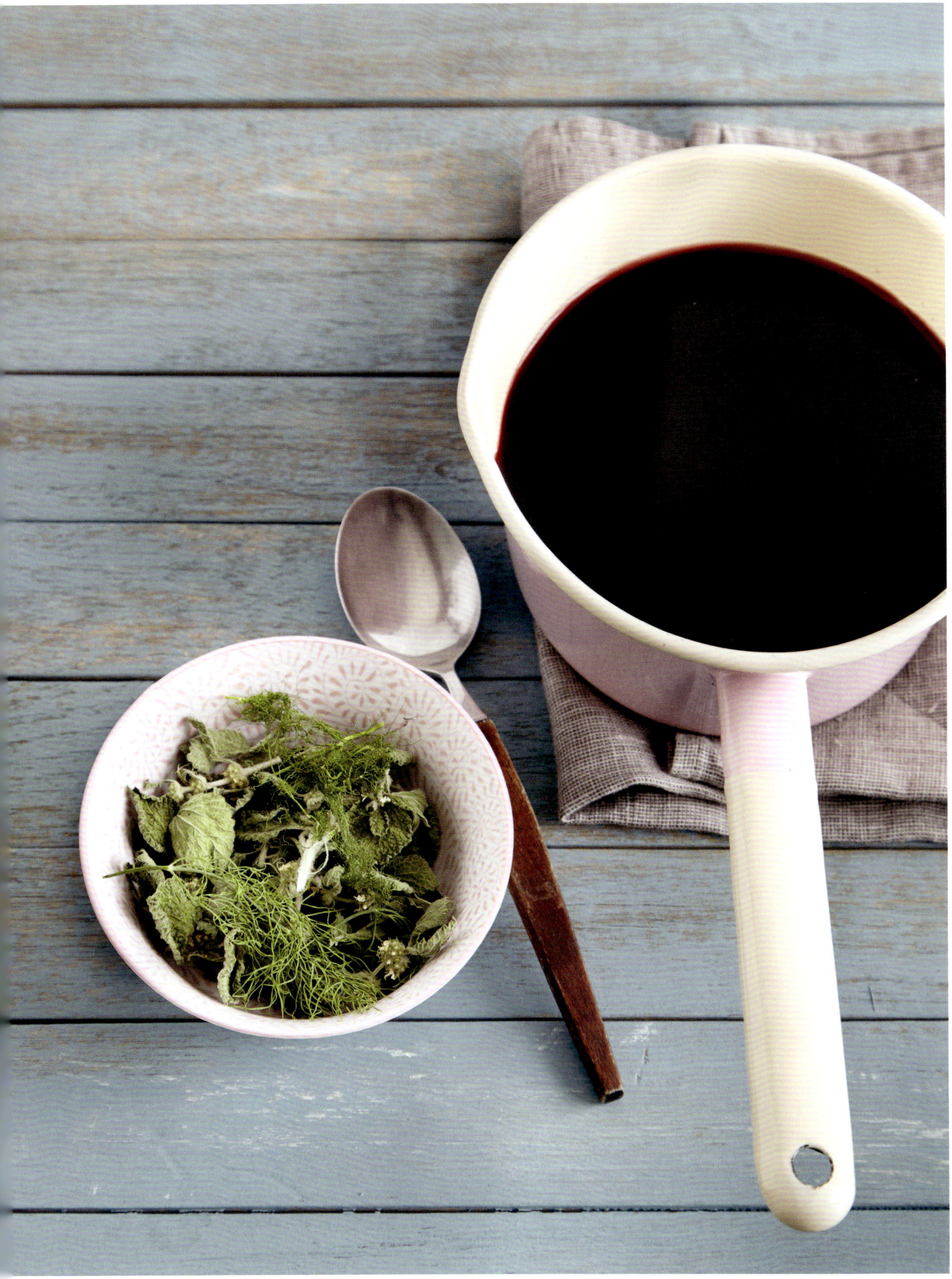

Andornkräuterauflage

- 2 EL Andornkraut
- ca. 500 ml Wasser
- 2 Waschlappen
- 1 Stirnband

Das Andornkraut in Wasser gut auskochen, die Blätter absieben. In diesem Sud zwei Waschlappen tränken, diese gut auswringen und, fixiert mit einem Stirnband, über die Ohren legen. So kann die feuchte Wärme der Kräuter ins Ohr eindringen.

ANWENDUNG & DOSIERUNG Mit dieser Kräuterpackung haben schon viele Menschen ihre Ohrgeräusche, Kopfbrummen oder auch Tinnitus verloren. Die Kräuterauflage sollte in Form einer Kur erfolgen. Das macht man am besten über Nacht. Die Kurdauer beträgt ca. 2–3 Wochen oder bis zur Besserung.

»Und wer taube Ohren hat, der koche Andorn in Wasser und nehme ihn aus dem Wasser und lasse seinen warmen Dunst in seine Ohren dringen, und er lege ihn so warm um die Ohren und den ganzen Kopf, und er wird ein besseres Gehör erlangen.«

Andornwein

- 1 EL Andornblätter
- 2–3 EL Honig
- 1 l Rotwein

Die Andornblätter klein schneiden und mit dem Honig in einen Topf geben, den Wein dazuschütten und ca. 5 Minuten köcheln lassen.

Dann diesen Kräuterwein in die Weinflasche zurückfüllen. Der Kräuterwein wird nicht warmgehalten, sondern abgekühlt getrunken.

ANWENDUNG & DOSIERUNG Andornwein ist ein sehr gutes Mittel, wenn wir Probleme mit der Leber, Milz oder den Nieren haben. Wir nehmen davon mehrmals über den Tag verteilt 1 Likörgläschen.

Und wer kranke und gebrochene Eingeweide hat, der koche Andorn mit Wein unter Beigabe von genügend Honig. Und dieses Gekochte schütte er in einen Topf und trinke es oft abgekühlt, und die Eingeweide werden geheilt.

Andorn-Kräuterauflage

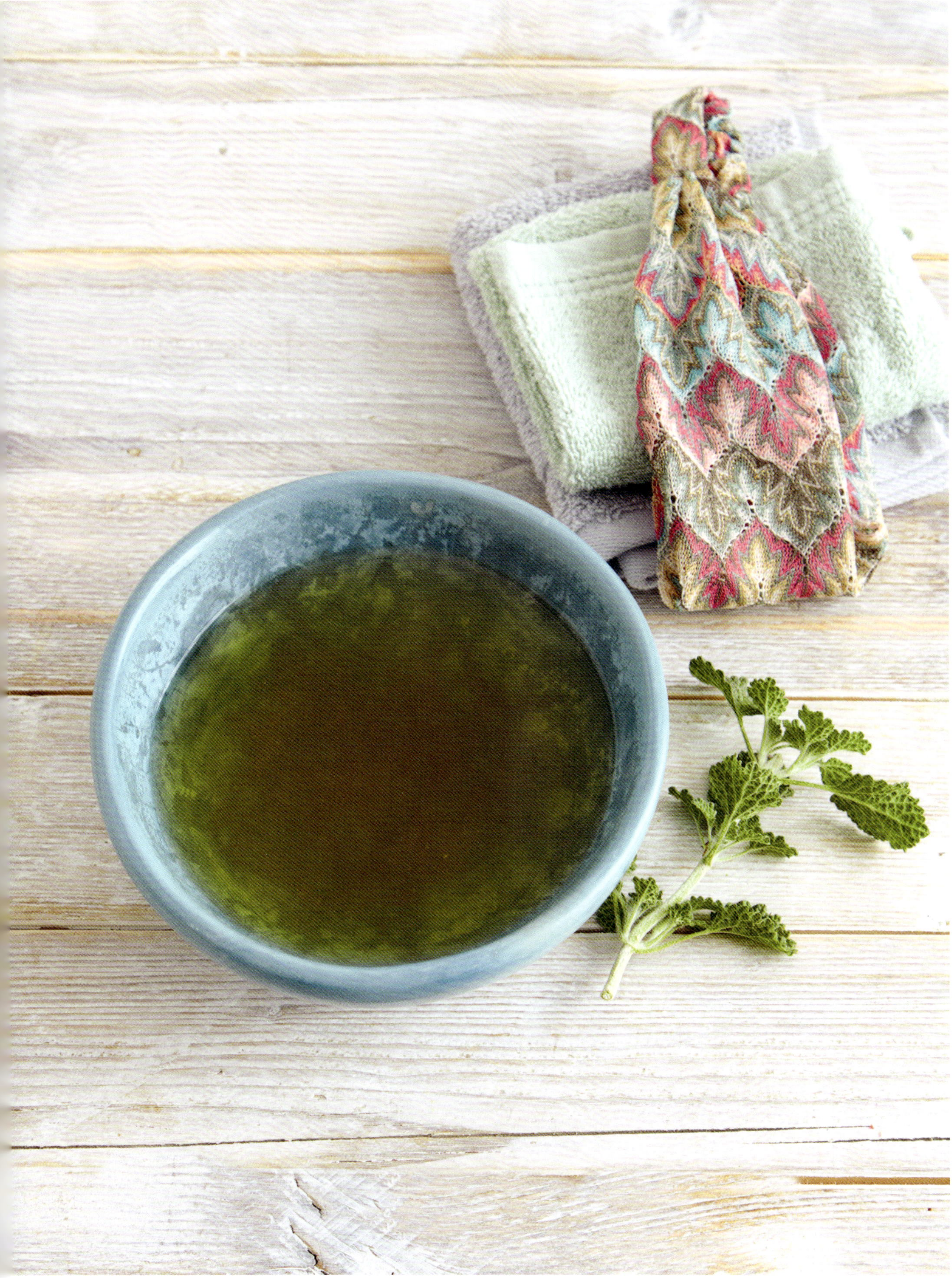

Basilikum

Fördert die Verdauung

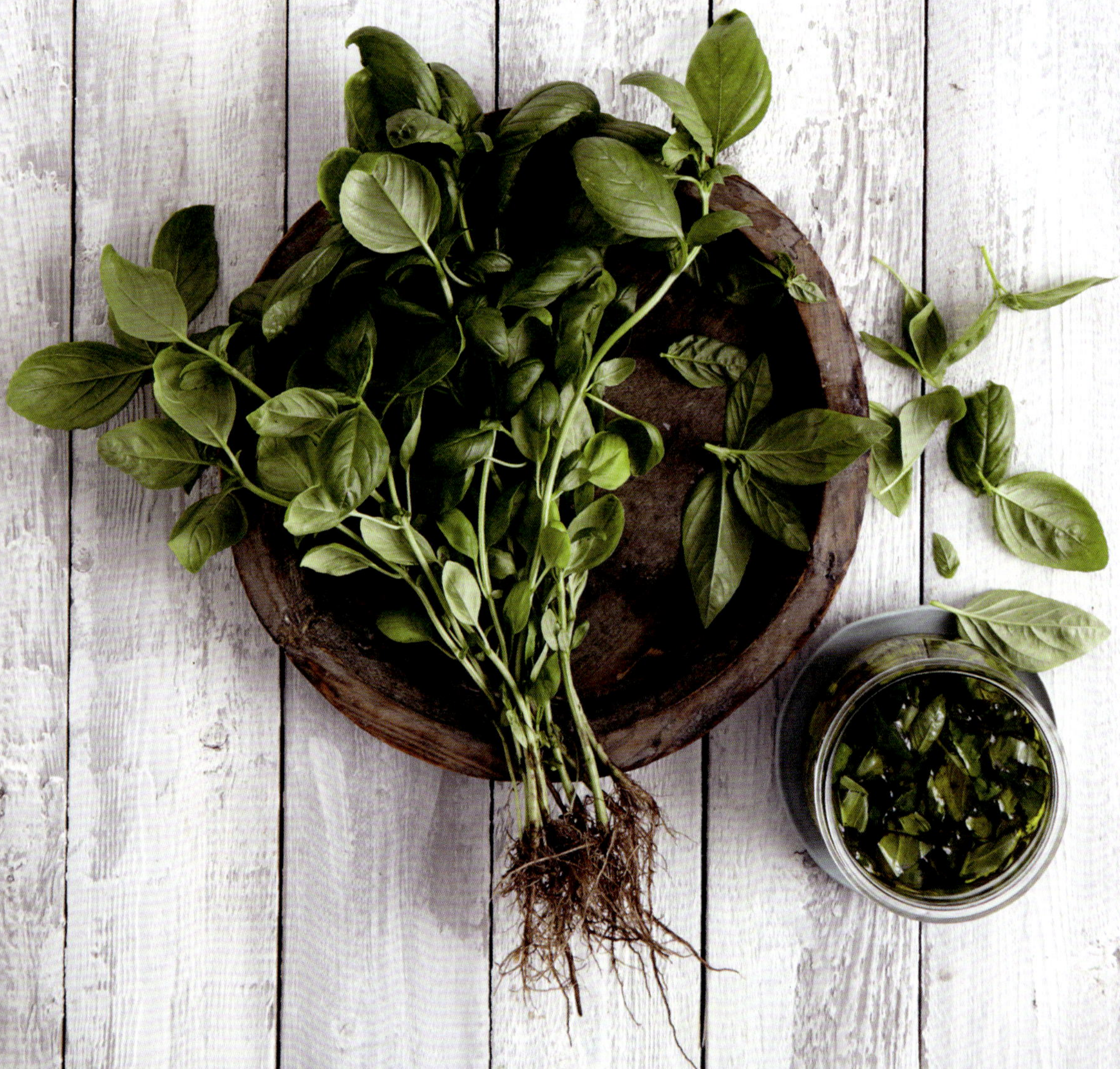

Ocimum basilicum
Basilikum

Fund- und Sammelorte: als Topfpflanze im Haus und Garten, vollsonnig; gibt es in allen Gärtnereien zu kaufen, mittlerweile viele verschiedene Züchtungen und Arten.

Verwendete Pflanzenteile: Blätter, am besten von Juni bis August ernten.

Wirkung: bei Völlegefühl, Appetitlosigkeit, Blähungen, Magenkrämpfen, Zungenlähmung, zur Linderung von Nervosität, Migräne und Kopfschmerzen.

Verwendung: hauptsächlich als Bestandteil vieler Gerichte, als Tonikum, Badezusatz.

Basilikum stammt ursprünglich aus Indien und wird dort als Pflanze verehrt, die mit Göttlichkeit getränkt ist. Diese buschig wachsende Pflanze wird ca. 40 cm hoch und ist nur einjährig. Manche Züchtungen sind mittlerweile auch bedingt winterhart. Dann sollte die Pflanze im Herbst stark zurückgeschnitten und abgedeckt überwintert werden. In wärmeren Gegenden ist dies ohne Probleme möglich. In der Regel kaufen wir uns aber jedes Jahr eine neue Pflanze. Die im Volksmund auch Basilienkraut, Pfefferkraut, Hirnkraut, Josefskraut oder auch Königsbalsam genannte Pflanze liebt die Wärme und sollte über den Sommer vor Wind geschützt auf den Balkon oder die Terrasse gestellt werden. Im Juni erscheinen ährenartige Blüten. Auf Märkten und in Gärtnereien werden verschiedene Sorten angeboten, zum Beispiel mit Zitronengeschmack oder nach Minze riechend. Das Buschbasilikum stammt aus Südamerika. In Haiti gehört diese Heilpflanze zur Liebesgöttin Erzulie und soll starken Schutz verleihen. Basilikum soll auch Geld anziehen, weswegen man es beispielsweise in Mexiko in der Tasche trägt. Bei Hildegard von Bingen gehört diese Pflanze wegen ihrer Heilkraft zur Kräutermedizin. Sie hat zum Beispiel empfohlen, bei Zungenlähmung (Vorstufe zum Schlaganfall) Basilikumblätter in den Mund zu geben. Basilikum hat eine antibiotische und keimtötende Wirkung, hilft im Akutfall bei Wadenkrämpfen, stimuliert die Adrenalinproduktion und ist einer der größten Eisenlieferanten bei Blutarmut. Für die Gourmets und Freunde der Mittelmeerküche ist Basilikum ein unverzichtbares Gewürz, das vielen Speisen den geschmacklich notwendigen Kick verleiht, wie ein Stärkungsmittel wirkt und die Nahrungsaufnahme im Darm verbessert. Basilikum sollte als Gewürz in der Küche immer frisch verwendet werden. Die Blätter mit Öl zerstoßen oder mit den Fingern zerreißen, nicht hacken. Basilikum gehört zu den herb bitteren Gewürzen, die die Verdauung anregen.

»Wer starke Fieber hat oder Schüttelfrost, der koche Basilikum unter Zugabe von Honig und Wein, seihe es ab und trinke oft davon vor dem Essen (nüchtern) und nach dem Essen und nachts, und die Fieber in ihm werden vergehen, und sein Schüttelfrost wird geheilt. Denn die Frigität des Basilikums, durch die gute Kalorität des Honigs ausgeglichen, besänftigt die Wallungen des Fiebers, sei es Tertian oder Quartan.«

Basilikum-Pesto

- 2 Bund Basilikum
- 40 g Pinienkerne (oder auch Mandeln)
- 1 Knoblauchzehe
- 3 EL Olivenöl,
- 30 g frisch geriebener Parmesan
- Kubebenpfeffer
- Steinsalz oder Ursalz

Das Basilikum waschen, trocken schütteln und die Blätter abzupfen.

Die Pinienkerne ohne Fett in der Pfanne rösten. Knoblauchzehe schälen und grob hacken.

Mit dem Stabmixer Basilikumblätter, Pinienkerne und Knoblauch pürieren. Nach und nach das Olivenöl zugeben. Den Parmesan unterheben und mit den Gewürzen pikant abschmecken. Pesto zum Aufbewahren in ein Schraubglas füllen.

ANWENDUNG & DOSIERUNG Das Pesto hält sich mit Öl bedeckt ein paar Wochen im Kühlschrank. So hat man immer schnell ein Essen gezaubert, denn es passt hervorragend zu Dinkelspaghetti.

Basilikumwein

- 1 Bund frisches Basilikum
- 1 l Rotwein

Die Basilikumblätter grob zerrupfen und in ein Keramikgefäß oder einen großen Topf geben. Mit dem Wein übergießen.

Ca. 48 Stunden an einem kühlen Ort stehen lassen. Die Basilikumblätter durch ein feines Sieb abseihen. Diesen Wein in eine dunkle Flasche abfüllen und anschließend kalt stellen.

ANWENDUNG & DOSIERUNG Der Basilikumwein wird als Digestif nach dem Essen zur Förderung der Verdauung getrunken.

Basilikum-Pesto

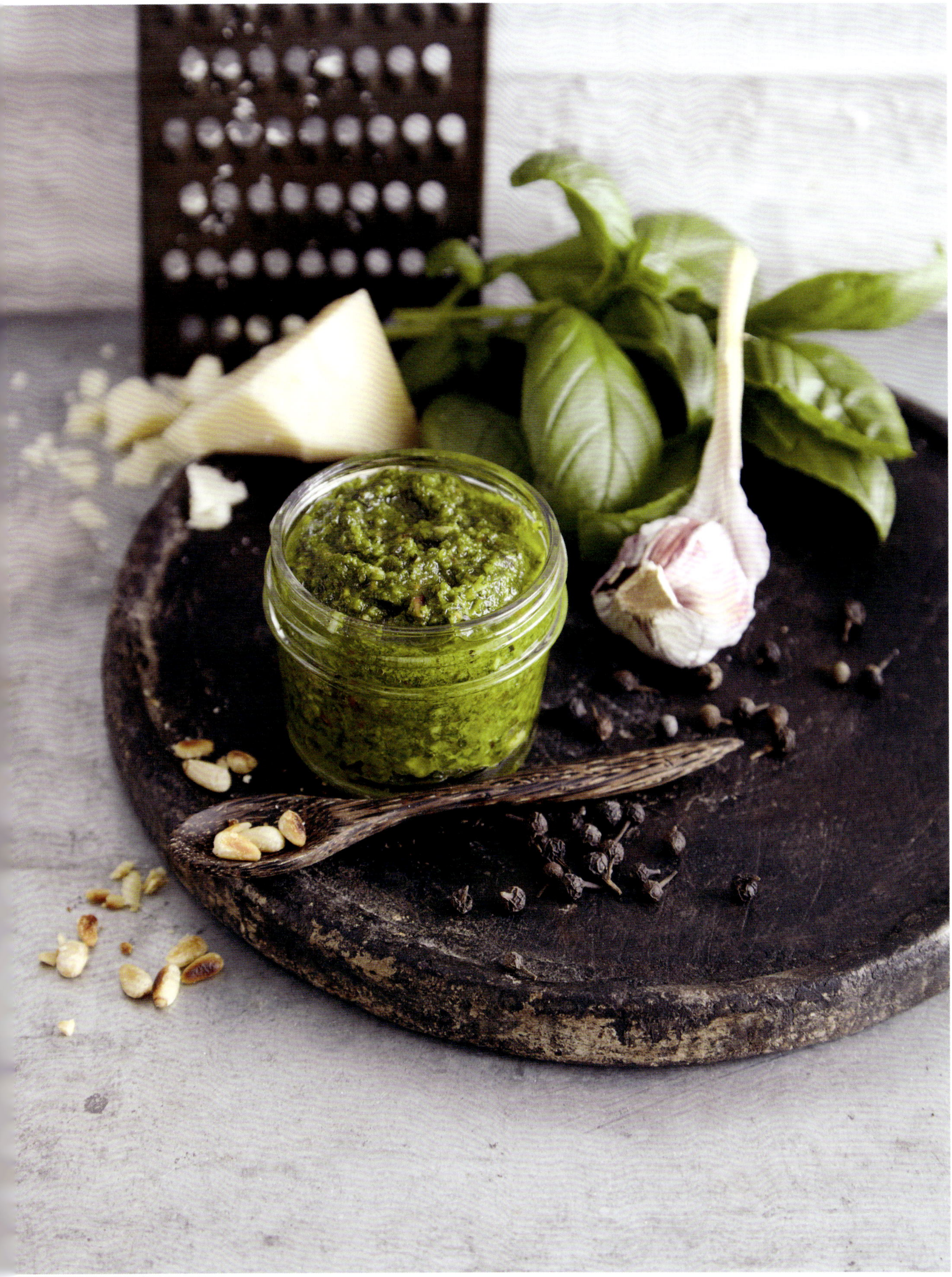

Basilikumöl

- 2 Bund Basilikum
- 500 ml kalt gepresstes Olivenöl
- 1 dunkles Glasgefäß

Die Basilikumblätter in ein dunkles Glasgefäß geben und das Olivenöl darübergießen. Das Gefäß gut verschließen und für 2 Wochen an einen warmen Platz stellen. In dieser Zeit immer wieder das Gefäß bewegen, damit sich Öl und Kräuter gut verbinden.

Dann lässt man das Öl durch ein Tuch laufen, drückt die Kräutermasse im Tuch noch gut aus und füllt das Basilikumöl in eine dunkle Flasche um.

ANWENDUNG & DOSIERUNG Basilikumöl ist hervorragend als Salatöl geeignet oder auch zur Stimmungsaufhellung verwendbar. Bei melancholischer Stimmung ein paar Tropfen von dem Öl auf ein Stück Würfelzucker geben. Es erhellt die Stimmung.

Basilikumsalbe

- 1 EL Bienenwachs (Apotheke)
- 5 EL Basilikumöl

Einen Topf mit Wasser so befüllen, dass ein kleineres Gefäß Platz darin hat und kein Wasser in dieses hineinkommt. Das Wasser im Topf langsam erhitzen und das kleinere Gefäß mit dem Bienenwachs und Basilikumöl befüllen und in den großen Topf mit dem Wasser stellen.

Wenn der Inhalt gut flüssig geworden ist, wird das Gefäß herausgenommen und die Masse so lange gerührt, bis sie kalt ist. Die Creme am besten in ein Glas mit Schraubverschluss geben.

ANWENDUNG & DOSIERUNG Die Basilikumsalbe ist als Wundsalbe vielseitig verwendbar und eignet sich auch hervorragend als Handcreme.

Basilikumsalbe

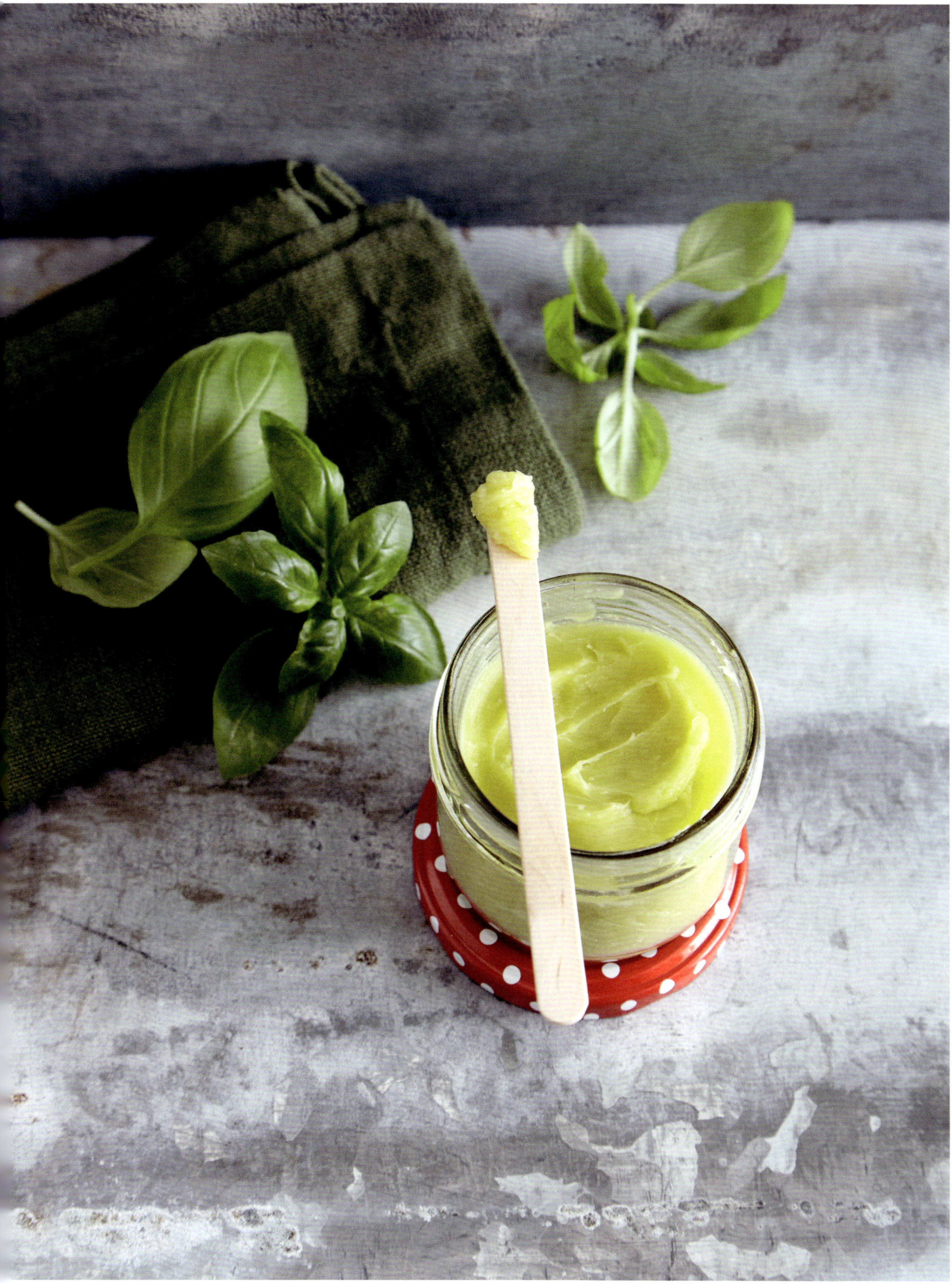

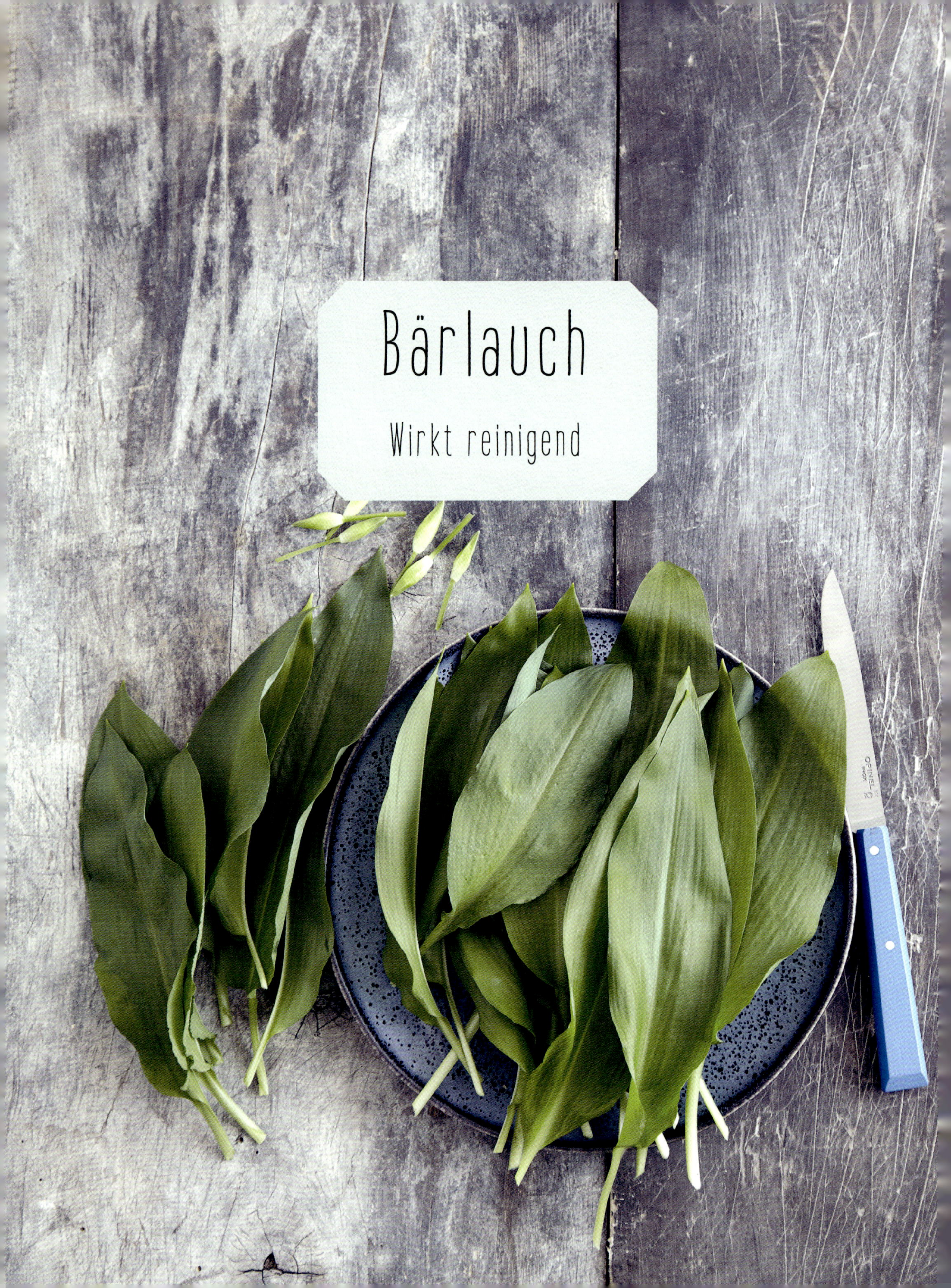
Bärlauch
Wirkt reinigend

Allium ursinum
Bärlauch, wilder Knoblauch

Fund- und Sammelorte: auf feuchten und humusreichen, tiefgründigen Böden in Wäldern und Auen, zwischen März und Mitte April.

Verwendete Pflanzenteile: Blätter, Blütenknospen, Zwiebeln.

Wirkung: reinigt Magen, Darm, Blut. Frühjahrskur bei Hautleiden, beugt Arterienverkalkung vor, bei hohem Blutdruck, für Leber und Galle.

Verwendung: statt Knoblauch in der Küche, in Pestos, in Salaten, als Brotaufstrich.

Bärlauch ist eine mehrjährige Pflanze, die ursprünglich aus Indien kommt. Er hat hellgrüne, lanzettenartige Blätter und wird ca. 30 cm hoch. Da Bärlauch sehr stark nach Knoblauch riecht, kann man seine Blätter von denen des Maiglöckchens, das ja bekanntlich giftig ist, gut unterscheiden. Da diese Pflanze feuchte, humusreiche und tiefgründige Böden bevorzugt, die es hauptsächlich in Wäldern, Auen und an Bachläufen gibt, ist sie von Frankreich bis Sibirien zu finden, interessanterweise aber nicht in der Mittelmeerregion.

Im Volksmund wird erzählt, dass der Bärlauch seinen Namen bekam, weil die Bären nach ihrem Winterschlaf die saftigen Blätter gefressen haben. Viel wahrscheinlicher ist es jedoch, dass Bärlauch für die Gebärenden verwendet wurde. Bei Dioscorides steht: »er treibt die Monzeit der Frawen und so er in Meer Wasser gesotten wird, eröffnet er die verschlossene Bär, wenn die Frauen darin sitzen und sich bähen.« Das zeigt doch ganz deutlich seine Wirkung.

Selbst der Kräuterpfarrer Künzle hat erwähnt, dass Bärlauch den ganzen Leib reinigt, kranke, vertrocknete Stoffe austreibt und gesundes Blut macht. Ein besonders wirkungsvolles Heilkraut bei Menschen, die beispielsweise unter starkem Eisenmangel leiden.

Im Volksmund wird der Bärlauch auch Waldknoblauch genannt. Im Vergleich zum Knoblauch hat Bärlauch noch mehr blutreinigende Eigenschaften. Mit 150 mg pro 100 g enthält diese Pflanze dreimal so viel Vitamin C wie Zitronen. Das Vitamin wirkt antiviral und antibakteriell und unterstützt unser Immunsystem. Auch wird durch das enthaltene Vitamin C die Eisenaufnahme ins Blut unterstützt. Bärlauch macht fit, fördert die Energie und stärkt unsere Nägel und Haare.

Den Bärlauch finden wir im zeitigen Frühjahr, in der Zeit vor Ostern. Bei Spaziergängen entdecken wir häufig ganze Teppiche von Bärlauchpflanzen – ein grüner Teppich, der zum Verweilen einlädt.

Um möglichst lange von dieser tollen Pflanze profitieren zu können, kann man Bärlauch klein schneiden und mit etwas Wasser portionsweise einfrieren. So ist man auch außerhalb der Saison gut mit diesem Würzkraut versorgt.

Bärlauchöl

- 50–100 g Bärlauchblätter
- 500 ml Sonnenblumenöl oder Olivenöl

Ein paar Blätter in wenig Öl pürieren, die restlichen Blätter in feine Streifen hacken. In eine Flasche füllen und mit dem Öl bedecken.

Kühl aufbewahren und als Salatöl verwenden. Haltbarkeit ca. 4 Wochen.

Bärlauchpfeffer

- ca. 1 Tasse der grünen Bärlauchfrüchte
- 1 Tasse Olivenöl

Die Bärlauchfrüchte (das sind die Knospen vor der Blüte) in ein Schraubglas mit Deckel füllen, mit dem Olivenöl bedecken.

Diesen Bärlauchpfeffer kann man zu Salaten geben oder statt Oliven zu Käse und Wein reichen.

Bärlauchomelette

- ½ Tasse in feine Streifen geschnittene Bärlauchblätter
- ½ TL Zitronensaft
- ½ Zwiebel
- Steinsalz und Kubebenpfeffer nach Geschmack
- 4 Eier
- 2 EL Sahne
- 1 EL Wasser
- Butterschmalz

Die Bärlauchblätter mit dem Zitronensaft, der klein geschnittenen Zwiebel und den Gewürzen vermengen.

Eier mit der Sahne und dem Wasser verquirlen und zur Kräutermischung geben. Butterschmalz in der Pfanne zergehen lassen und die Eiermischung in der Pfanne stocken lassen, dann wenden.

Bärlauchknospen-Chutney

- 75 g Zwiebeln
- 4 Knoblauchzehen
- 200 g Bärlauchblütenknospen
- 2 EL Olivenöl
- ¼ l Weißwein
- 6 EL Balsamicoessig
- Steinsalz
- Kubebenpfeffer
- 1 Prise Rohrzucker

Knoblauch und Zwiebel pellen, in Würfel schneiden und zusammen mit den Bärlauchknospen in einer Pfanne mit dem Olivenöl andünsten.

Weißwein, Essig sowie die Gewürze dazugeben und ca. 5–7 Minuten köcheln lassen. Noch heiß in Schraubgläser mit Deckel füllen und diese gut verschließen.

Bärlauchknospen-Chutney

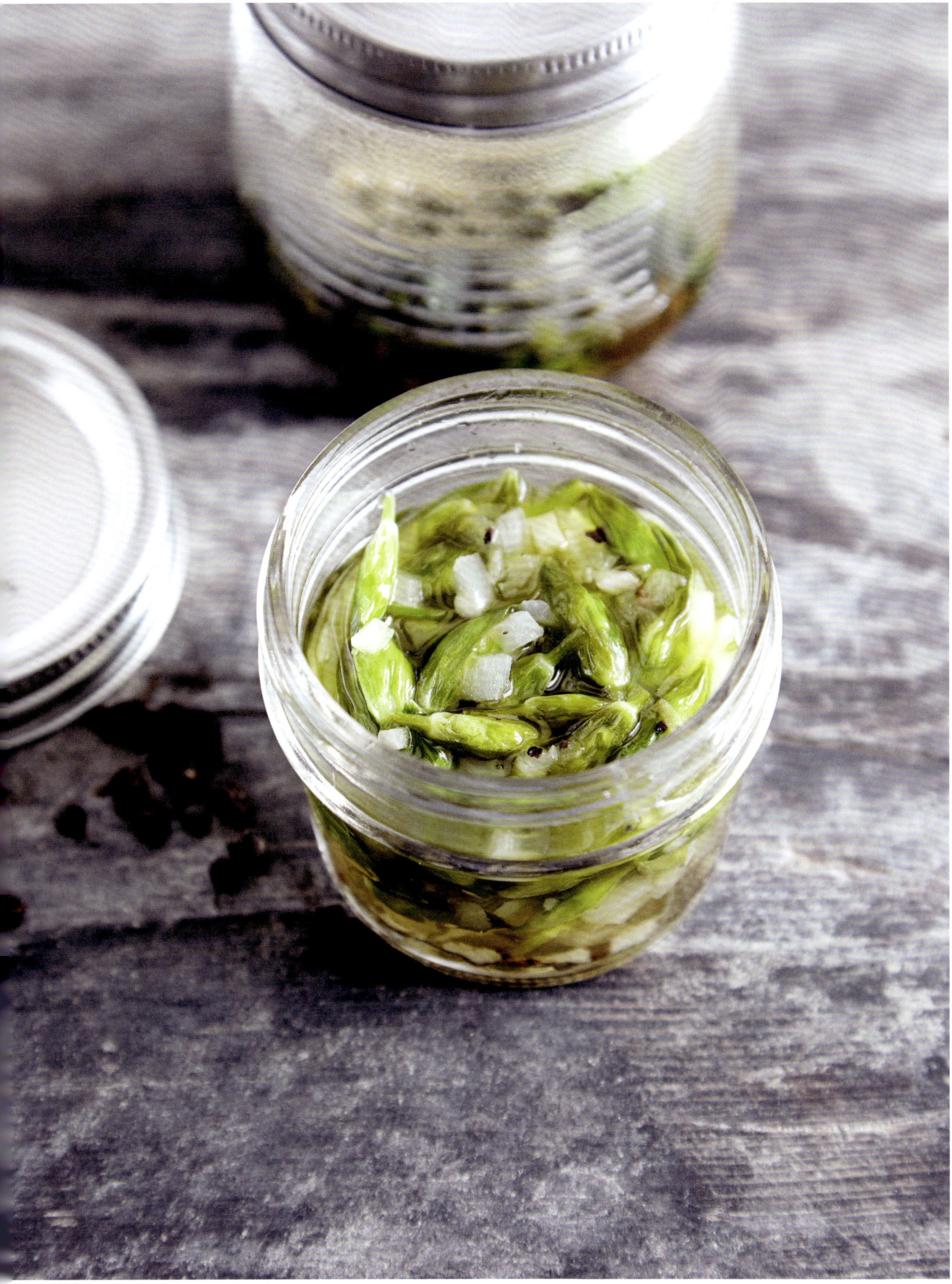

Bertram

Wichtiges Hildegard-Gewürz

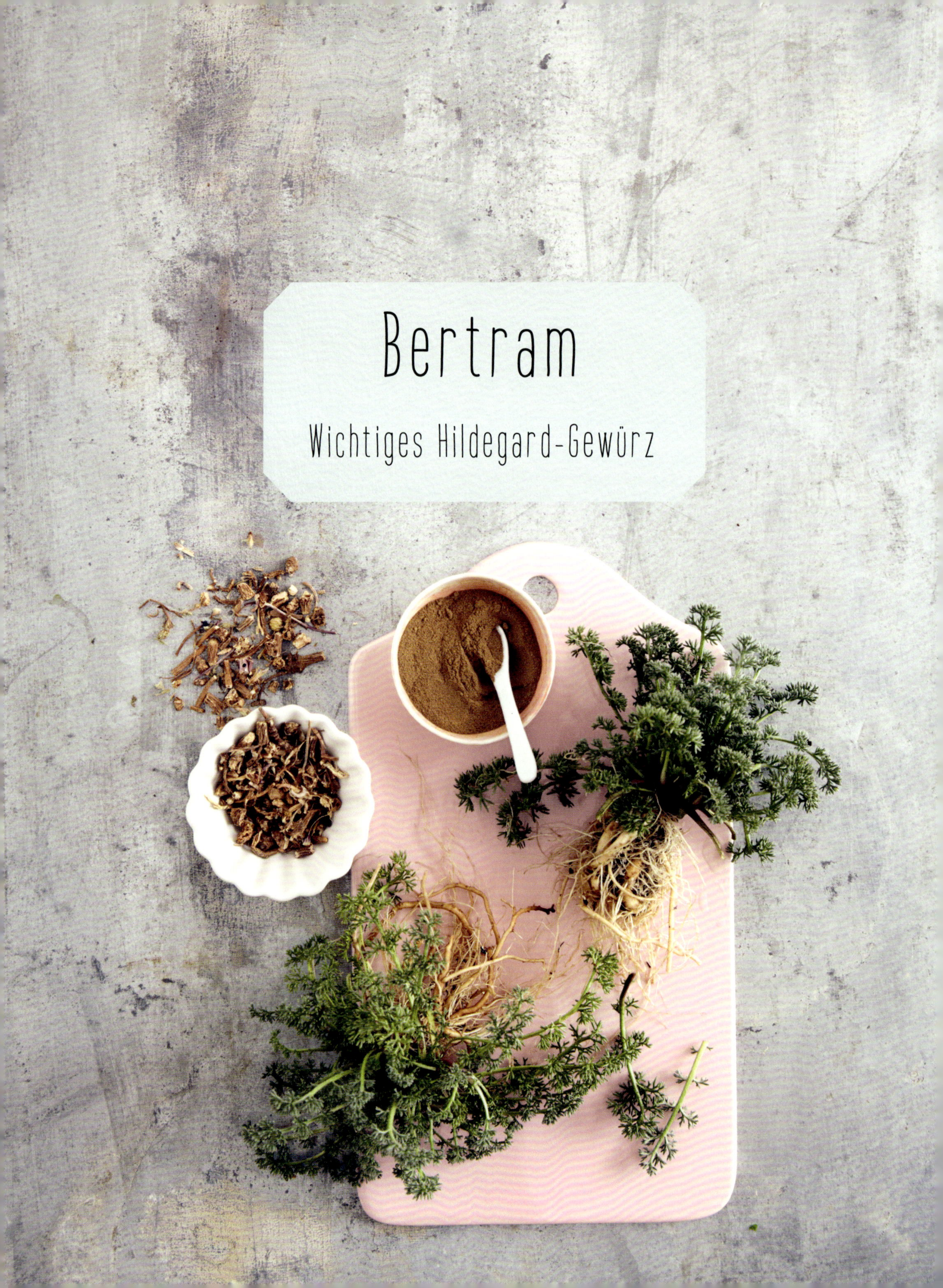

Anacylus pyrethrum
Bertram

Fund- und Sammelorte: Mittelmeerraum, Nordafrika, kultivierten Bertram gibt es auch bei uns in Gärtnereien.

Verwendete Pflanzenteile: Bertramwurzel im Herbst.

Wirkung: reinigt das Blut von Viren und Parasiten, fördert die Kalziumaufnahme, bei Verschleimung im Kopf (Schnupfen, Katarrh), fördert die Verdauung, gleicht Mangelzustände aus, beugt grauem Star und Sehschwäche vor, bei Demenz und Alzheimer, bei Kraftlosigkeit.

Verwendung: meist in Form der vermahlenen Wurzel über jedes Essen gestreut.

Viele Hildegardfreunde haben sich den Bertram in ihren Garten gepflanzt, weil er oberirdisch hübsch aussieht und an die Kamille erinnert. Diese Pflanze eignet sich besonders für Steingärten, weil sie sehr anspruchslos ist. Die Hauptwirkstoffe der Bertrampflanze sind ätherische Öle, Inulin, Harzstoffe, Anacylin, Pyrethrin und Gerbstoffe. Aus geschichtlichen Überlieferungen sollen die Indianer Bertramwurzel gegen Zahnschmerzen gekaut haben, woraus sich sein ursprünglicher Name Speichelwurz oder Zahnwurzel ableitet. Der Leibarzt des Dichters Johann Wolfgang von Goethe, Christoph Wilhelm Hufeland, beschreibt den Bertram Folgendermaßen: »Bertram übertraf oft die gewöhnlichen, stärksten Heilmittel an Wirksamkeit.«

Zum Bertram gibt es eine kleine Geschichte. Vor ein paar Jahren war ich einmal zu einem Vortrag bei Landfrauen in Gaggenau geladen. Ich erzählte über die verschiedenen Kräuter von Hildegard und besonders viel über den Bertram. Da ich häufig bei Landfrauen bin, wurde mit der Zeit vom »Herrn Bertram« gesprochen, der überall mit hinsollte, weil er so gut ist. Die Landfrauen hatten nämlich festgestellt, dass durch die regelmäßige Anwendung von Herrn Bertram die Stechmücken und Zecken wegblieben. Nach meinem Vortrag kam eine Dame zu mir und sagte: »Wissen Sie, das, was Sie über den Herrn Bertram erzählt haben, hat mir schwer imponiert. Ich bin jetzt bald 85 Jahre alt und habe den Männern schon lange abgeschworen, aber beim Herrn Bertram mache ich eine Ausnahme.«

Die Wirkstoffe der Bertrampflanze wurde viele Jahre durch den belgischen Arzt Dr. van Hecken erforscht und mit großem Erfolg in einem Bertramprojekt in Afrika bei AIDS- und Malariaerkrankten getestet. Auch bei Krebspatienten, die während einer Chemotherapie Bertramwurzelpulver nahmen, konnte festgestellt werden, dass die Blutwerte hervorragend waren und die Nebenwirkungen der Chemotherapie den Patienten lange nicht so zusetzten.

Die vermahlene Bertramwurzel ist relativ neutral im Geschmack und kann daher an jedes Essen gestreut werden. Wenn wir essen, wird der Nahrungsbrei portionsweise in den Zwölffingerdarm geschoben und die Säure aktiviert Leber und Bauchspeicheldrüse, ihre Verdauungssäfte in den Darm abzugeben. Bertram unterstützt die Speichelbildung und die Arbeit der Bauchspeicheldrüse. Wir verdauen besser und haben keinerlei Völlegefühl. Ich empfehle, das Bertrampulver in einen Salzstreuer zu füllen und auf dem Tisch stehen zu lassen. So vergisst man nicht, täglich sein Essen mit dem Bertrampulver zu bestreuen. Nicht umsonst ist der Herr Bertram eines der wichtigsten Gewürze bei Hildegard, bei diesem großen Anwendungsspektrum.

Bertramziehen

- 1 Msp. Bertrampulver

Das Bertrampulver morgens gut einspeicheln und ca. 5 Minuten durch die Zähne ziehen. Ausspucken und den Mund mit Wasser spülen. Zähne anschließend normal putzen.

ANWENDUNG & DOSIERUNG Die ätherischen Öle der Bertramwurzel ziehen Schleim aus dem Kopf. Mit diesem Hausmittel können Erkältungen im Anfangsstadium gleich wirkungsvoll bekämpft werden.

In Bayern haben Hildegardfreunde den Bertram anstelle von Schnupftabak getestet und waren hoch zufrieden, weil er den Schleim aus dem Kopf zieht. Das ist für Menschen mit Stirn- und Nebenhöhlenerkrankungen eine wunderbare Therapie. Im *Großen Malaus* von 1935 wird der Bertram als Speichelflusswurzel beschrieben.

Bertramwein

- 1 l bester Rotwein
- 10 g Bertramwurzelpulver oder -wurzeln

Den Wein mit dem Bertramwurzelpulver in einen Topf geben und gute 5 Minuten kochen lassen.

Den Bertramwein abkühlen lassen und in die Flasche zurückfüllen.

ANWENDUNG & DOSIERUNG Bei zu niedrigem Blutdruck 3 × täglich 1 Likörglas davon trinken.

Bertramwein

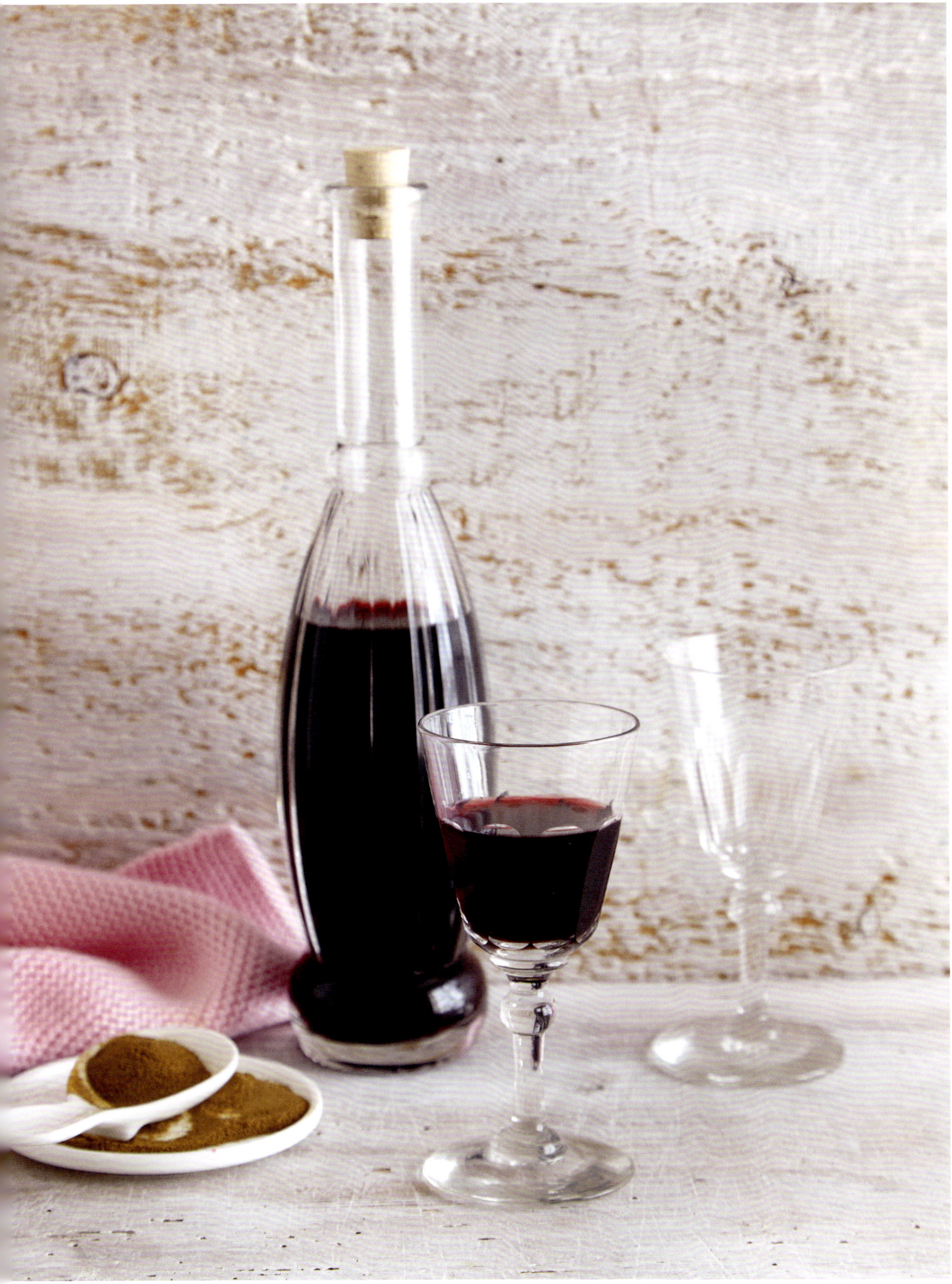

Brennnessel

Reinigend und harntreibend

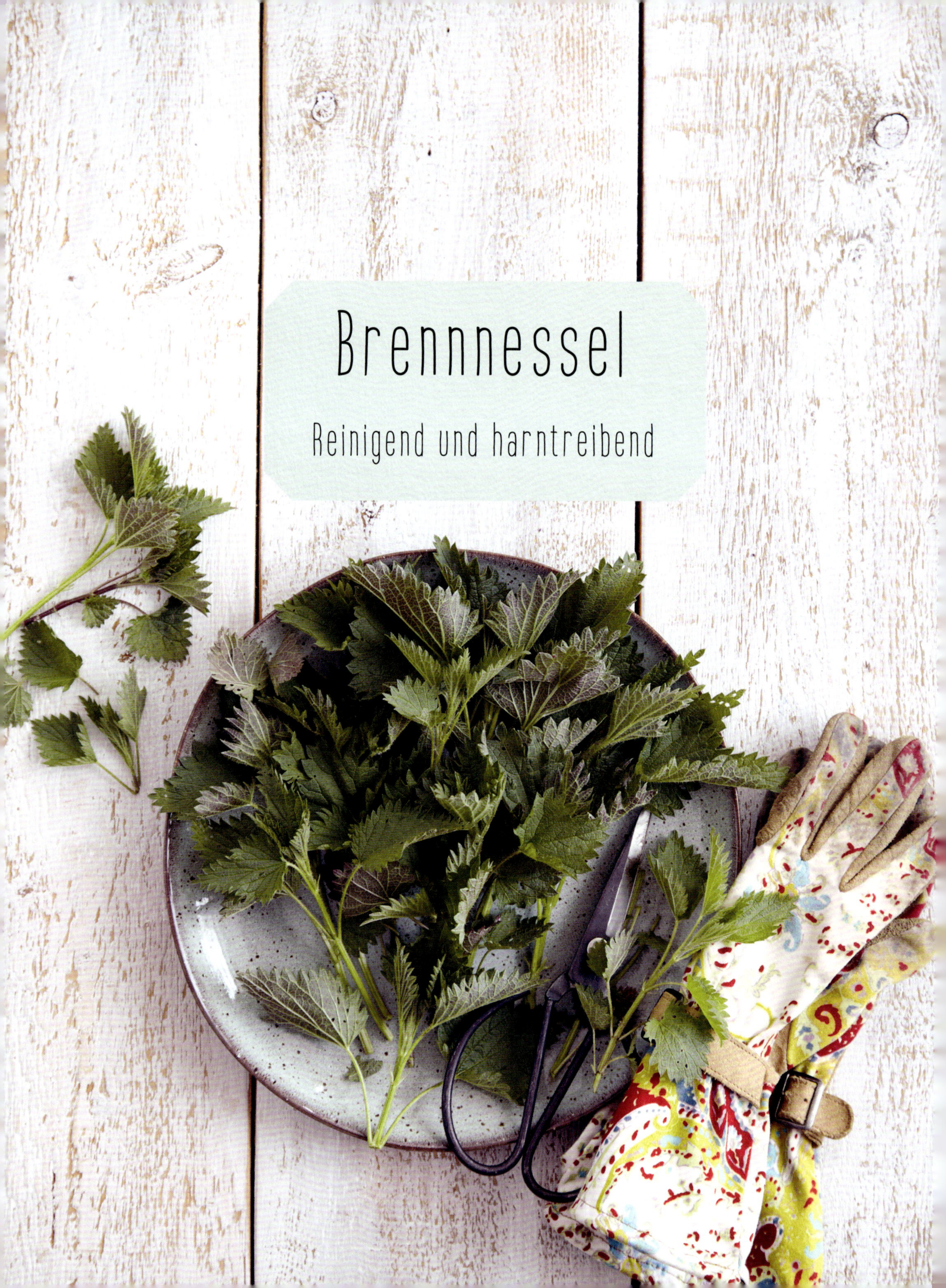

Urtica dioica
Brennnessel

Fund- und Sammelorte: auf jedem Boden, am Wald- und Wegesrand, zwischen April und September.

Verwendete Pflanzenteile: Blätter, Samen und Wurzeln.

Wirkung: reinigend und harntreibend, bei Rheuma, Gicht, Blaseninfektion, Erkältung, Magen-Darm-Problemen und Gedächtnisschwäche.

Verwendung: als Tee, Suppe und Öl.

Die Brennnesselpflanze ist ausdauernd und kann bis 1,20 m hoch werden (Urtica dioica), die kleine Brennnessel (Urtica urens) wird nur ca. 50 cm hoch. Beide Sorten sind anspruchslos und dienen Insekten als Nahrung. Schon Hippokrates hat sie zur Blutreinigung empfohlen. Im Mittelalter wurde die Brennnessel äußerlich und innerlich zur Steigerung der Liebesfähigkeit verwendet.

Bevor die Baumwolle in Europa eingeführt wurde, stellte man aus den zähen Stengeln der Brennnessel eine Faser her, die man zum Weben verwendete. Daher hat sich das Wort Nesseln für ungebleichtes Gewebe bis heute erhalten. Im Volksmund spricht man davon, »sich in die Nesseln zu setzen«. Wissenschaftlich erwiesen ist, dass die Wirkstoffe der Brennnessel besonders bei Arthrose, Arthritis, Prostatabeschwerden und Blasenentzündung einen günstigen Einfluss haben.

Hildegard von Bingen empfahl die Brennnessel besonders bei Beschwerden des Magens und des Darms in Form des Brennnesselsüppchens. Darüber hinaus wirkt Brennnessel adstringierend und hat sich besonders als Entwässerungsmittel im Frühjahr als reinigend und harntreibend bewährt.

Gartenfreunde verwenden eine Brennnesseljauche statt Pestiziden und Spritzmitteln. Untersuchungen in der wissenschaftlichen Pflanzenheilkunde haben ergeben, dass durch die Inhaltsstoffe dieser Pflanze wie ätherische Öle, Bioflavonoide, Vitamin C und den B-Vitaminen eine sehr wertvolle Stimulation des Nervensystems erreicht werden kann. Hildegard von Bingen dazu:

> »Und ein Mensch, der gegen seinen Willen vergesslich ist, der zerstoße die Brennnessel zu Saft und füge etwas Olivenöl hinzu, und wenn er schlafen geht, salbe er damit die Brust und die Schläfen, und dies tue er oft, und die Vergesslichkeit in ihm wird gemindert werden.«

Brennnesselöl (Gedächtnisöl)

- ca. 10 g frische Brennnesselblätter
- 40 ml Olivenöl

Die Brennnesselblätter gut zerstoßen, bis ein Pflanzenbrei entsteht. Dann mit dem Olivenöl diesen Brei gut vermischen und in ein Glasfläschchen abfüllen.

ANWENDUNG & DOSIERUNG Vor dem Schlafengehen laut Anweisung von Hildegard zunächst das Brustbein (Solarplexus), dann beide Schläfen mit dem Öl einreiben. Dabei ist es wichtig, die richtige Reihenfolge einzuhalten, damit das Öl seine volle Wirkung entfalten kann.

Brennnesselgeist

- 3 Handvoll frische Brennnesselblätter
- 1 l Korn oder klarer Schnaps

Die Blätter waschen und in eine Glasflasche geben. Mit dem Alkohol übergießen. Gut verschlossen für 4 Wochen an einen sonnigen Ort stellen.

Danach diese Essenz durch einen Papierfilter laufen lassen und wieder in die Glasflasche zurückfüllen.

ANWENDUNG & DOSIERUNG Von diesem Brennnesselgeist nehmen wir ein Likörgläschen bei Sodbrennen oder zur Förderung der Verdauung.

Brennnessel-Haarwasser

- 2 Handvoll frische Brennnesselwurzeln (oder getrocknete aus der Apotheke)
- 300 ml Apfelessig

Die Wurzeln waschen und grob zerkleinern. In ein Glasgefäß geben und mit dem Apfelessig übergießen. Gut verschlossen 3 Wochen an einem sonnigen Platz stehen lassen.

Dann diese Essenz durch ein feines Sieb und dann durch einen Papierfilter gießen. Zu diesem Sud 300 ml destilliertes Wasser geben und in passende Flaschen füllen.

ANWENDUNG & DOSIERUNG Zweimal wöchentlich nach der Haarwäsche ins feuchte Haar einmassieren. Für glänzendes Haar.

Brennnesselsüppchen

- 3 Handvoll junge Brennnesselblätter
- 1 Zwiebel
- 1 EL Butter
- 1 EL Mehl
- 500 ml Gemüsebrühe
- Kubebenpfeffer
- Sauerrahm

Die Brennnesseln gut waschen und klein schneiden oder mit einem Mixstab pürieren.

Die Zwiebel schälen und fein hacken. Butter in einem Topf zerlassen. Zwiebel glasig andünsten, mit dem Mehl bestäuben, kurz anschwitzen und mit der Brühe auffüllen. Das Brennnesselpüree dazugeben und die Suppe mit Kubebenpfeffer und Sauerrahm abschmecken.

Brennnesselsüppchen

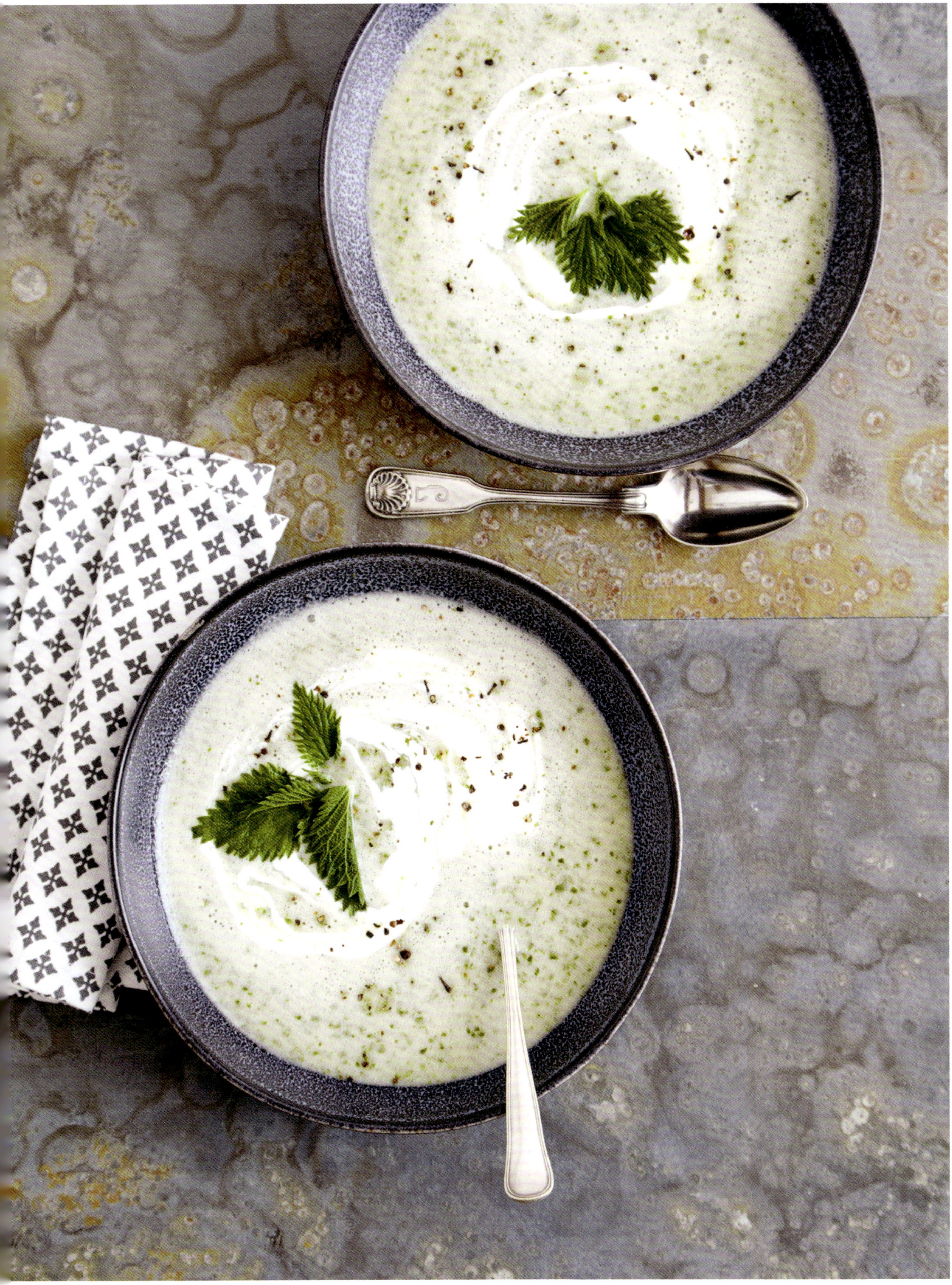

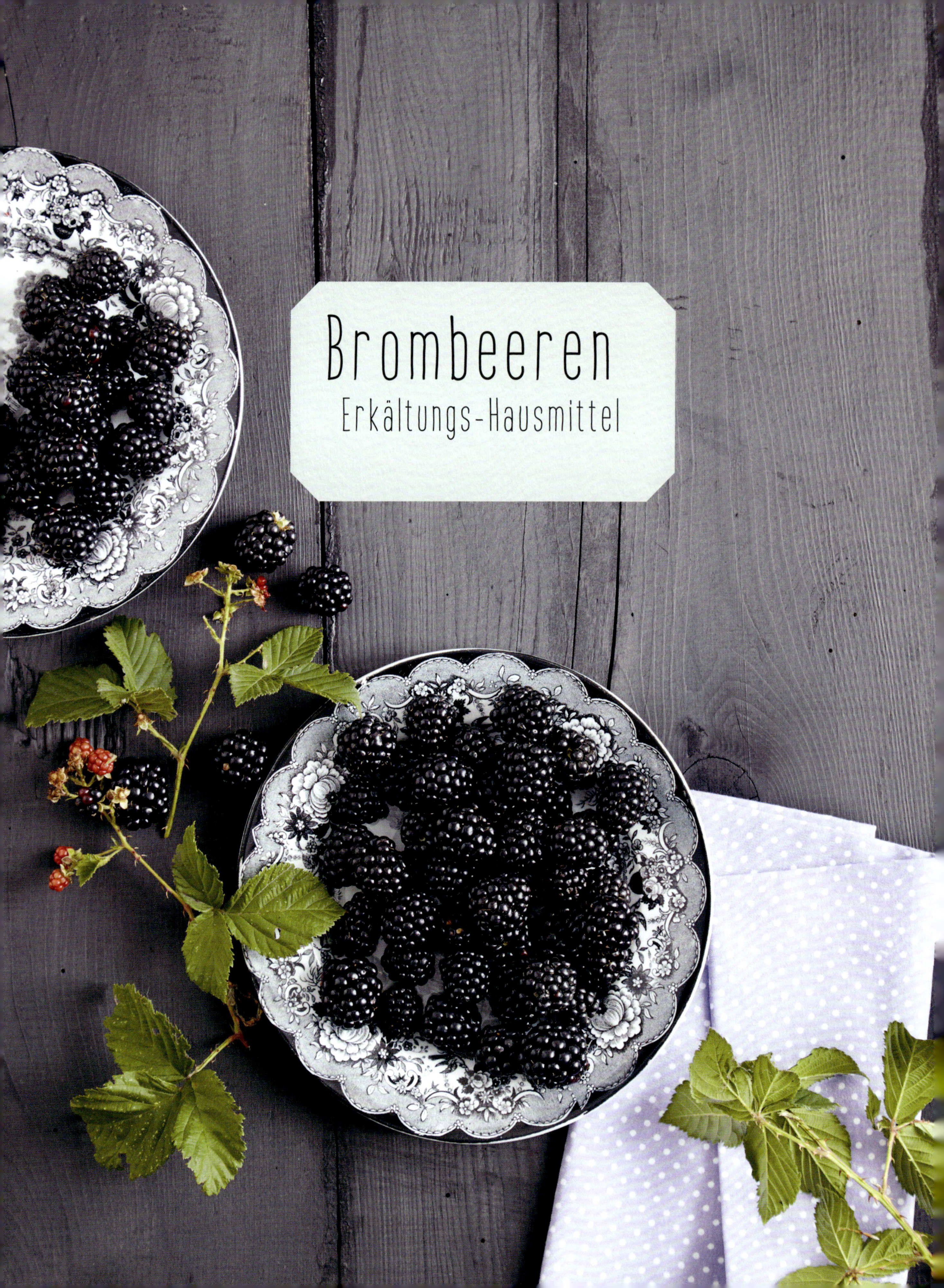

Brombeeren

Erkältungs-Hausmittel

Rubus fruticosus
Brombeeren

Fund- und Sammelorte: an Waldrändern, breiten lichten Waldwegen, halbschattigen Standorten.

Verwendete Pflanzenteile: Brombeerblätter vor und während der Blüte (Mai bis Juli).

Wirkung: bei Husten, Verschleimung, Bronchitis, Mukoviszidose, Rippenfellentzündung, Katarrh.

Verwendung: als Brombeerwein, Brombeertee; die Früchte für Desserts und andere Gerichte.

Von den Brombeeren (auch Kratzbeeren oder Dornbeeren genannt) gibt es unglaublich viele Sorten. Sie vermehren sich hemmungslos, weil sie sich selbst befruchten können und nicht auf die Übertragung von Pollen anderer Pflanzen durch Insekten angewiesen sind. Brombeeren lassen sich nicht leicht ernten, denn sie sind sehr stachelig. Glücklicherweise gibt es mittlerweile Sorten, die stachelfrei gezüchtet wurden und sich gut im Garten kultivieren lassen. Durch das Brombeergestrüpp in freier Wildbahn haben Vögel wie die Heckenbraunelle die Möglichkeit, ihr Nest zu bauen. Wildbienen und Insekten werden von dem süßen Nektar angezogen.

Früher verwendete man Brombeerblättertee bei Husten und Durchfall. Hatte jemand Zahnschmerzen, so wurden ihm Brombeerblätter zum Kauen gegeben.
Aus dem 15. Jahrhundert gibt es folgenden Hinweis: »Die Blätter und unzeitige Frucht in Wein und Essig gesotten, im Mund gehalten, machen die Zähne so fest, so da sehr wackeln.«
Als Kräutertee aufbereitet wurden früher Leinen und Wolle damit gefärbt. Es war auch ein Färbemittel für graues Haar. Hildegard von Bingen empfahl die Brombeerblätter zusammen mit anderen Kräutern als Elixier gegen Erkrankungen der Atemwege.

»Der Brombeerstrauch, an dem die Brombeeren wachsen, ist mehr warm als kalt … Aber auch wenn jemand an der Lunge leidet und in der Brust hustet, dann nehme er Bertram und weniger von den Brombeeren als Bertram, so auch vom Ysop weniger als von diesen Brombeeren und von Dost weniger als von diesen, und er füge Honig bei, und er koche das stark in gutem Wein, und dann seihe er es durch ein Tuch, und so, nachdem er mäßig gegessen hat, trinke er das, und nach einer vollen Mahlzeit trinke er genug davon und das tue er oft, und die Lunge wird die Gesundheit wiedererlangen, und der Schleim wird von der Brust genommen.«

Brombeerkräuterwein

- 4 l bester Rotwein
- 20 g Bertramwurzel
- 25 g Brombeerblätter
- 20 g Ysopkraut
- 15 g Origanum (Dost, Oregano)
- 500 g Honig

Den Wein in einen großen Topf füllen und zusammen mit allen Kräutern und dem Honig gute 5–10 Minuten kochen lassen.

So verdunstet der Alkohol und die Wirkstoffe der Kräuter werden im Wein gelöst. Den fertigen Brombeerkräuterwein steril in Flaschen füllen. Der Brombeerkräuterwein hält sich mehrere Monate.

ANWENDUNG & DOSIERUNG Brombeerkräuterwein ist ein Hausmittel für die ganze Familie. Bei Husten, Verschleimung, Bronchitis, Rippenfellentzündung oder Katarrh nimmt man 2 × 2 EL nach den kleinen Mahlzeiten (Frühstück und Abendessen) und 1 Likörglas nach der großen Mahlzeit (Mittagessen).

Brombeer-Apfel-Chutney

- 400 g Äpfel
- 250 g Brombeeren (Früchte)
- ⅛ l Apfelsaft
- 4 EL Balsamicoessig
- 1 EL Zitronensaft
- Schale einer ½ Biozitrone
- 1 Msp. Nelkenpulver
- ½ TL Steinsalz
- 2 EL Sherry
- 2 EL Rotwein
- etwas Rohrzucker

Die Äpfel schälen, entkernen und in kleine Stücke schneiden. Brombeeren waschen und mit den klein geschnittenen Äpfeln und allen weiteren Zutaten in einen Topf geben und weich kochen.

Nochmals mit den Gewürzen abschmecken. In Schraubgläser mit Deckel füllen. Dieses Chutney schmeckt hervorragend zu Mahlzeiten mit Käse oder auch Fleischgerichten.

Brombeer-Apfel-Chutney

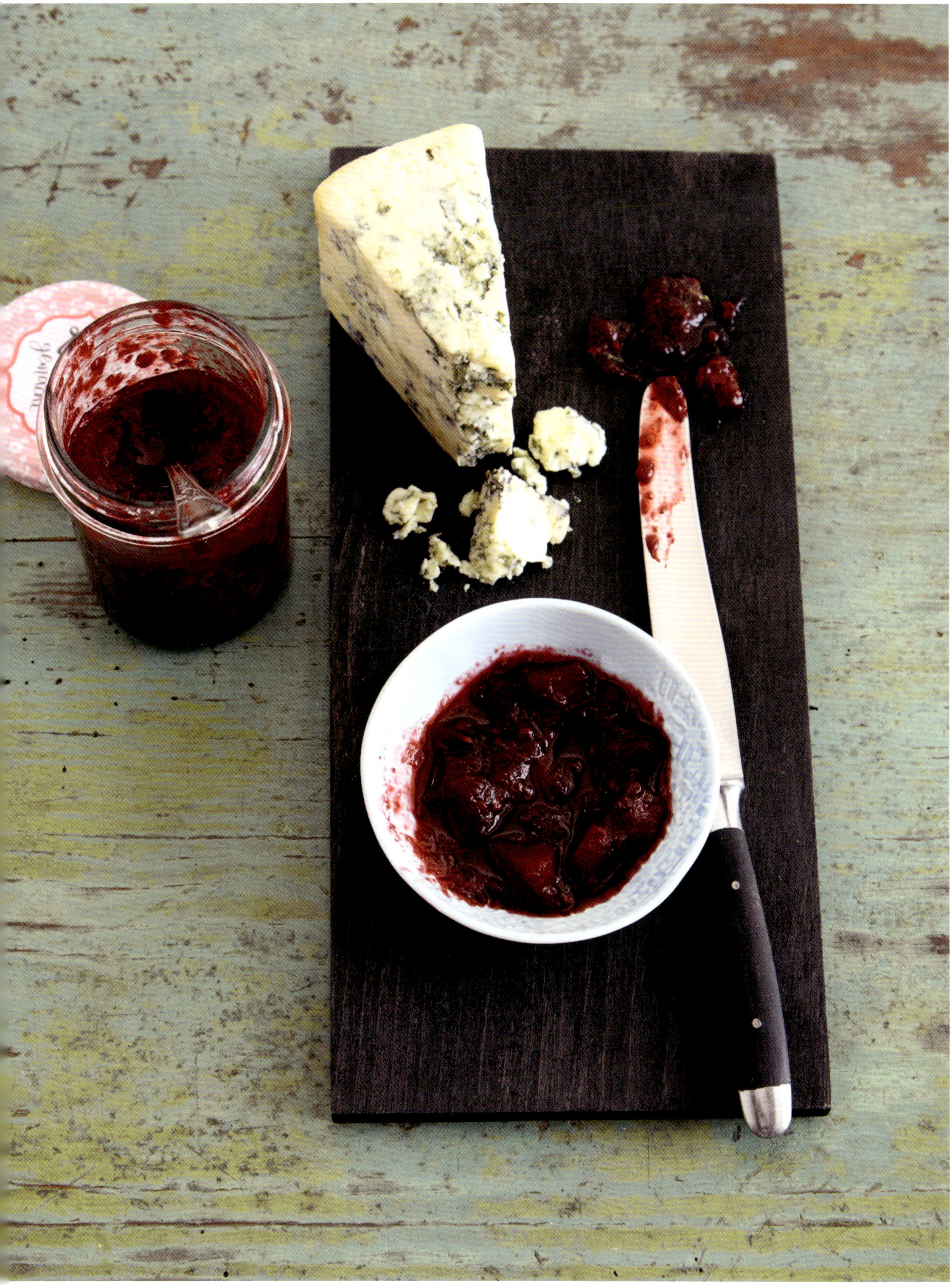

Eisenkraut

Antientzündlich, wundheilend

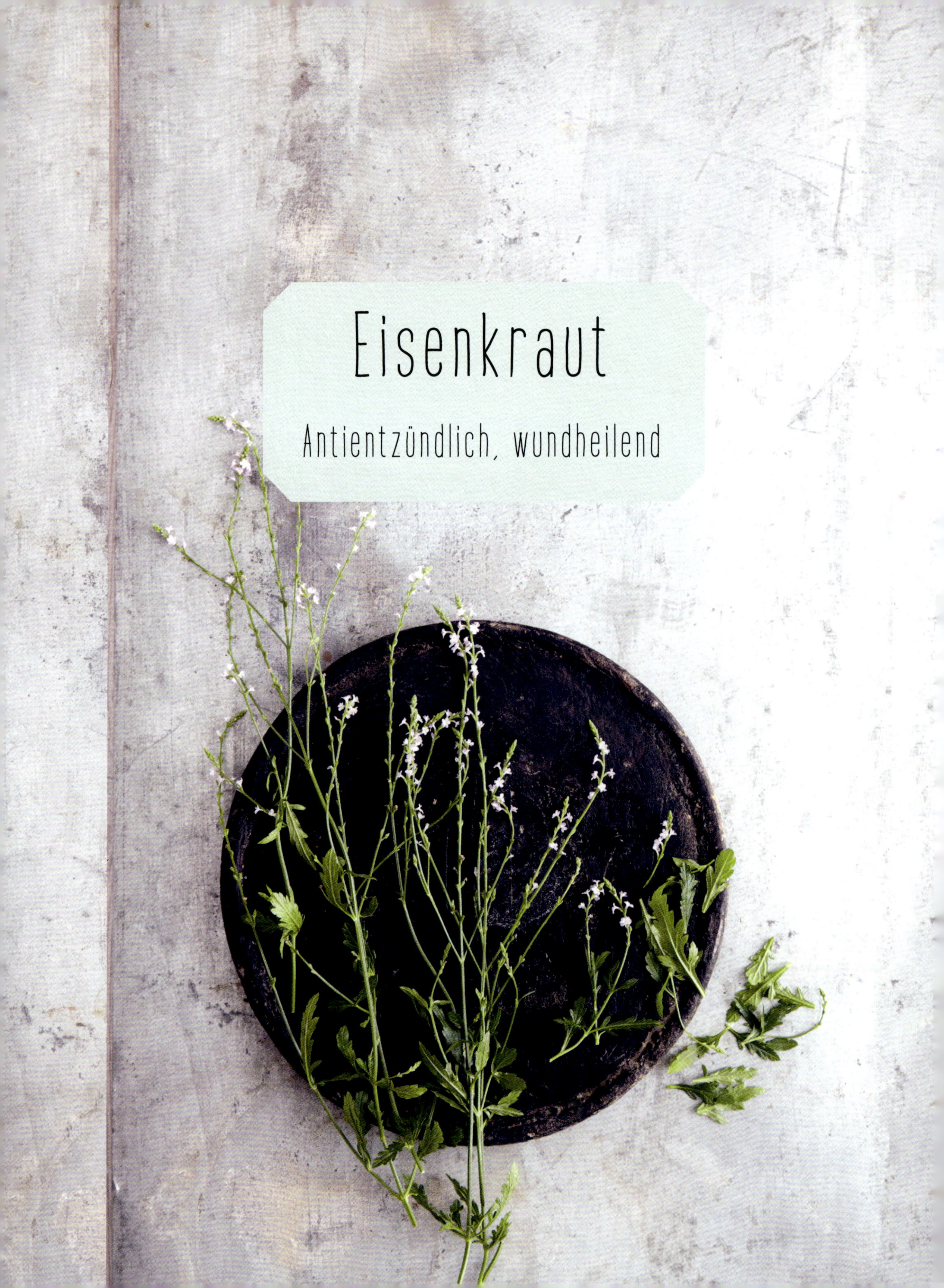

Verbena officinalis
Eisenkraut

Fund- und Sammelorte: sonnige Plätze entlang von Mauern, an Wegrändern.

Verwendete Pflanzenteile: Blätter (Juli bis August).

Wirkung: bei eitrigen, schlecht heilenden Wunden, Furunkel, offenem Bein, Abszess, Tennisarm, Nervenschmerzen, Lymphdrüsenschwellung, Kehlkopfentzündung.

Verwendung: als Kräuterauflage, wirkt wie eine Zugsalbe; als Mundwasser.

Diese ausdauernde Pflanze kann bis zu 100 cm hoch werden und liebt einen vollsonnigen Standort. Der Boden sollte gut drainiert und lehmig sein. Die Aussaat erfolgt im Frühling bei 18 °C – 21 °C im Freiland. Man kann sich aber in guten Gärtnereien eine Pflanze kaufen und im Kübel auf die Terrasse oder den Balkon stellen. Die Pflanze ist winterfest, stirbt im Freiland ab, ist perennierend, das heißt, sie treibt im Frühjahr neu aus. Im Topf sollte sie frostfrei überwintert werden. Die Blüten in Blasslila zeigen sich von Juli bis September.

In vielen Kulturen galt das Eisenkraut als heilige Pflanze. Die Ägypter glaubten beispielsweise, dass diese Heilpflanze aus den Tränen der Göttin Isis entstand. In der griechischen Antike trugen Priester die Wurzeln des Eisenkrautes in ihren Gewändern.

Seinen Namen verdankt diese Pflanze dem römischen Wort »Verbena« für »Altarpflanze«; sie sollte der Reinigung des Geistes dienen. Auch die Kelten verehrten sie, wuschen ihre Altäre damit und die Druiden verwendeten die Verbene in ihrem Läuterungswasser, das ihnen zu Visionen verhalf. Von den Angelsachsen wurde sie als mächtiger Beschützer verehrt. Im viktorianischen Zeitalter verwendete man die Verbene mit Rosmarin gemischt als ausgezeichneten Haarfestiger.

Hildegard von Bingen sah im Eisenkraut eine Heilkraft, die speziell bei eitrigen Wunden und Entzündungen hilft. Aus der wissenschaftlichen Pflanzenheilkunde wissen wir, dass im Eisenkraut viele wertvolle Inhaltsstoffe zu finden sind, die dieser Pflanze ihre Heilkraft geben. Darunter u. a. Bioflavonoide, Zimtsäure, Tanine und ätherische Öle. Sie hat antimikrobielle, antivirale und entzündungshemmende Eigenschaften, weswegen sie in der praktischen Anwendung wie die früher so bekannte schwarze Salbe oder Zugsalbe wirkt.

> »Das Eisenkraut ist mehr kalt als warm, und wenn entweder in Folge von Geschwüren oder von Würmern fauliges Fleisch im Menschen ist, dann koche Eisenkraut in Wasser und dann lege er ein leinenes Tuch auf die fauligen Wunden oder auf die fauligen Stellen mit den Würmern, und lege das Eisenkraut, nach mäßigem Ausdrücken des Wassers, mäßig warm auf jenes leinene Tuch, das du auf die fauligen Fleischstellen aufgelegt hast. Und nachdem es ausgetrocknet ist, lege auf die gleiche Weise wiederum anderes gekochtes Eisenkraut darauf, und tue dies lange, bis jene Fäulnis weggenommen ist.«

Eisenkraut-Teebeutel-Auflage

- ca. 5–7 EL getrocknete, geschnittene Eisenkrautblätter
- Teebeutel
- Wasser

Das getrocknete Eisenkraut in einen Teebeutel geben und in Wasser ca. 5 Minuten kochen. Den Teebeutel aus dem Wasser nehmen, etwas abkühlen lassen, das Wasser herausdrücken und als Kräuterauflage verwenden.

ANWENDUNG & DOSIERUNG Bei Kehlkopfentzündung den Teebeutel mit den Kräutern noch warm auf den Kehlkopf legen. Mit einem Tuch oder einer elastischen Binde fixieren. Diese Auflage bleibt 2–3 Stunden auf dem Kehlkopf. Den Vorgang mehrmals täglich wiederholen. Auch hier ist es wichtig, immer wieder einen frischen Tee zuzubereiten.

Wegen seiner adstringierenden Wirkung kann das Eisenkraut auch als Mundwasser bei Zahnfleischbluten oder wunden Stellen im Mund verwendet werden. Dazu kocht man sich einen Tee und nimmt diesen Kräutersud zum Gurgeln und Spülen.

»Aber wenn jemandem die Kehle aufschwillt, wärme er mäßig Eisenkraut in Wasser, und er lege es so mäßig warm auf seine Kehle und binde ein Tuch darüber, und dies tue er oft, bis die Schwellung verschwindet.«

Eisenkraut-Kräuterauflage

- getrocknete, geschnittene Eisenkrautblätter
- ca. 250–300 ml Wasser

Das Eisenkraut in Wasser wie einen Tee kochen und ein paar Minuten ziehen lassen. In den Tee tauchen wir ein Baumwolltuch oder Leintuch und verwenden es als Kräuterauflage.

ANWENDUNG & DOSIERUNG Das Baumwolltuch oder Leintuch in den Tee tauchen, fest ausdrücken auf die betroffene Stelle legen. Sobald das Tuch anfängt zu trocknen, wird der Vorgang wiederholt. Wichtig dabei ist, dass immer wieder ein frischer Tee zubereitet werden sollte. In der Regel kann man dies an einem Abend zweimal machen. Die letzte Kräuterauflage kann, mit beispielsweise einer elastischen Binde, über Nacht fixiert werden. Ich selbst habe auf diesem Wege mit Eisenkraut-Kräuterauflagen meinen Tennisarm erfolgreich therapiert.

Eisenkraut-Kräuterauflage

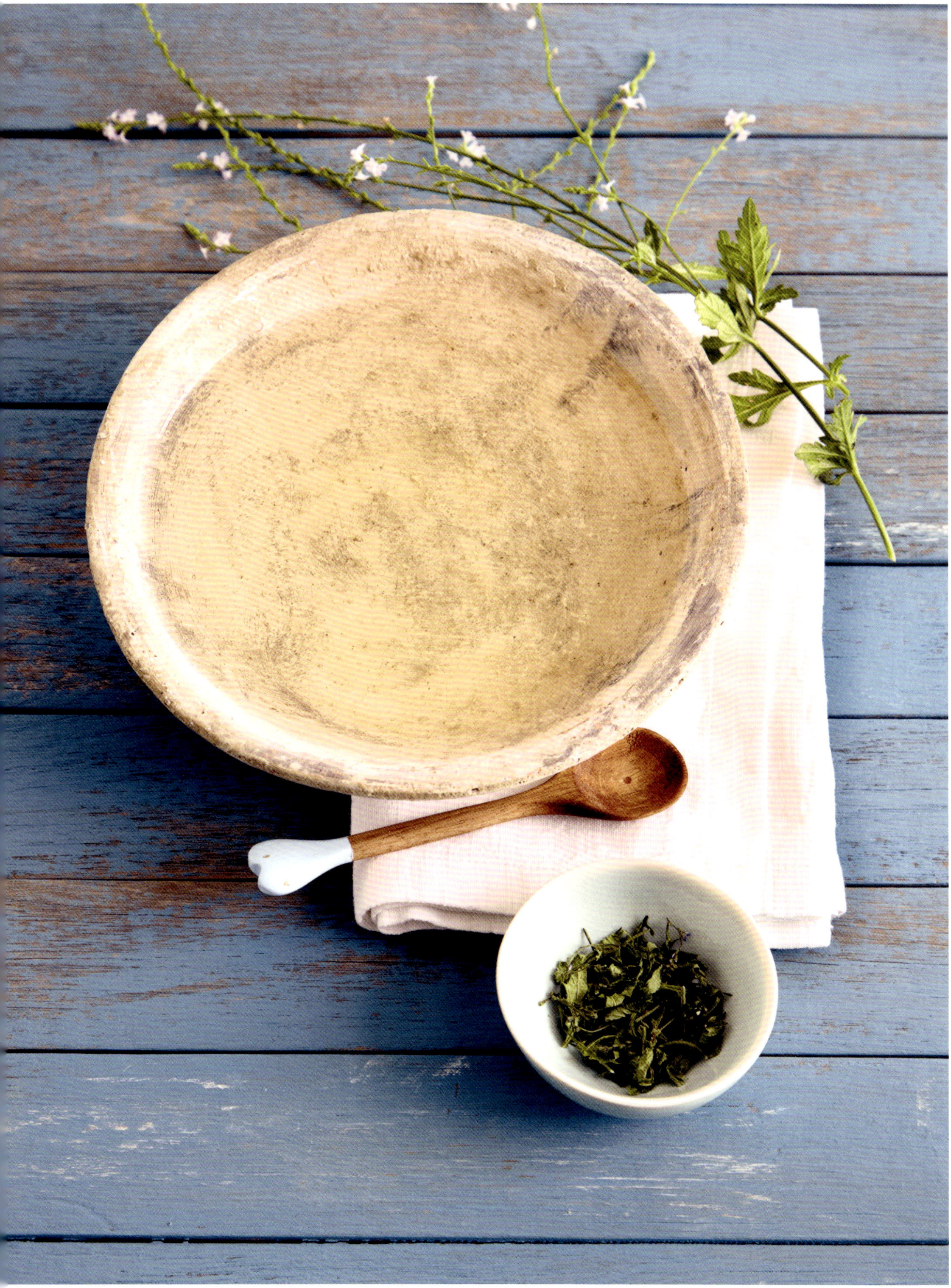

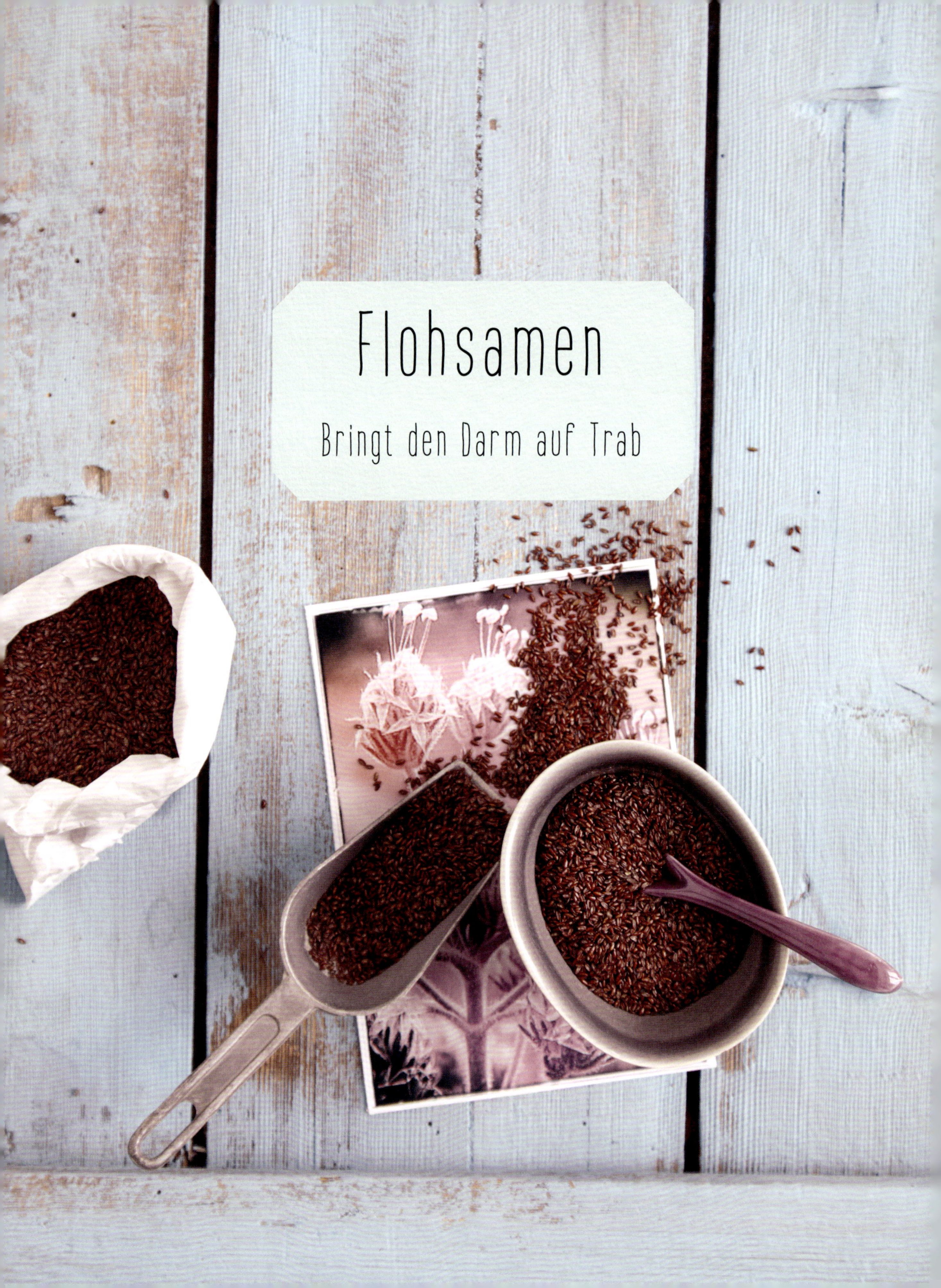
Flohsamen
Bringt den Darm auf Trab

Semen psyllii
Flohsamen

Fund- und Sammelorte: Mittelmeerraum, mittlerweile auch bei uns kultiviert. Er braucht eine sonnige Lage und guten, feuchten Boden.

Verwendete Pflanzenteile: Samen nach der Reife, Flohsamenkraut von Juni bis August

Wirkung: Reinigung der Darmzotten, vorbeugend gegen Divertikel, bei Verstopfung, nervösem Darm, Depressionen, Allergien

Verwendung: als Gewürz im Essen, in Form von Umschlägen, als Kräuterwein

Der Flohsamen ist eine Wegerichart, die ursprünglich aus dem Mittelmeerraum kommt. Er ist einjährig und kann eine Wuchshöhe von ca. 30 cm erreichen. Seinen Namen hat er bekommen, weil die Samenstände, wenn sie reif sind, wie Flöhe davonspringen.

In der Hildegard-Heilkunde wird der schwarze Flohsamen (Plantago afra) verwendet, nicht der gelbe, indische Flohsamen (Plantago indica), weil der schwarze Flohsamen wesentlich mehr Schleimstoffe hat. Wie der Körnerfenchel wird auch der Flohsamen mittlerweile feldmäßig zur Samengewinnung angebaut. Diese Pflanze ist ein Wunderwerk der Natur, denn sie kann in Verbindung mit Flüssigkeit um das 40-Fache aufgehen. Daher wird sie speziell in der Hildegard-Heilkunde bei Verstopfung und trägem Darm eingesetzt. Der Flohsamen hat so einen hohen Schleimgehalt, dass er einen lockeren und weichen Stuhl produziert und ein sehr gutes Mittel bei einer Darmsanierung ist.

Auch bei Einrissen in der Afterschleimhaut, bei Reizdarm oder in der Schwangerschaft ist dieses Gewürz wärmstens zu empfehlen. Selbst Menschen, die ständig von Divertikeln geplagt werden, sind von der Wirkung des Flohsamens sehr angetan. Dieses Gewürz gehört zu den Frohmachergewürzen von Hildegard, weil es für eine Umstimmung der Gemütsverfassung sorgt. So ist das Glas nicht mehr halb leer, sondern halb voll.

»... Und wer es im Wein kocht und den Wein so warm trinkt, dem nimmt es starke Fieber, das heißt fiber. Und den bedrückten Geist eines Menschen macht es durch seine angenehme Mischung froh, und es fördert und stärkt sein Gehirn, sowohl durch die Kälte als auch durch seine Mischung, zur Gesundheit. Aber auch wer Magenfieber hat, koche Flohsamen in Wein, seihe es ab, schlage den Flohsamen in ein Tuch und binde es so warm auf seinen Magen, und er wird das Fieber aus seinem Magen vertreiben.«

Flohsamenkekse

- 400 g Dinkelmehl Type 630
- 100 g gemahlene Mandeln
- 100 g Rohrzucker
- 1 Ei
- 200 g Butter
- 1 Prise Salz
- ca. 3 EL Flohsamen
- etwas Wasser

Alle Zutaten zu einem geschmeidigen Teig verkneten. Den Teig ca. 4 mm dick auswellen und Plätzchen ausstechen.

Auf ein Blech mit Backpapier legen und im vorgeheizten Ofen bei Ober- und Unterhitze ca. 10–15 Minuten bei 200 °C backen.

ANWENDUNG & DOSIERUNG Diese Kekse sind eine ausgesprochen leckere Nascherei mit einem hohen Gesundheitswert.

Grundsätzlich verwenden wir den Flohsamen anstelle von Leinsamen, der nach Hildegard nur für die äußere Anwendung genommen werden sollte, da er ein Mineralstoffräuber ist. Was ganz wichtig ist, wer Flohsamen nimmt, sollte viel trinken, denn der Samen braucht entsprechend Flüssigkeit, um seine Wirkung optimal entfalten zu können. Am besten in Verbindung mit stillem Wasser oder Fencheltee. Ein alter Medizinspruch, der sich auf die Wichtigkeit der richtigen Ausscheidung über den Darm bezieht, lautet: »Wer gut purgiert, der gut kuriert.« Mit dem Flohsamen haben Sie die Möglichkeit, Gift und Schlackenstoffe sanft über den Stuhlgang auszuscheiden.

Flohsamenwein und Kräuterauflage

- 1 EL Flohsamen
- 500 ml bester Rotwein

Den Flohsamen im Wein gut auskochen. Ein Baumwolltuch über eine Schüssel legen und den Wein mithilfe des Tuchs absieben.

So warm, wie es vertragen wird, das Tuch mit den Flohsamenkörnern auf den Magen legen. Den Flohsamenwein dazu trinken.

ANWENDUNG & DOSIERUNG Flohsamenwein und Kräuterauflage können wir bei Allergieneigung, Allergien und Depressionen verwenden.

Flohsamenkekse

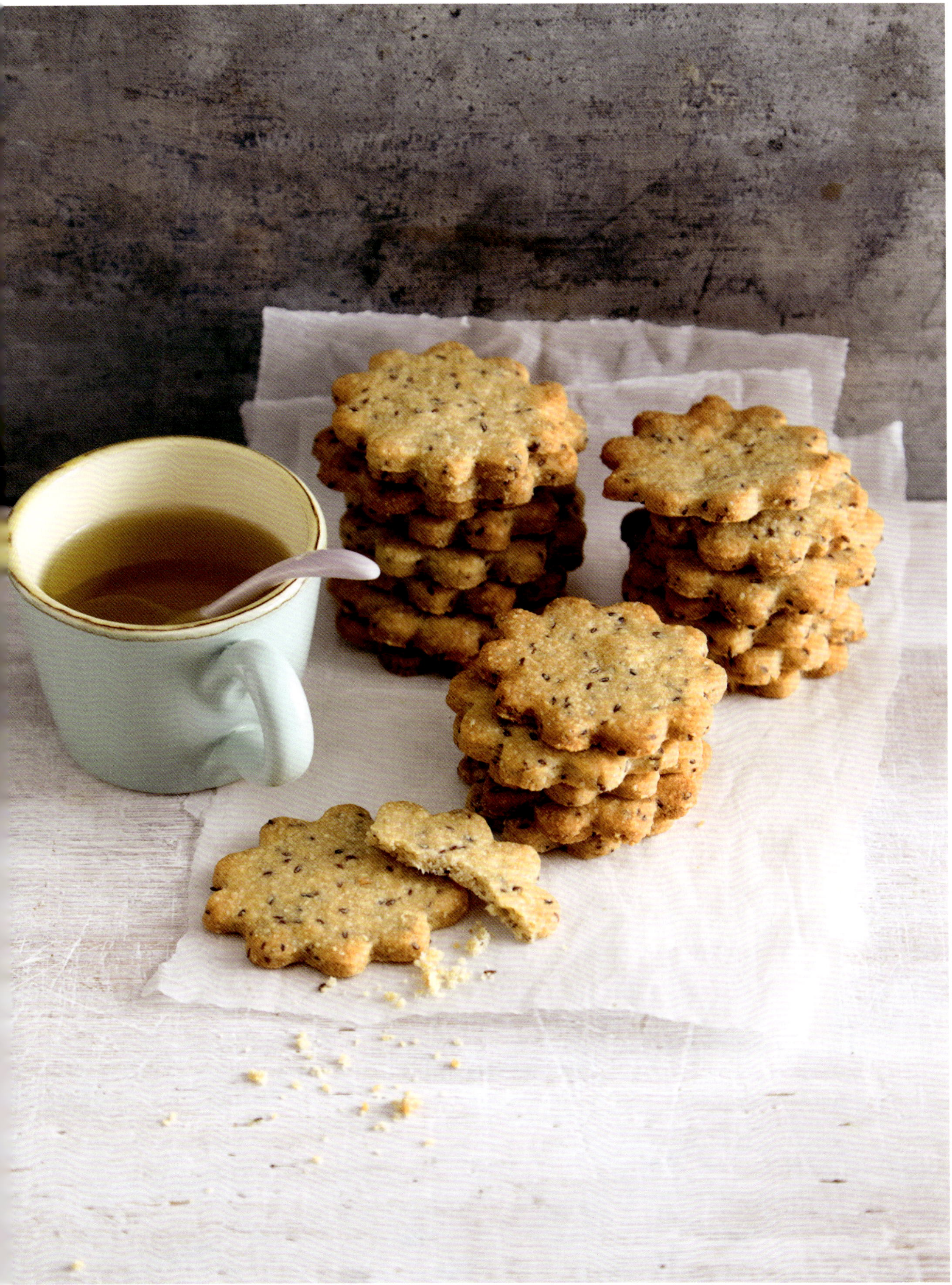

Galgant

Hildegard-Medizin für alle Fälle

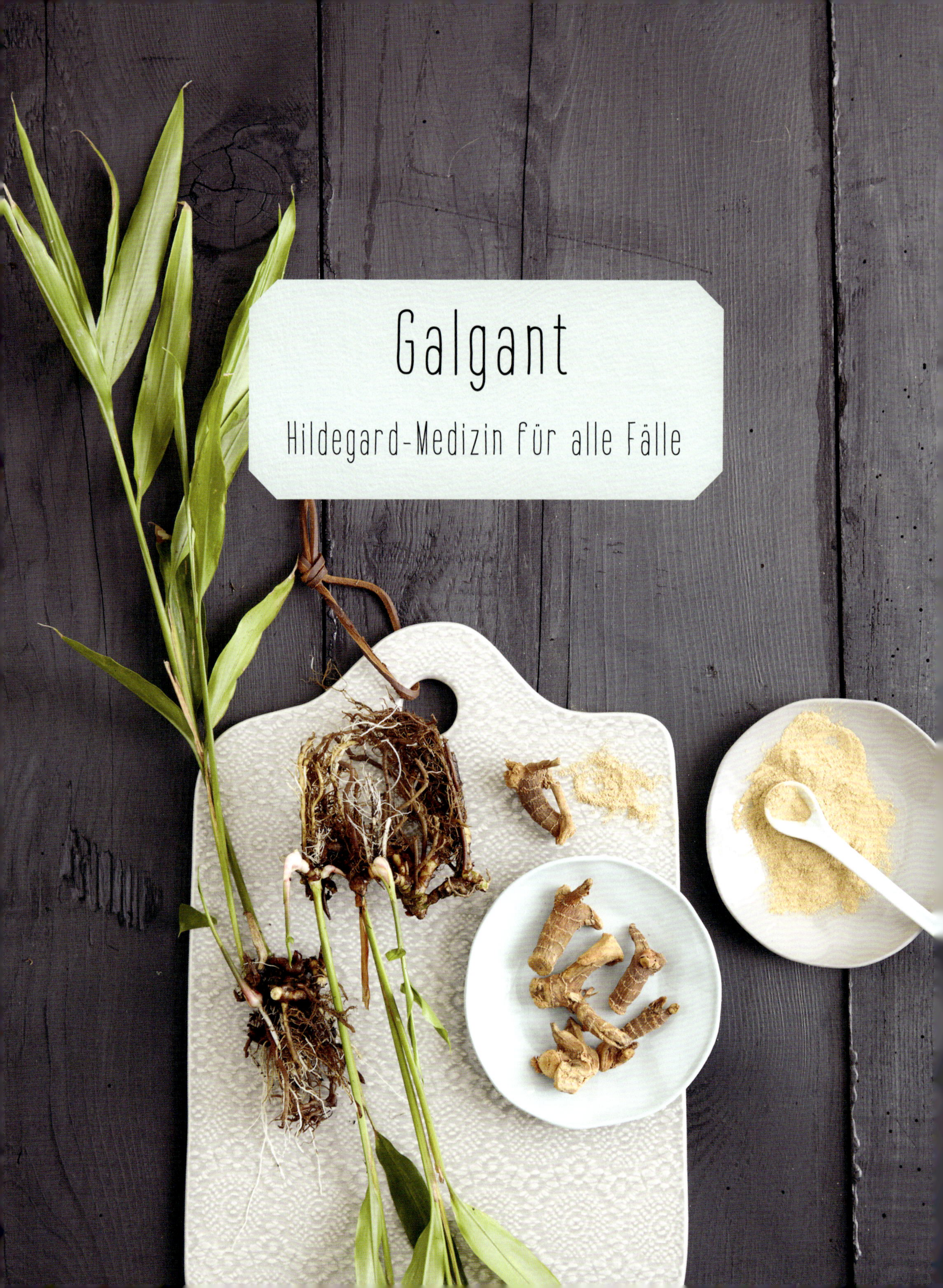

Alpinia officinarum
Galgant

Fund- und Sammelorte: Indien, Thailand, Südchina, Indonesien.

Verwendete Pflanzenteile: Wurzel.

Wirkung: bei Herzschmerzen, Herzschwäche, Kopfschmerzen, Angina-pectoris-Anfällen, zur Nachbehandlung und Verhütung von Herzinfarkt und Schlaganfall, als Schmerzmittel, bei Durchblutungsstörungen, bei Magen-Darm-Krämpfen, bei Drehschwindel, tötet Viren ab.

Verwendung: das Galgantpulver wie Pfeffer, als Kräuterpresslinge oder Tropfen.

Ingwer kennt heutzutage jeder, denn viele der Fernsehköche haben in ihren Kochsendungen die Wirkstoffe der Ingwerwurzel hoch gelobt. Aus der gleichen Pflanzenfamilie wie der Ingwer stammt auch der Galgant. Wegen seiner herausragenden Wirkstoffe wird er mittlerweile das Nitroglycerin der Pflanzenheilkunde genannt, weil er ebenso rasch im Akutfall wirkt wie das Nitrospray vom Notarzt, nur ohne Nebenwirkungen.

Viele Hildegardfreunde haben den Galgant als Medizin für alle Fälle immer dabei. Wenn Sie irgendwo beim Essen sind und Ihnen plötzlich übel wird, Sie mit Brechreiz zu kämpfen haben, dann wirkt der Galgant (z.B. in Form der Kräutertabs) innerhalb weniger Minuten. Dies ist auf seine Inhaltsstoffe wie Scharfstoffe, ätherische Öle und Bioflavonoide mit krampflösenden, verdauungsfördernden und stressbeseitigenden Eigenschaften zurückzuführen. Ich selbst hatte vor geraumer Zeit ein einschneidendes Erlebnis mit dem Galgant. Ich besuchte eine Freundin in Singen und wir schlenderten über den Markt, als meine Freundin eine Bekannte entdeckte, die schon die ersten Anzeichen einer Gesichtslähmung zeigte (Vorstufe zum Schlaganfall). Wir haben diese Frau gepackt und in die nahe gelegene Wohnung meiner Freundin geführt. Dort bekam sie Galganttropfen in den Mund und wir fuhren die Frau umgehend in das Krankenhaus, das eine spezielle Abteilung für Schlaganfallgefährdung hat. Nach 24 Stunden der Beobachtung wurde diese Frau ohne Befund entlassen. Wieder ein wunderbarer Beweis für die schnelle und zuverlässige Wirksamkeit vom Galgant. Wenn Menschen mit Herzproblemen den Galgant nehmen, sollten sie immer darauf achten, dass der Galgant für eine gewisse Zeit im Mund verbleibt, um den gewünschten Zungen-Herzreflex zu bewirken, was erst dann zur Entspannung führt. Gegenwärtig laufen auch Studien zum Galgant um ein Forscherteam von Professor Houghton in London. Diese haben herausgefunden, dass Galgant gegen Lungen- und Brustkrebs hilft. Dabei konnten die Wissenschaftler feststellen, dass der Galgant nicht nur Krebszellen abtötet, sondern auch das gesunde Gewebe vor Krebs schützt, was bislang wohl einzigartig ist. In Ländern wie Laos und Kambodscha wird Galgant als Medikament schon gezielt bei Magenkrebs eingesetzt. Für uns ist Galgant ein unschlagbares Gewürz, das in keiner Hausapotheke und auch nicht in unserer Küche fehlen darf. Galgant wurde mittlerweile auch als Medikament anerkannt und wird von der Kasse bezahlt.

»Und wer Herzweh hat, und wer im Herz schwach ist, der esse bald genügend Galgant, und es wird ihm bessergehen.«

Galgantflockenkekse

- 500 g Dinkelflocken
- 250 g Butter
- 2 Eier
- 150 g Rohrzucker
- etwas Vanille
- 2 EL Galgant
- ca. 3 EL Dinkelmehl zum Binden

In einer Pfanne die Dinkelflocken in der Butter leicht anrösten, kalt werden lassen. Die Eier mit dem Zucker, der Vanille und dem Galgantpulver schaumig schlagen. Mehl und Dinkelflocken unterheben.

Den Backofen auf 180 °C vorheizen. Mit zwei Teelöffeln Häufchen auf ein mit Backfolie belegtes Blech setzen und die Kekse ca. 15 Minuten backen.

ANWENDUNG & DOSIERUNG Eine gesunde Nascherei für Menschen mit Herzproblemen.

Galgant-Kräuterauflage

- ca. 300 ml warmes Wasser
- 1 TL Galgantpulver

In eine Schüssel das warme Wasser geben und das Galgantpulver darin auflösen.

Ein Baumwolltuch tränken, gut ausdrehen und über die betroffene Körperstelle legen.

ANWENDUNG & DOSIERUNG Viele Menschen mit Gürtelrose haben berichtet, dass sie die Auflagen wie ein kühlendes Löschwasser empfunden haben.

Himbeer-Galgantwasser

- 1 Handvoll frischer oder gefrorener Himbeeren
- 1 TL Galgantpulver
- ca. 300 ml Wasser

Das Wasser mit den Himbeeren in einen Topf geben und zum Kochen bringen. Den Galgant dazurühren und dieses Himbeer-Galgantwasser warm trinken.

ANWENDUNG & DOSIERUNG Himbeeren senken das Fieber, Galgant tötet Viren ab. Mit diesem wunderbaren Hausmittel, das auch für Kinder jeglichen Alters geeignet ist, haben wir eine aufkommende Grippe schon im Keim erstickt.

Galgantwein (Schmerzwein)

- je nach Bedarf ½–1 l bester Rotwein
- 2–4 Galganttabs oder 2–4 TL Pulver

Den Wein in einem Topf zum Sieden bringen und darin die Galganttabs oder das Galgantpulver auflösen.

ANWENDUNG & DOSIERUNG Sie haben mit dem Galgantwein ein zuverlässiges Schmerzmittel für alle möglichen Schmerzen wie Kreuzschmerzen, Knieschmerzen, Bauchschmerzen, Kopfschmerzen etc. Tabletten wie Aspirin, Ibuprofen oder Paracetamol erübrigen sich dann. Wer häufig auf solche Medikamente angewiesen ist, kann sich gleich einen entsprechenden Vorrat von diesem Galgantwein (Schmerzwein) kochen.

Himbeer-Galgantwasser

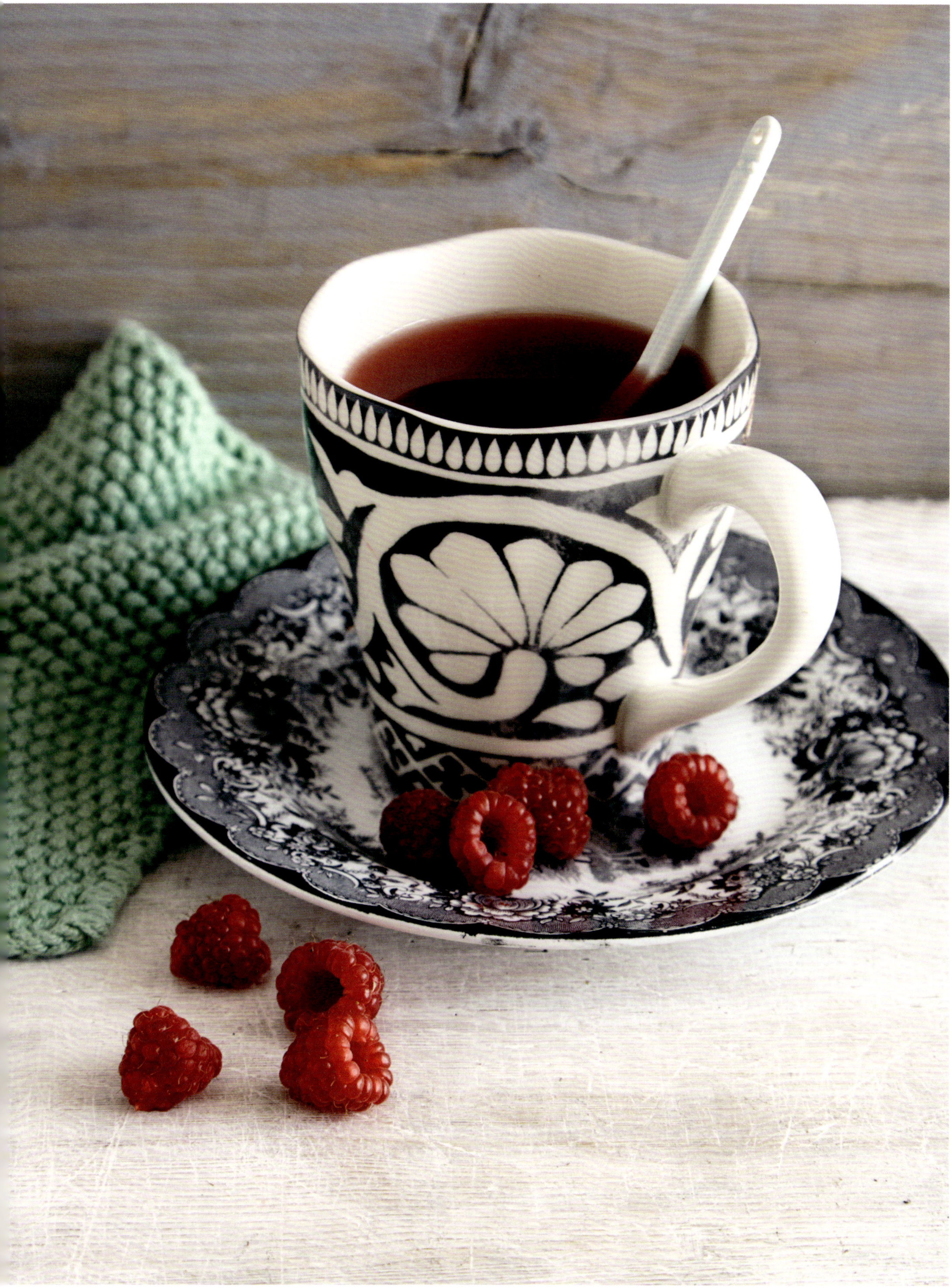

Gundelrebe

Hilft bei Ohrensausen

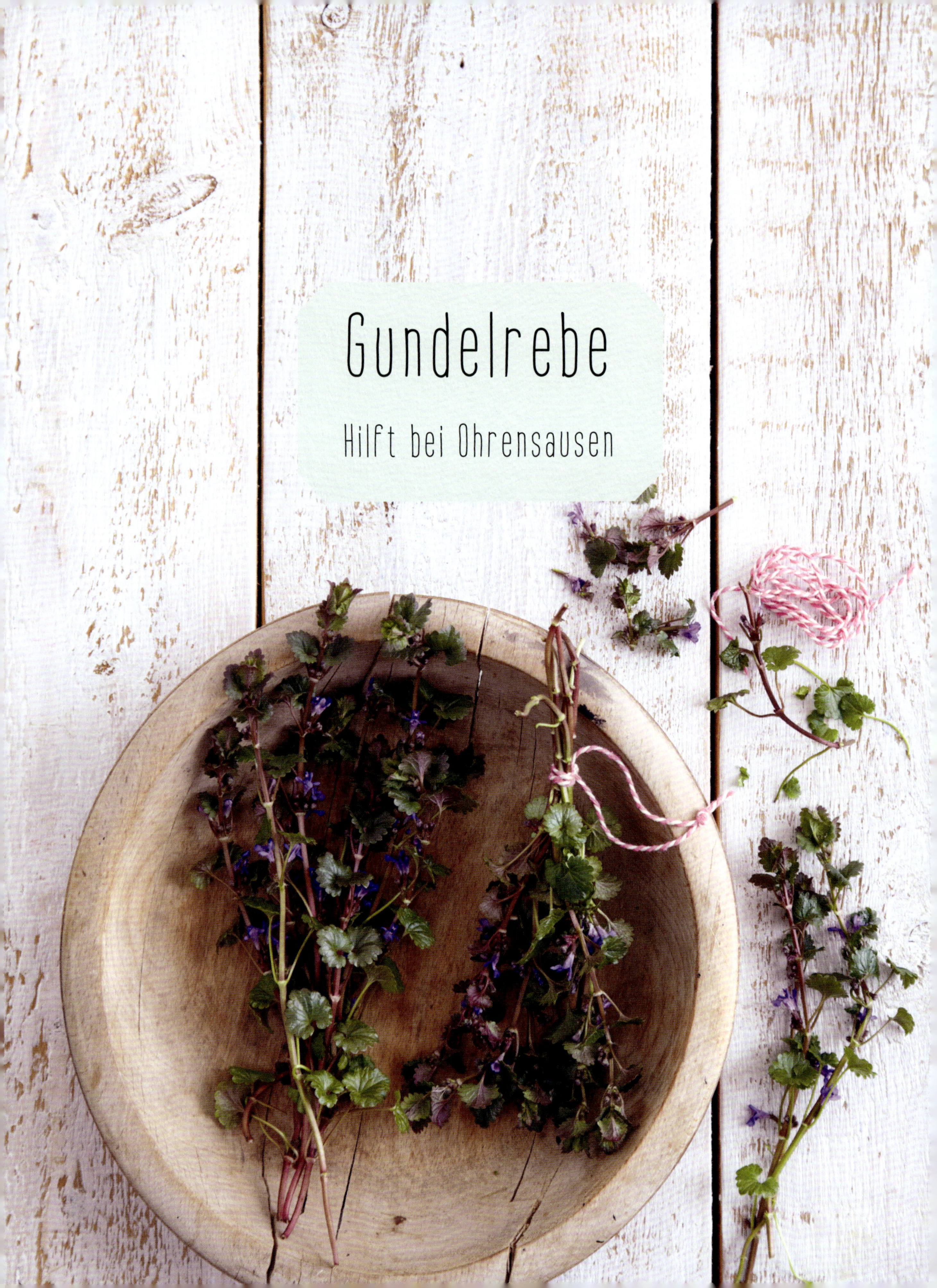

Glechoma hederacea
Gundelrebe

Fund- und Sammelorte: sonnige und halbschattige Lagen, im Garten oft als »Unkraut«.

Verwendete Pflanzenteile: Blätter und Stengel von April bis September.

Wirkung: bei Ohrgeräuschen, Ohrensausen, Bronchitis, Brustbeschwerden.

Verwendung: Kräuterauflage, Tee, Suppe, Smoothie.

Diese aromatische Pflanze gehört zu den Lippenblütlern. Im März erscheinen im oberen Teil der Pflanze kleine blaue Blüten mit einem rötlich schimmernden Rand. Seit vielen Jahrhunderten wird die Gundelrebe (auch Gundermann genannt) hochgeschätzt. Im Volksmund hat sie noch Namen wie Donnerrebe, Guck durch den Zaun oder Soldatenpetersilie bekommen. Seinen Namen hat der Gundermann vermutlich von dem alten Wort »Gunt« für Eiter. Es war in früheren Zeiten ein großes Problem, Wunden und Verletzungen zu heilen. Der Gundermann besitzt viele Gerbstoffe, die eine bessere Wundheilung bewirken. So wurden Kühe durch einen Gundelrebenkranz gemolken, um mehr Milch zu geben und Böses fernzuhalten. Auch gegen Zahnschmerzen soll der Gundermann helfen. Der Sage nach litt Petrus einst an Zahnschmerzen. Da sprach der Herr zu ihm: »Nimm drei Gundelreben und lass sie in deinem Mund umschweben.« Für Hildegard von Bingen war sie ein Heilkraut.

Früher wurde die Gundelrebe als Unkraut gehasst und immer wieder aus dem Garten entfernt. Mittlerweile, auch weil Kräuterfrauen immer wieder betonen, es gibt kein Unkraut, nur Wildkräuter, pflanzen sich viele Gesundheitsbewusste den Gundermann speziell im Garten an. Auch in der Küche hat Herr Gundermann seinen Wert bewiesen, denn dieses aromatische Kräutlein ist nicht nur Bestandteil der Gründonnerstagssuppe, in die neun Kräuter gehören, sondern wird beispielsweise auch für ein sehr leckeres Eis verwendet. Auf einer Gartenmesse hatte ich vor ein paar Jahren einmal ein nettes Gespräch mit einem Mann. Ich hatte viel über die Anwendung der Gundelrebe erzählt. Der Mann meinte dann zusammenfassend: »Dann mache ich mir erst einen Kräutersud als Auflage für die Ohren, bade dann meine Füße darin und den Rest trinke ich noch.« Das muss wohl ein echter Schwabe gewesen sein.

»Die Gundelrebe ist mehr warm als kalt, und sie ist trocken, und sie hat gewisse Farbstoffe, weil ihre Grünkraft nützlich ist, sodass ein Mensch, der matt ist und dem die Vernunft schwindet, in erwärmtem Wasser baden und die Gundelrebe in Mus oder Suppe kochen soll, und er esse sie oft entweder mit Fleisch oder mit »cucheln« und sie wird ihm helfen.«

Tinnitus-Kräuterauflage

- 2 TL Gundelrebe
- ca. 300 ml Wasser
- 2 Waschlappen
- 1 Stirnband

Von der Gundelrebe einen Tee kochen. Etwa 5 Minuten ziehen lassen. Dann das Teewasser leicht abkühlen lassen.

In diesem Sud werden die Waschlappen gut nass gemacht, ausgewrungen und mit dem Stirnband über den Ohren fixiert.

ANWENDUNG & DOSIERUNG Diese warme Kräuterpackung sollte bei Tinnitus (Ohrensausen) ein paar Wochen kurmäßig gemacht werden. Viele Betroffene haben berichtet, dass bereits nach 2 Wochen die Ohrgeräusche merklich nachgelassen haben. Übrigens hat sich dieses Hausmittel auch besonders im Frühjahr bewährt, wenn einem durch Föneinflüsse und Wetterumschwünge der Kopf brummt. Diese Kräuterauflage nimmt das Kopfbrummen und macht den Kopf wieder frei, schneller und besser als eine Tablette. Und dazu noch ohne Nebenwirkungen. Bei Kopfbrummen kann die Ursache auch im Genuss von Käse, Kaffee, Schwarztee oder Schokolade liegen. Diese Lebensmittel können nämlich durch ihren hohen Glutaminsäuregehalt das Kopfbrummen begünstigen. Also im Akutfall besser weglassen.

Gundelrebensalz

- 2 TL getrocknete Gundelrebe
- 6 EL grobes Meersalz

Frische Gundelrebe rasch trocknen, damit das Aroma nicht verloren geht. Dazu als Kräuterstrauß an einen schattigen und luftigen Ort hängen.

Die getrocknete Gundelrebe mit dem Salz mischen und im Mörser zerstoßen. So bleiben die ätherischen Öle besser erhalten, weil das Salz diese bindet.

ANWENDUNG & DOSIERUNG Bei geistiger und körperlicher Schwäche empfiehlt Hildegard, den Gundermann öfters als Gewürz ans Essen zu geben. Dieses Kräutersalz eignet sich optimal für Eiergerichte, helle Saucen oder Kartoffelsalat. Oder Sie streuen es einfach auf ein Butterbrot.

Gundelrebensalz

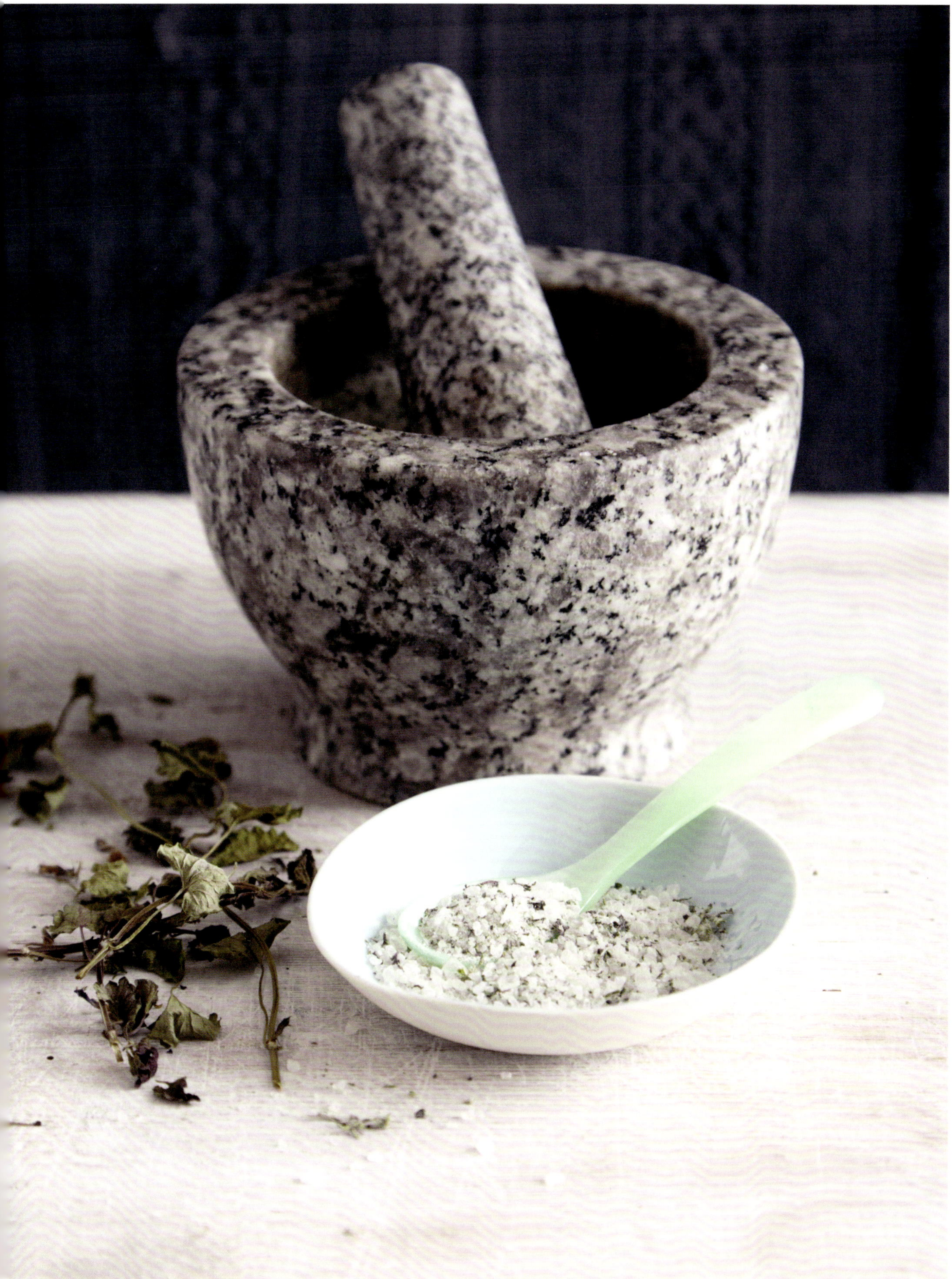

Gundermann-Eis

- ca. 5 g Gundermannblätter
- 1 Apfel
- 1 Banane
- 1 Becher Sahne
- 200 ml Joghurt
- Honig
- Saft einer halben Biozitrone
- 30–50 g Bitterschokolade

Die Gundermannblätter sorgfältig waschen und trockenschleudern. Den Apfel schälen und in grobe Stücke schneiden. Dann die Blätter zusammen mit der Banane, dem Apfel, etwas Zitronensaft, ca. 2 TL Honig und einem guten Schuss Sahne pürieren.

Die restliche Sahne steif schlagen. Das Püree mit dem Joghurt verrühren und die Sahne unterheben. Auf einer Reibe von der Bitterschokolade grobe Späne reiben und diese unter die Eismasse heben.

Nochmals abschmecken, ob die Süße ausreicht, sonst mit dem Honig etwas nachsüßen. Nun die Masse in ein entsprechendes Gefäß füllen und ab ins Gefrierfach. Nach ein paar Stunden kann das Gundermann-Eis mit allen Sinnen genossen werden.

ANWENDUNG & DOSIERUNG Um Gundermann öfters als Gewürz ans Essen zu geben, können wir uns auch hin und wieder eine gute Suppe damit machen oder dieses leckere Gundermann-Eis genießen.

Gundermann-Badezusatz

- 3 EL Gundelrebenkraut, geschnitten
- Teebeutel

Das Gundelrebenkraut in einen Teebeutel geben und davon einen starken Tee machen. Dazu genügt ¼ l Wasser. Diesen Tee gut 5 Minuten ziehen lassen.

ANWENDUNG & DOSIERUNG Dann wird diese konzentrierte Essenz als Badezusatz bei völlig entkräfteten Menschen verwendet, beispielsweise nach einer Krebserkrankung oder allgemeiner körperlicher Schwäche. Hilfreich in solch einem Fall ist es nach Empfehlung Hildegards, die Gundelrebe zusätzlich als Gewürz ans Essen zu geben. Dazu würde sich das beschriebene Kräutersalz bestens eignen.

Gundermann-Eis

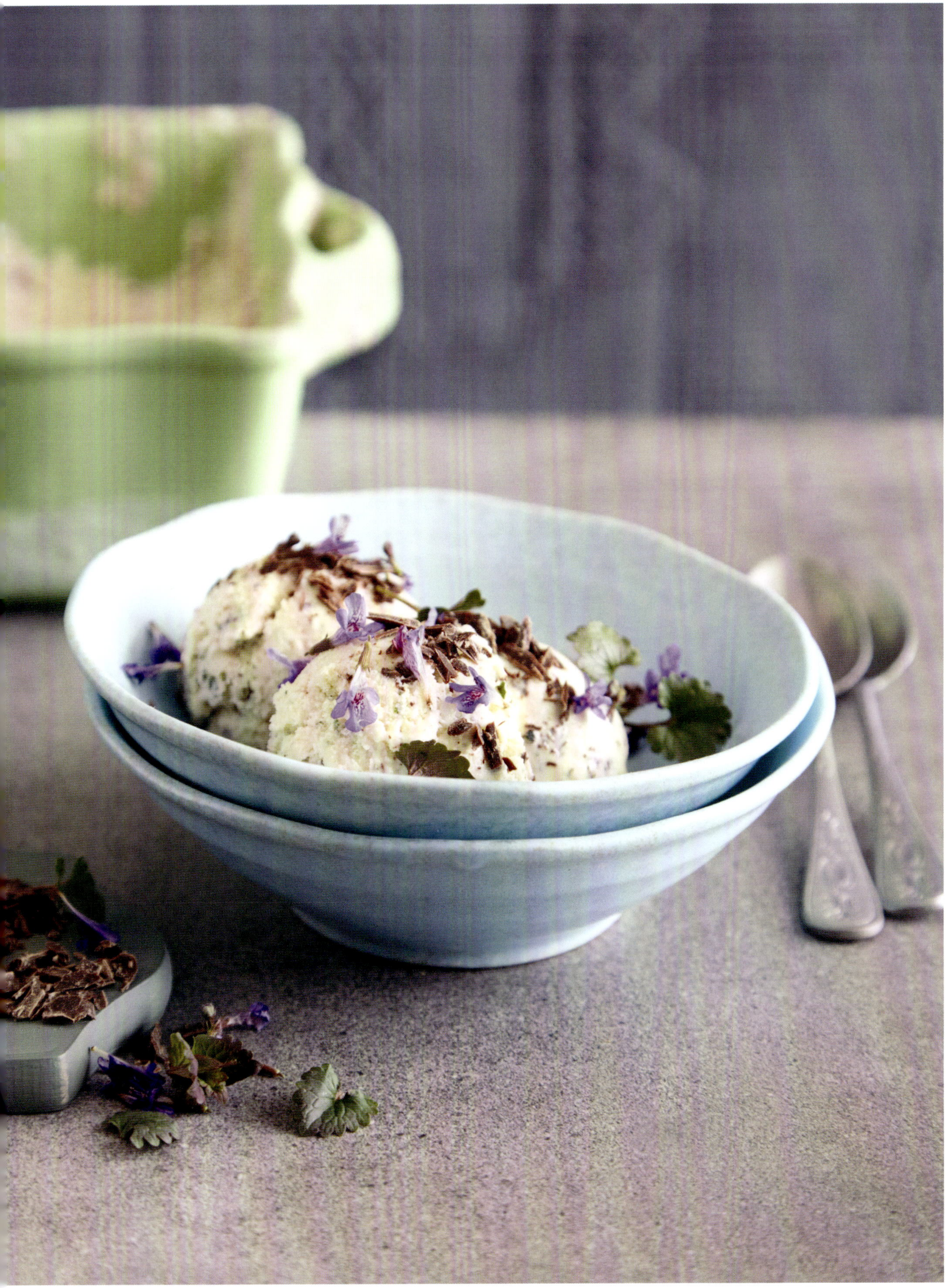

Hirschzunge

Zur innerlichen Reinigung

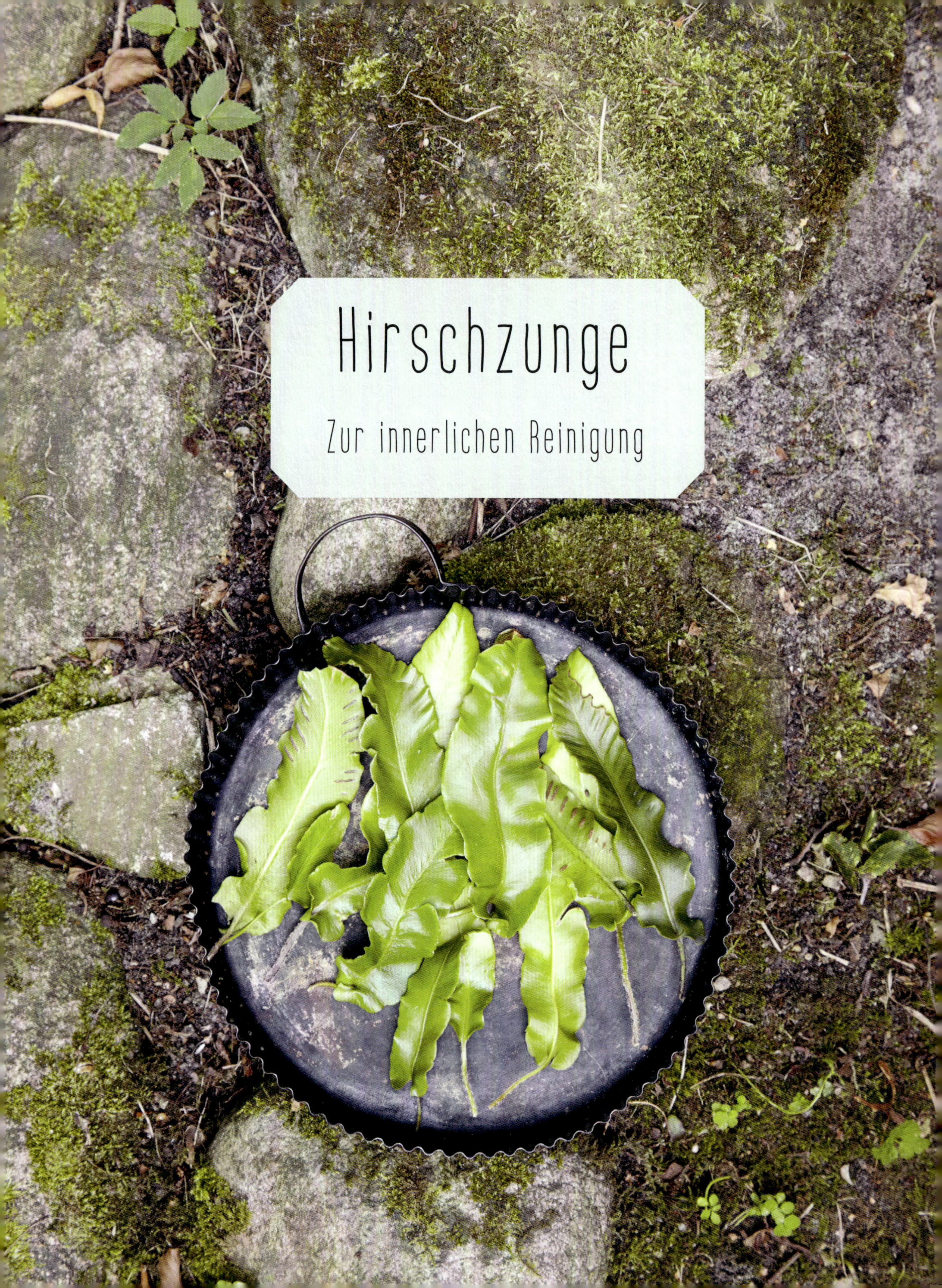

Phyllitis scolopendrium
Hirschzunge

Fund- und Sammelorte: Pflanze ist geschützt, wird für Heilzwecke angebaut, in guten Gärtnereien.

Verwendete Pflanzenteile: Blätter von Mai bis August.

Wirkung: bei Lungenentzündung, chronischem Husten, Lungenverschleimung, Asthma, Mukoviszidose; Störungen im Hormonhaushalt: Schilddrüse, Bauchspeicheldrüse, Eierstock- und Unterleibsleiden; Leberleiden, Schockzustand, Kopfweh, Brustschmerzen.

Verwendung: als Kräuterwein, Pulver in Petersilienhonigwein und aus der Hand geleckt.

Der Hirschzungenfarn ist eine der wichtigsten und erfolgreichsten Pflanzen der Hildegard-Heilkunde. Sie wächst in ganz Europa und Asien und benötigt viel Schatten, feuchte Wälder und kalkhaltigen Boden. In unseren Breiten steht der Hirschzungenfarn unter Naturschutz und wird für die Hildegardmedizin speziell angebaut. Die langen schmalen und glattrandigen Blätter erinnern an die Zunge von Hirschen, woher vermutlich die Pflanze ihren Namen hat. Die Blätter werden bis 60 cm lang und stehen auf einem leicht behaarten Stiel. Die junge Pflanze trägt ihre Blätter zusammengerollt, sodass man sie unschwer als zur Farnfamilie gehörend erkennen kann. Bereits im Mittelalter hatte man dem Hirschzungenfarn Heilkräfte zugeschrieben. Er enthält Gerbstoffe und Schleim, weswegen er auch in Form von Tees bei Bronchialkatarrhen und als Hustenlöser eingesetzt wurde. Wegen seiner Inhaltsstoffe diente er auch zur äußerlichen Wundbehandlung. Für Hildegard von Bingen gehört der Hirschzungenfarn zu den ganz großen Reinigern des Organismus.

Hildegard hat einen klaren Zusammenhang zwischen Leber und Lungenleiden gesehen. Sollte es einmal der Fall sein, dass ein Husten so hartnäckig ist, dass er einfach nicht verschwinden will, ist meist die Leber betroffen und mit der kurmäßigen Anwendung des Hirschzungenkräuterweins verschwindet der Husten ganz schnell.

»Die Hirschzunge ist warm und hilft der Leber, der Lunge und den schmerzenden Eingeweiden. Nimm Hirschzunge und koche sie stark in Wein, füge reinen Honig bei und dann lasse sie so wiederum einmal aufkochen. Dann pulverisiere langen Pfeffer und zweimal so viel Zimt, und dann lass es so mit dem vorgenannten Wein wiederum einmal aufkochen, seihe es durch ein Tuch und mache so einen Klartrank und trinke ihn oft nach dem Essen und nüchtern, und es nützt der Leber, reinigt die Lunge, heilt die schmerzenden Eingeweide und nimmt die innere Fäulnis und den Schleim weg.«

Hirschzungenkräuterwein

- 6 l bester Rotwein
- 36 g Hirschzungenkraut, geschnitten
- 30 g langer Pfeffer
- 120 g Zimtstangen
- ca. 500 g Honig

Den Wein mit dem Hirschzungenfarn in einen Topf geben und aufkochen lassen, dann den Honig zugeben und wieder kochen lassen.

Den langen Pfeffer im Mörser etwas zerstoßen und zusammen mit den Zimtstangen auch dazugeben. Das Ganze nochmals aufkochen lassen und dann durch ein feines Sieb in die Flaschen zurückfüllen.

ANWENDUNG & DOSIERUNG Für eine kurmäßige Anwendung in der ersten Woche 3 × täglich nach dem Essen 1 Likörglas trinken, ab der zweiten Woche vor und nach der Mahlzeit dreimal täglich 1 Likörglas trinken. Diese Kur über einen Zeitraum von ca. 6–8 Wochen machen. Es kann sein, dass man auf diese kurmäßige Einnahme mit Durchfall reagiert, aber das ist gut so und dient der Reinigung. Übrigens schmeckt der Hirschzungenkräuterwein so lecker wie ein guter Kräuterlikör. Ich hatte mal einen Kunden, dem ich die Anwendung und Wirkung des Hirschzungenkräuterweins genau erklärt hatte. Der Mann rief mich nach einer halben Woche an und meinte, ich hätte mich wohl vertan, denn die Flasche von dem Kräuterwein sei bereits nach einer halben Woche leer gewesen. Wie sich herausstellte, hatte er jeweils einen Cognacschwenker voll getrunken, weil der Wein so lecker war. Doch viel hilft nicht viel, auch hier gilt wieder das rechte Maß in allem, die Discretio, eine der Leitlinien Hildegards. Man sollte sich immer ganz genau an die Anweisungen Hildegards halten.

Hirschzungenfarnpulver

- 1–3 Msp. Hirschzungenfarnkraut
- 1 Likörglas Rotwein

Rotwein in ein Likörglas füllen und dieses in ein heißes Wasserbad stellen. Vom Hirschzungenfarnpulver 1–3 Msp. hineinrühren und warm trinken.

ANWENDUNG & DOSIERUNG Diesen Vorgang im Bedarfsfall (z. B. bei Gehirnerschütterung oder posttraumatischen Zuständen) drei Tage lang alle 2 Stunden wiederholen. Bei Kopfschmerzen oder nach einem Unfall 2–3 Msp. vom Hirschzungenfarnpulver dreimal täglich direkt aus der Hand lecken.

Hirschzungenkräuterwein

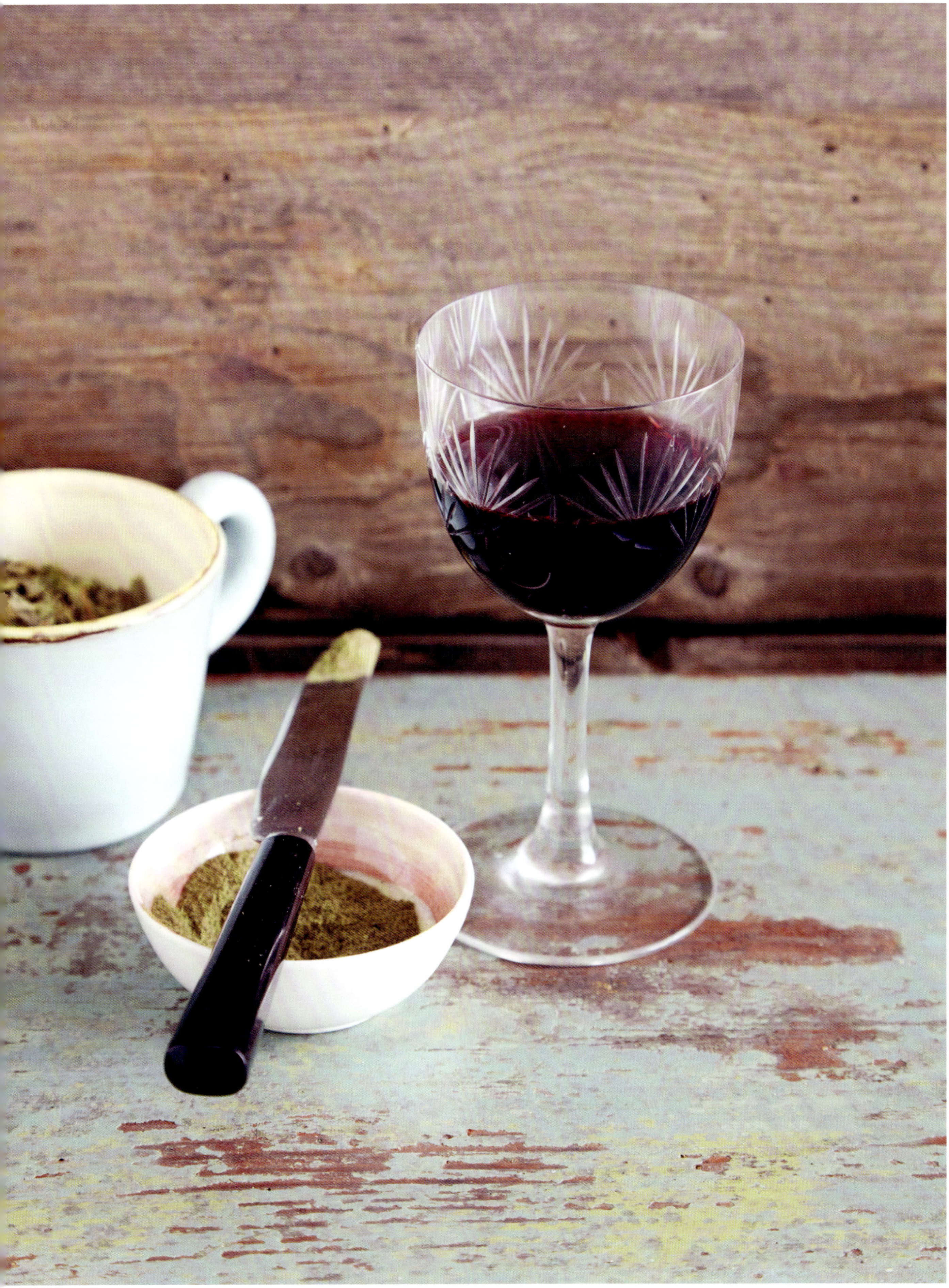

Königskerze

Gegen Heiserkeit

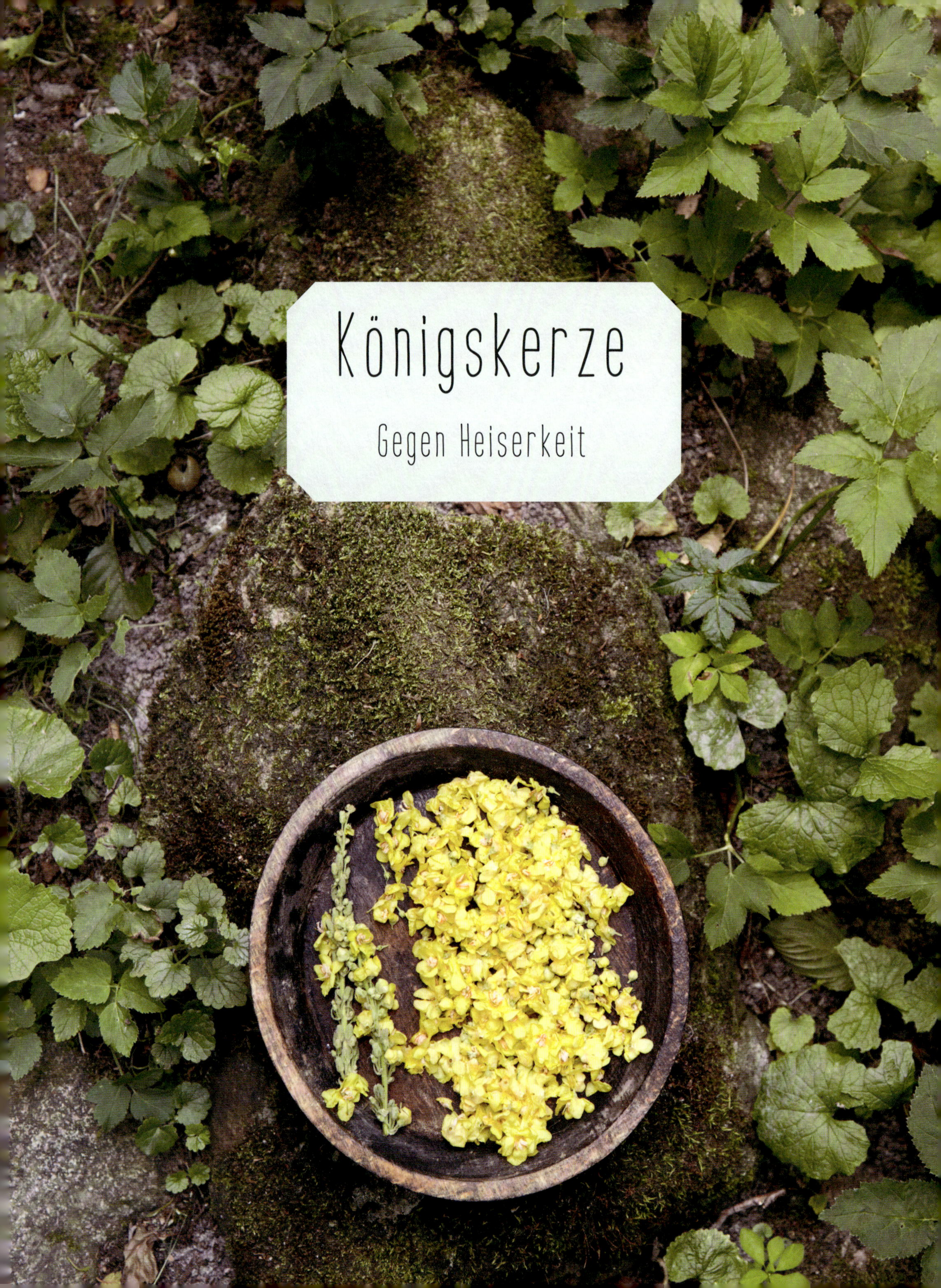

Verbascum officinalis
Königskerze

Fund- und Sammelorte: Europa: auf Schuttplätzen, an Wegrändern, in Kiesgruben; Nordafrika; Kaukasus.

Verwendete Pflanzenteile: Kraut und Blüten von Mai bis Juni.

Wirkung: bei Heiserkeit, Bronchialkatarrh, Rachen- und Halsentzündungen.

Verwendung: als, Wein, Tee, Öl.

Die Königskerze galt bereits in der Antike als Zauberkraut. Odysseus hat eine Königskerze als Schutz gegen die Zauberin Circe erhalten, um nicht, wie seine Kameraden, in ein Schwein verwandelt zu werden. Sie ist im Volksmund auch unter Namen wie Fackelkraut, Himmelkraut, Wetterblume oder Wollblume bekannt.

Diese zweijährige Pflanze bildet im ersten Jahr nur eine Grundrosette mit behaarten Blättern aus. Im Folgejahr erscheint dann zwischen Juli und August der über 2 Meter lange Blütentrieb. Später bildet sich dann eine eiförmige Frucht mit vielen Samenkörnern. Anfangs wird die Pflanze über Wurzelstecklinge vermehrt oder im April an Ort und Stelle der Samen ausgebracht.

Einen großen Pflegeaufwand hat man mit der Königskerze nicht. Um gut wachsen und gedeihen zu können, benötigt sie einen gut drainierten, kalkig-mageren Boden und viel Sonne. Man sollte sie möglichst vor Kälte und Nässe schützen. Am besten pflanzt man sie in einem Abstand von 60 cm. Da sie ja eine beachtliche Höhe erreichen kann, ist es ratsam, sie entsprechend zu stützen.

Die feinen weichen Haare auf Stängel und Blättern geben ein gutes Anzündmaterial. Dazu werden die langen Stängel getrocknet und in Talg getaucht. Auf diese Weise erhält man eine langbrennende Fackel. Vielleicht als Lichtquelle bei der nächsten Gartenparty?

Die starke Behaarung schützt die Pflanze auch vorm Austrocknen, vor Insektenbefall und weidenden Tieren, da der Flaum die Schleimhäute reizt. Die Königskerze gehört neben Malve, Eibisch, Huflattich, Klatschmohn u. a. zu den »sieben Brustpflanzen«. Sie hat eine beruhigende und krampfstillende Wirkung, was auf die Inhaltsstoffe der Blüten zurückzuführen ist. Sie enthalten Schleimstoffe, Rutin, Saponine, Hesperidin, Iridoide und Flavonoide sowie ätherische Öle. Daher steht diese Heilpflanze auch bei Hildegard von Bingen hoch im Kurs, wie sie folgendermaßen beschreibt:

> »Aber auch wer in der Stimme und in der Kehle heiser ist, und wer in der Brust Schmerzen hat, der koche Königskerze und Fenchel im gleichen Gewicht in gutem Wein, und er seihe das durch ein Tuch und trinke es oft, und er wird die Stimme wiedererlangen, und er heilt die Brust.«

Königskerzenwein (Sängerwein)

- 50 g Königskerzenblüten (Wollblumenblüten)
- 50 g Fenchelsamen
- 1 l bester Rotwein

Königskerzenblüten und Fenchelsamen mischen. Von dieser Mischung 2 EL in einen Topf mit dem Wein geben und ca. 5 Minuten sprudelnd kochen lassen.

Die Kräuter absieben und diesen Kräuterwein am besten in eine Thermosflasche füllen. Davon jede Stunde einen guten Schluck nehmen.

ANWENDUNG & DOSIERUNG Dieser Kräuterwein hat sich als ganz besonders schnell und zuverlässig bei Heiserkeit, völligem Stimmverlust und Halsentzündungen bewährt. Ich habe es selbst auf einer Gartenmesse erlebt, dass ein Kunde, der keine Stimme mehr hatte, nach der Einnahme des Königskerzenweins mit mir ein paar Stunden später eine angeregte Unterhaltung geführt hat.

Der Königskerzenwein hat auch den Namen Sängerwein bekommen. Viele Sänger werden heiser, weil sie falsch atmen. Mit diesem »Sängerwein« ist man schnell wieder bei Stimme, besonders bei einer Aufführung. Singen lernt man mit dem Sängerwein aber nicht.

Königskerzenöl

- 2 Handvoll frische oder getrocknete Königskerzenblüten (Wollblumen)
- ¼ l Olivenöl

Die Wollblüten in ein Schraubglas mit Deckel geben und an die Sonne stellen. Nach einer gewissen Zeit tritt das Öl aus.

Oder Sie verwenden 2 Handvoll getrocknete Blüten und übergießen diese mit ¼ l Olivenöl. So erhalten Sie ein wertvolles Blütenöl.

ANWENDUNG & DOSIERUNG Das Blütenöl zum Einreiben bei neuralgischen Gesichtsschmerzen, Gicht und Rheuma verwenden.

Königskerzenöl

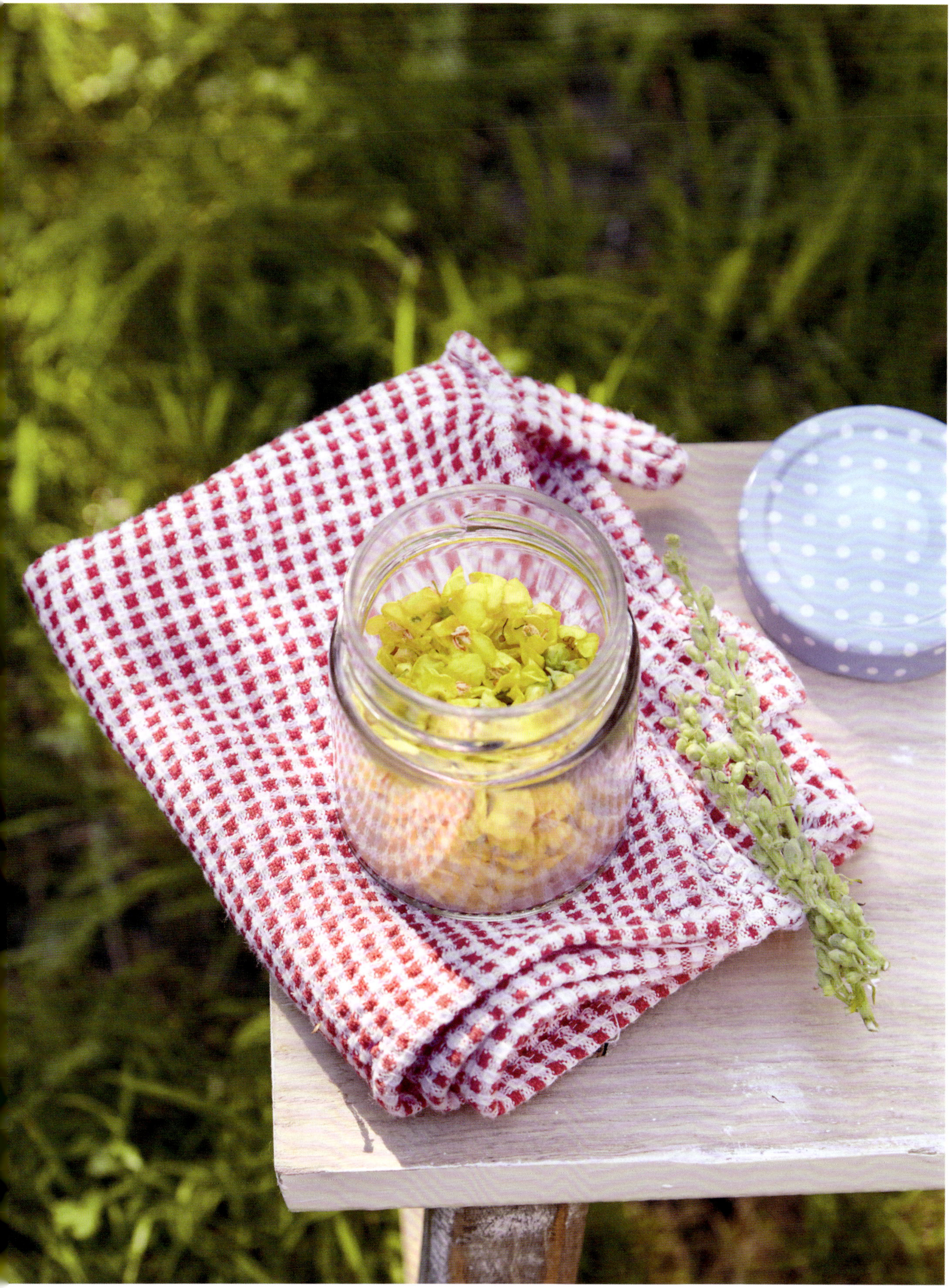

Kubeben-pfefferkörner

Fördern die Konzentration

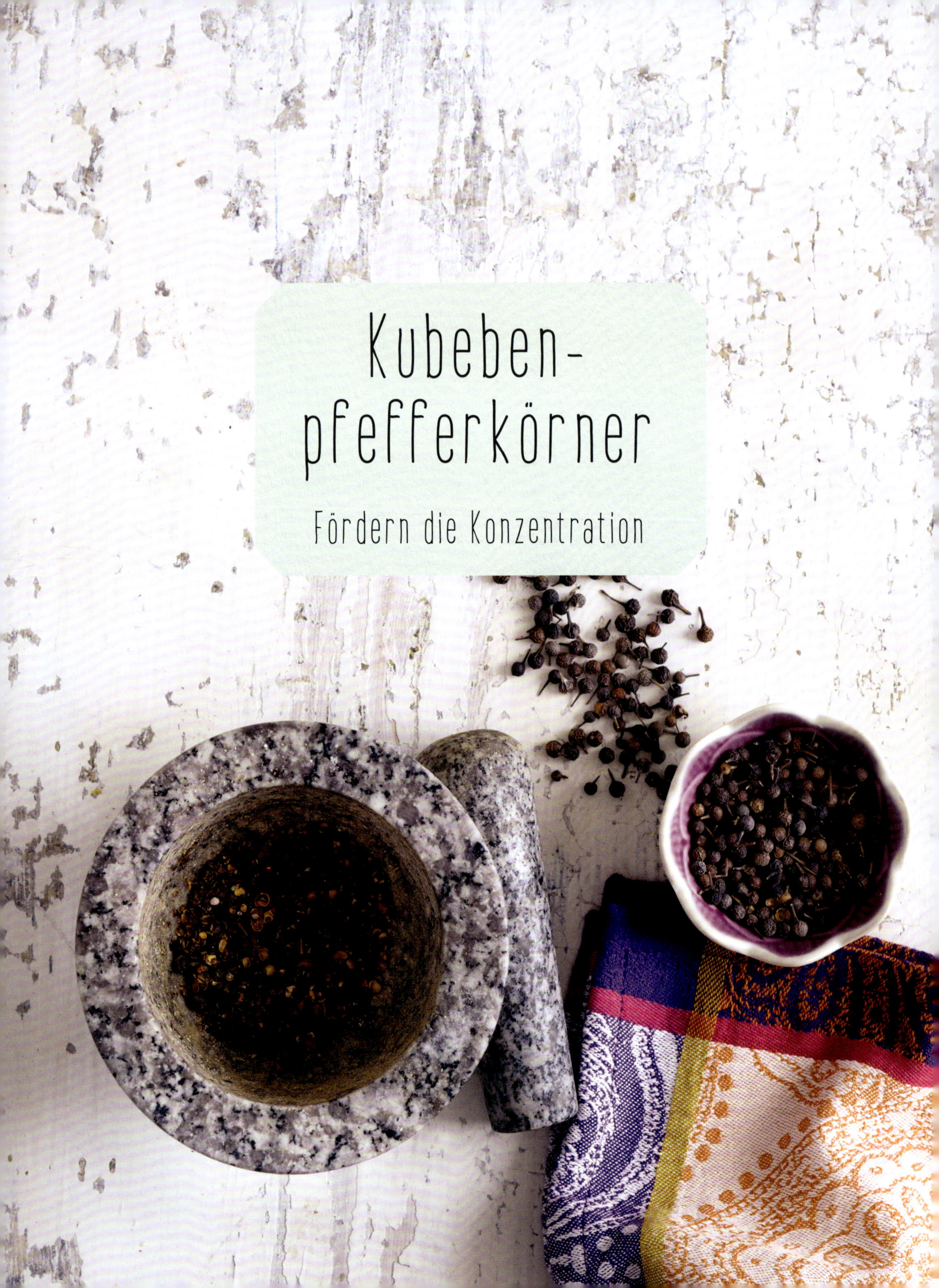

Fructus piperi cubebae
Kubebenpfefferkörner

Fund- und Sammelorte: Westindien, Kongo, Borneo, Java.

Verwendete Pflanzenteile: Kubebenfrüchte (Pfefferkörner).

Wirkung: Gehirnfunktionsmittel, zur Konzentration, als Ausgleich bei Hitzewallungen, schwachen Nerven, Müdigkeit, Prüfungsstress und sexueller Überreizung.

Verwendung: die Früchte/Pfefferkörner in der Pfeffermühle vermahlen, ganze Körner bei akuter Beanspruchung zum Lutschen.

Die Kubebe ist eine Kletterpflanze und gehört zur Familie der Pfeffergewächse. Sie kann eine Wuchshöhe von 6 Meter erreichen und hat glatte, spitz zulaufende Laubblätter. Der Blütenstand erinnert an eine Ähre mit kleinen weißen Blüten. Diese Steinfrüchte werden noch grün geerntet und dann so lange an der Sonne getrocknet, bis sie dunkelbraun sind. Im Unterschied zum schwarzen Pfeffer hat der Kubebenpfeffer einen kleinen Dorn. Aus der wissenschaftlichen Pflanzenheilkunde weiß man, dass in den Früchten bis zu 18 % ätherische Öle in Form von Terpenen enthalten sind. Dann enthalten sie noch Öle, Harze und Cubebinsäure, die eine antiseptische, entzündungshemmende und antibakterielle Wirkung hat. Piper Cubebae wurde 2016 zur Heilpflanze des Jahres gewählt.

Hildegard von Bingen konnte dank ihrer seherischen Gabe erkennen, wie wir die Kubebenkörner gesundheitsfördernd einsetzen können: Sie sind nicht nur für Menschen mit zu viel sexueller Erregung, sondern dienen auch der Förderung der Konzentration und der geistigen Schaffenskraft. Mir wurde schon von vielen treuen Hildegardfreunden erzählt, dass durch das Kauen von ein paar Kubebenkörnern die Energie und Konzentration ganz schnell wieder da waren. Wenn man diese Körner kaut, bekommt man nicht nur einen sehr angenehmen Atem durch den leicht kühlen und an Minze erinnernden Geschmack, sondern erhält in der Tat schneller und besser neuen Schwung als mit einer Tasse Espresso. Auch hat die praktische Erfahrung mit dem Kauen dieser Pfefferkörner gezeigt, dass man kaum noch Hungergefühle hat, was sicherlich sehr unterstützend bei einer Diät ist. Das Schöne an diesem Gewürz ist die schnelle und zuverlässige Wirkung. Das haben nicht nur Frauen mit akuten Wechseljahresbeschwerden, sondern auch Kinder mit Konzentrationsschwäche und Prüfungsängsten erfahren dürfen.

Man nimmt einfach im Bedarfsfall 5–10 Körner täglich in den Mund und lutscht und kaut sie. Die positive Wirkung lässt nicht lange auf sich warten. Für die Gourmets ist klar, dass wegen dieses wunderbaren Geschmacks und der medizinischen Wirkung der Kubebenpfeffer dem schwarzen Pfeffer vorgezogen wird.

Dattel-Orangen-Aufstrich

- 150 g Datteln ohne Kern
- 2 Bioorangen
- ½ TL Zimt
- 2 Msp. Nelkenpulver
- 2 Msp. Muskatnuss
- Kubebenkörner, frisch gemahlen oder im Mörser fein zerstoßen
- ca. 100 g Butter

Die Datteln klein schneiden. Beide Orangen heiß abwaschen. Von einer Orange die Schale abreiben. Beide Orangen pressen.

In einem kleinen Topf die Datteln, Orangensaft und Abrieb der Orange erhitzen und bei mittlerer Hitze köcheln lassen, bis die Datteln zerfallen. Dann mit den Gewürzen pikant abschmecken. Kräftig mit dem Kubebenpfeffer würzen.

Nun wird die Masse mit dem Zauberstab fein püriert und zum Schluss die Butter daruntergerührt, um eine cremige und streichfähige Konsistenz des Aufstrichs zu erreichen.

ANWENDUNG & DOSIERUNG Mit diesem Brotaufstrich hat man nicht nur seine Nerven wohltuend unterstützt und gekräftigt, was ja bekanntermaßen bei Stress ganz wichtig ist, sondern auch seine Konzentration enorm gesteigert. Wie ich finde ein sehr guter Brotaufstrich für alle Arbeitsbereiche, in denen geistige Schaffenskraft besonders wichtig ist.

Kichererbsenaufstrich mit Kubebenpfeffer

- 1 Glas Kichererbsen (220 g Abtropfgewicht)
- Saft von 2 Biozitronen
- 1 Knoblauchzehe
- 2 EL Sonnenblumenöl oder Olivenöl
- 3 EL Sesammus
- ½ TL Kreuzkümmel, gemahlen
- ½ TL Galgantpulver
- 2 Msp. Kurkuma
- etwas Steinsalz
- frisch gemahlener Kubebenpfeffer
- ½ Bund glatte Petersilie

Die Kichererbsen durch ein Sieb schütten und gut abtropfen lassen. Die Zitronen pressen.

Den Knoblauch schälen. Kichererbsen, Knoblauch, Zitronensaft, Sesampaste und Öl mit dem Zauberstab fein pürieren. Dann mit dem Kümmel, Galgant, Salz, Kurkuma und Kubebenpfeffer gut würzen.

Zum Schluss noch die Petersilie waschen, trockenschleudern und fein hacken. Unter den Aufstrich rühren.

Sollte die Konsistenz zu trocken sein, geben Sie einfach noch etwas Öl dazu. Im Kühlschrank hält sich dieser orientalisch angehauchte Aufstrich ca. 3 Tage.

Dattel-Orangen-Aufstrich

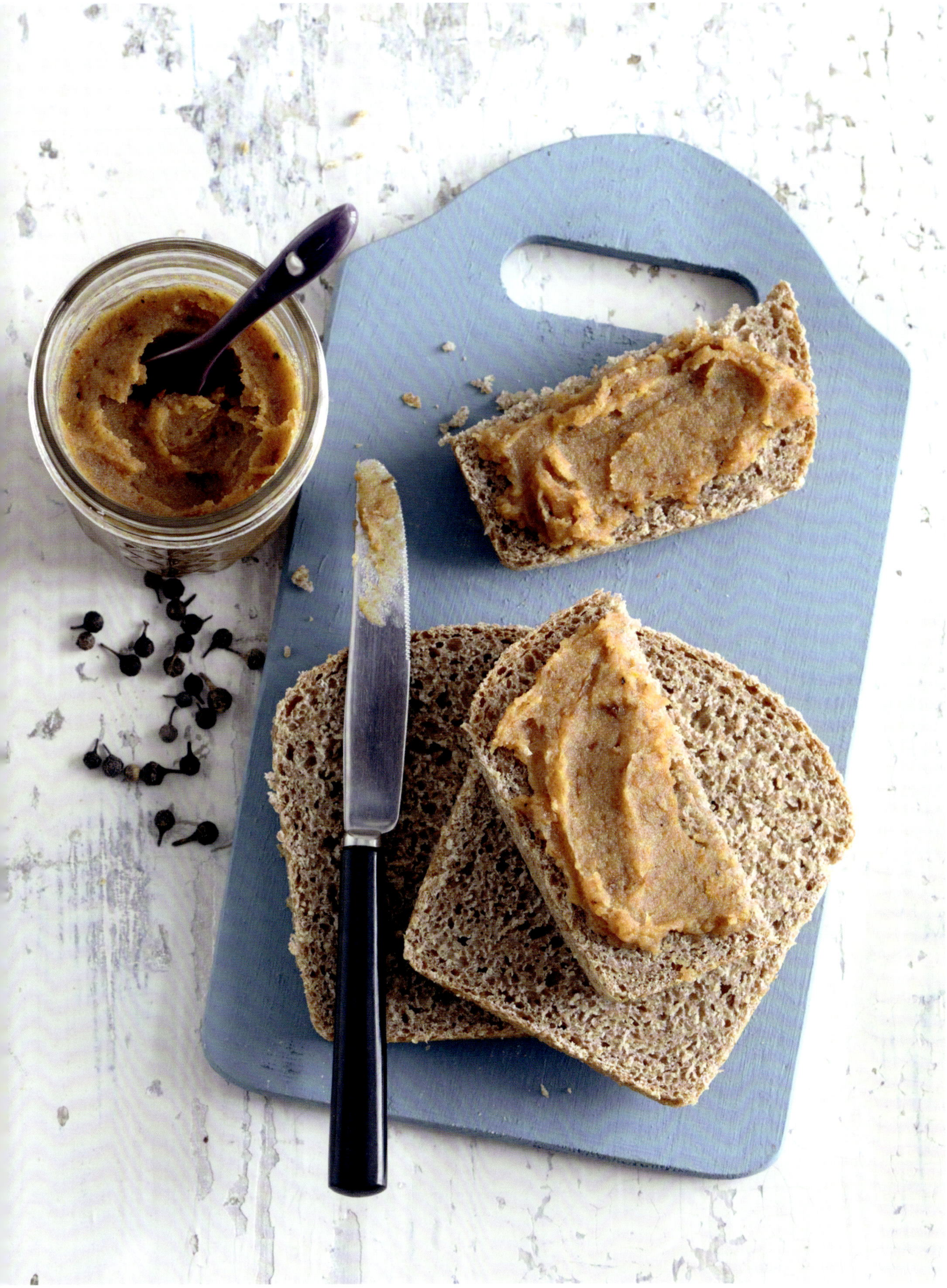

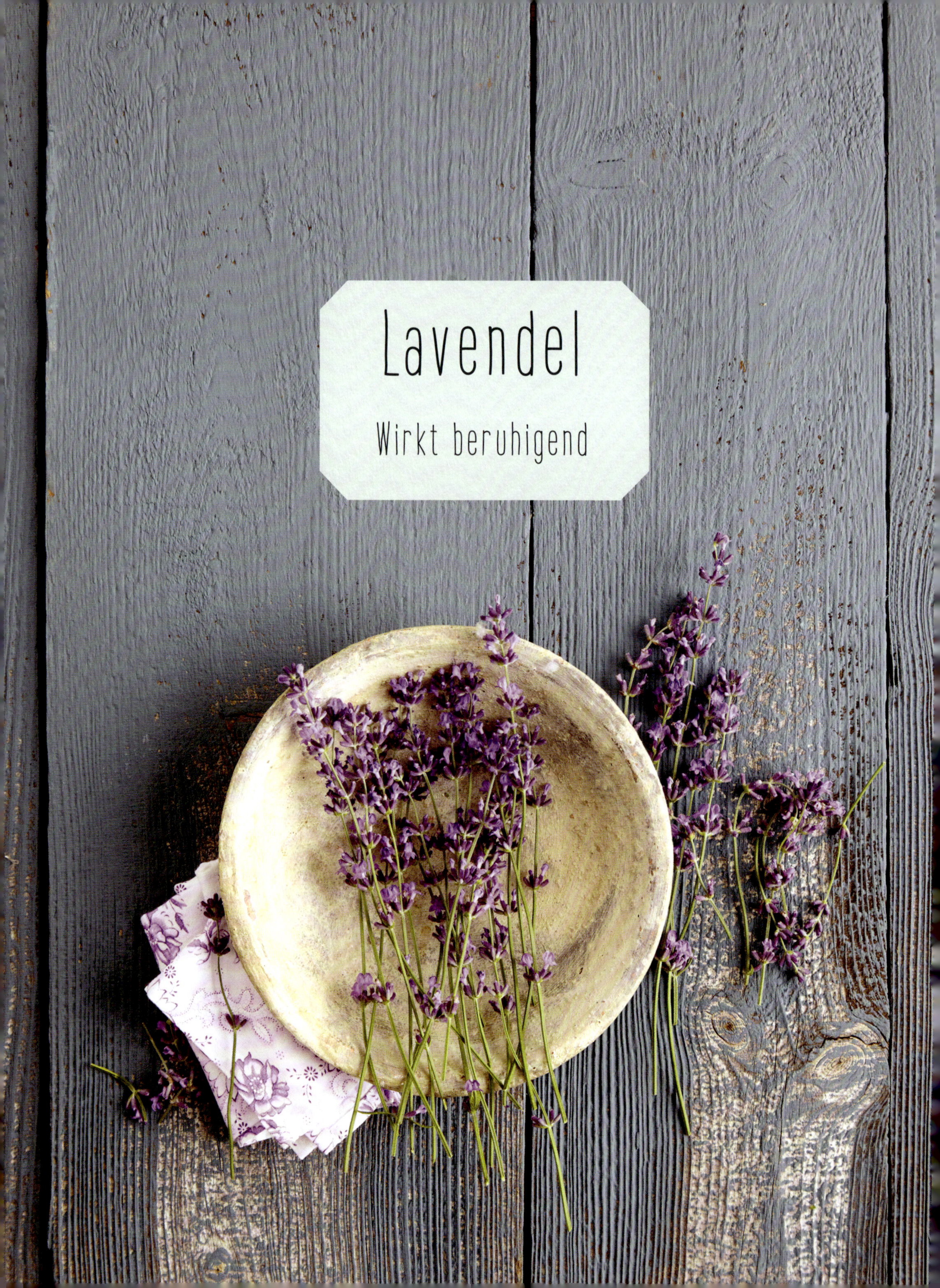
Lavendel
Wirkt beruhigend

Lavandulae spicae
Lavendel

Fund- und Sammelorte: Mittelmeerraum, kultiviert bei uns, in allen Gärtnereien.

Verwendete Pflanzenteile: Blüten, Blätter von Juni bis August.

Wirkung: als Duftspender, Heilpflanze, regt den Appetit an, krampflösend, antibakteriell, begleitend bei Krebstherapie.

Verwendung: Kräuterwein, Öl, Creme, Tonikum, Würzmittel, gegen Ungeziefer, in Duftkissen, Duftlampen.

Diese immergrüne Pflanze stammt, wie viele andere Kräuter, ursprünglich aus dem Mittelmeerraum. Besonders bekannt sind die Lavendelfelder der Provence in Frankreich. Wohin das Auge reicht, blüht Lavendel. Dieser Halbstrauch ist mehrjährig und wird, je nach Sorte, 20–60 cm hoch. Er braucht einen trockenen, kalkhaltigen Boden und volle Sonne, um prächtig zu wachsen und zu gedeihen. Die Blütezeit dieser aromatisch duftenden Pflanze mit ihren blauvioletten Blüten geht von Juni bis August. Die Blüten wachsen in 6–10 Scheinquirlen, die ein ährenähnliches Aussehen haben. Mittlerweile gibt es viele Züchtungen des Lavendels, von Lavendula angustifolia über Lavendula stoechas bis zu Lavendula spica. Im Sommer kann man diese Pflanze in Form von Stecklingen gut vermehren.

Heutzutage ist Lavendel in fast jedem Garten anzutreffen, vielleicht allein schon deshalb, um sich durch seinen Duft etwas Urlaubsatmosphäre zu schaffen.

Für medizinische Zwecke wird Lavendel schon seit Jahrhunderten verwendet. Hauptsächlich sind die ätherischen Öle Bestandteile vieler Heilmittel und Essenzen. Schon der Botaniker Gerard verordnete Lavendel zum Einreiben bei Kopfschmerzen. Durch seine ätherischen Öle, Fettsäuren, Eiweiße und Gerbstoffe ist sein Einsatzgebiet recht groß.

Besonders Menschen, die sehr salzhaltig essen, haben oft Wasseransammlungen in der Lunge und somit Atemnot. Und weil die Lunge mit der Leber zusammenhängt und zusammenwirkt, hat uns Hildegard für diesen Fall den Lavendelwein empfohlen. Übrigens sollte dieser Lavendelwein auch von Menschen über 50 ab und zu als Kur genossen werden. Nachweislich führt der Lavendelwein zu geistiger Klarheit und höherer Erkenntnisfähigkeit. Die Inhaltsstoffe wie Kampfer, Gerbstoffe und Bioflavonoiden geben dem Lavendel seine beruhigenden und desinfizierenden Eigenschaften.

»Der wilde Lavendel ist warm und trocken und seine Wärme ist gesund. Und wer Lavendel mit Wein kocht oder, wenn er keinen Wein hat, mit Honig und Wasser kocht und so lau oft trinkt, der mildert den Schmerz in der Leber und in der Lunge und die Dämpfigkeit in seiner Brust, und er bereitet (sich) reines Wissen und einen reinen Verstand.«

Lavendelblütenessenz

- 100 g Lavendelblüten
- 500 ml Korn oder klarer Schnaps (38–40%)

Die Blüten in ein weites Glasgefäß geben und mit dem Alkohol übergießen, gut verschließen und für 3 Wochen an einem sonnigen Ort stehen lassen.

Durch ein Sieb und dann noch durch ein Filterpapier laufen lassen. In passende Fläschchen füllen und gut verschließen.

ANWENDUNG & DOSIERUNG Diese Essenz kann unverdünnt oder mit Wasser verdünnt (1 Teil Essenz, 3 Teile Wasser) zum Einreiben beispielsweise bei Kopfschmerzen verwendet werden.

Lavendel (Oleum lavendulae) hat sich auch in der Krebstherapie sehr gut bewährt. Hildegard hat den Speik-Lavendel als sehr gutes Mittel beschrieben, das Krebszellenwachstum zu hemmen. Wissenschaftliche Untersuchungen haben ergeben, dass durch das Einreiben der betroffenen Stellen das Tumorwachstum um 22% und die Bildung der Metastasen um 58% gehemmt wird.

Lavendelgesichtswasser

- 1 Teil Blütenessenz
- 3 Teile destilliertes Wasser

Beide Flüssigkeiten gut vermischen und in passende Fläschchen füllen. Mit diesem Gesichtswasser haben wir eine duftende Mischung, die entspannend und beruhigend wirkt.

Lavendelwein

- 1 l bester Rotwein
- ca. 20 g Speik-Lavendelblüten

Den Wein mit den Blüten in einen Topf geben, ca. 5 Minuten kochen lassen. Die Blüten absieben und den Lavendelwein in eine Thermoskanne füllen.

ANWENDUNG & DOSIERUNG 3 × täglich ein Likörglas trinken. Diese Kur sollte bei genannten Beschwerden ca. 2–4 Monate durchgeführt werden.

Lavendelöl (als Salatöl)

- 1 l Sonnenblumenöl
- 1 Handvoll Lavendelkraut und Blüten
- 1 größeres Glasgefäß zum Ansetzen

Das Lavendelkraut und die Blüten in ein großes Glasgefäß geben und mit dem Öl übergießen. Das Gefäß auf der Fensterbank in der Sonne 14 Tage stehen lassen und immer wieder durchschütteln.

Dann die Blüten und das Kraut heraussieben. In 2 Glasflaschen jeweils einen ganzen Stängel Lavendel mit Blüten und Blättern geben und dann mit dem Lavendelöl aufgießen. Gut verschließen.

Wenn der Stängel nicht mehr mit Öl bedeckt ist, unbedingt herausnehmen, sonst entsteht Schimmel.

ANWENDUNG & DOSIERUNG Das Öl zum Anmachen von Salat verwenden.

Lavendelblütenessenz

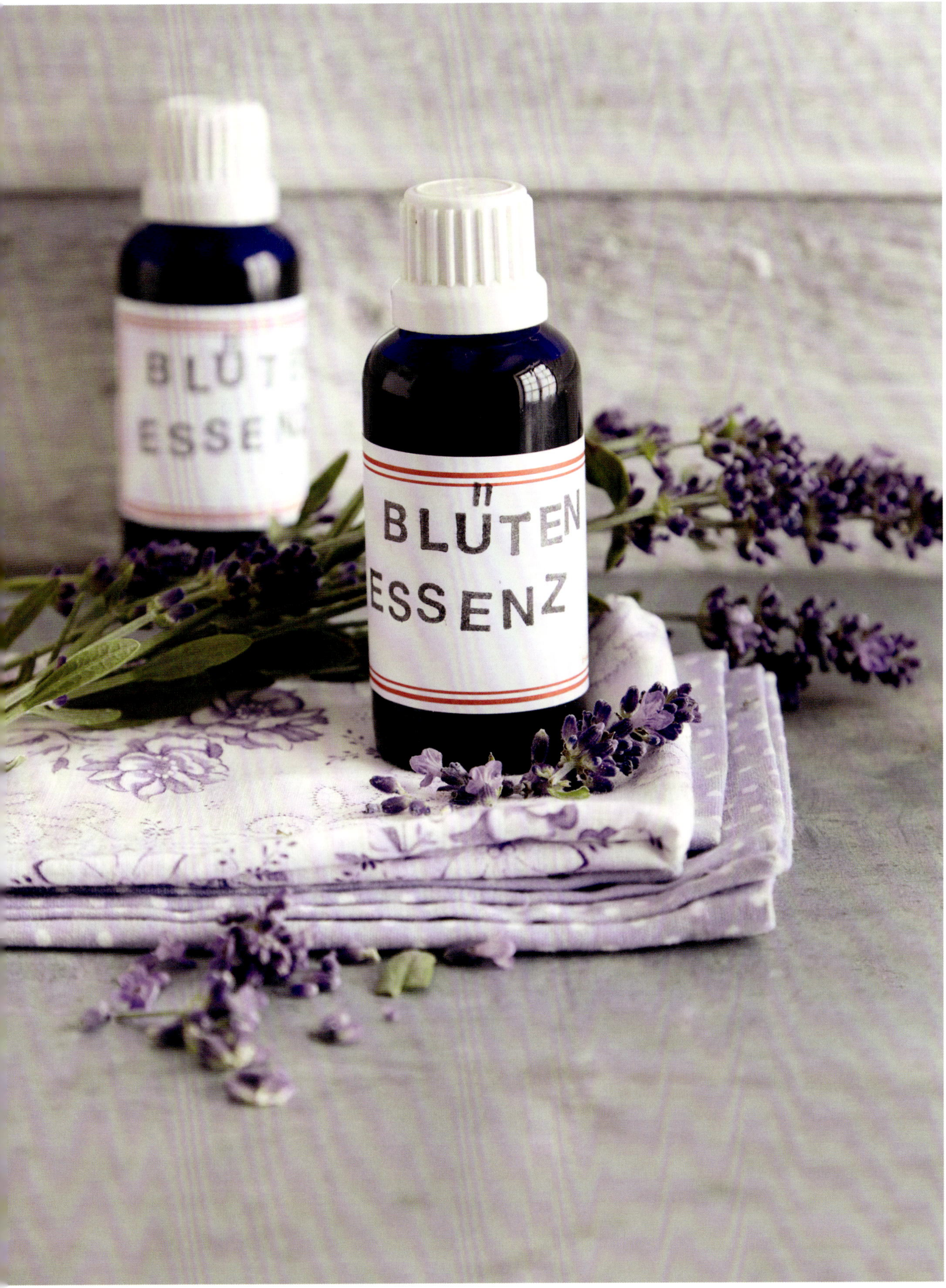
BLÜTEN
ESSENZ

Liebstöckel

Gegen Husten und Verschleimung

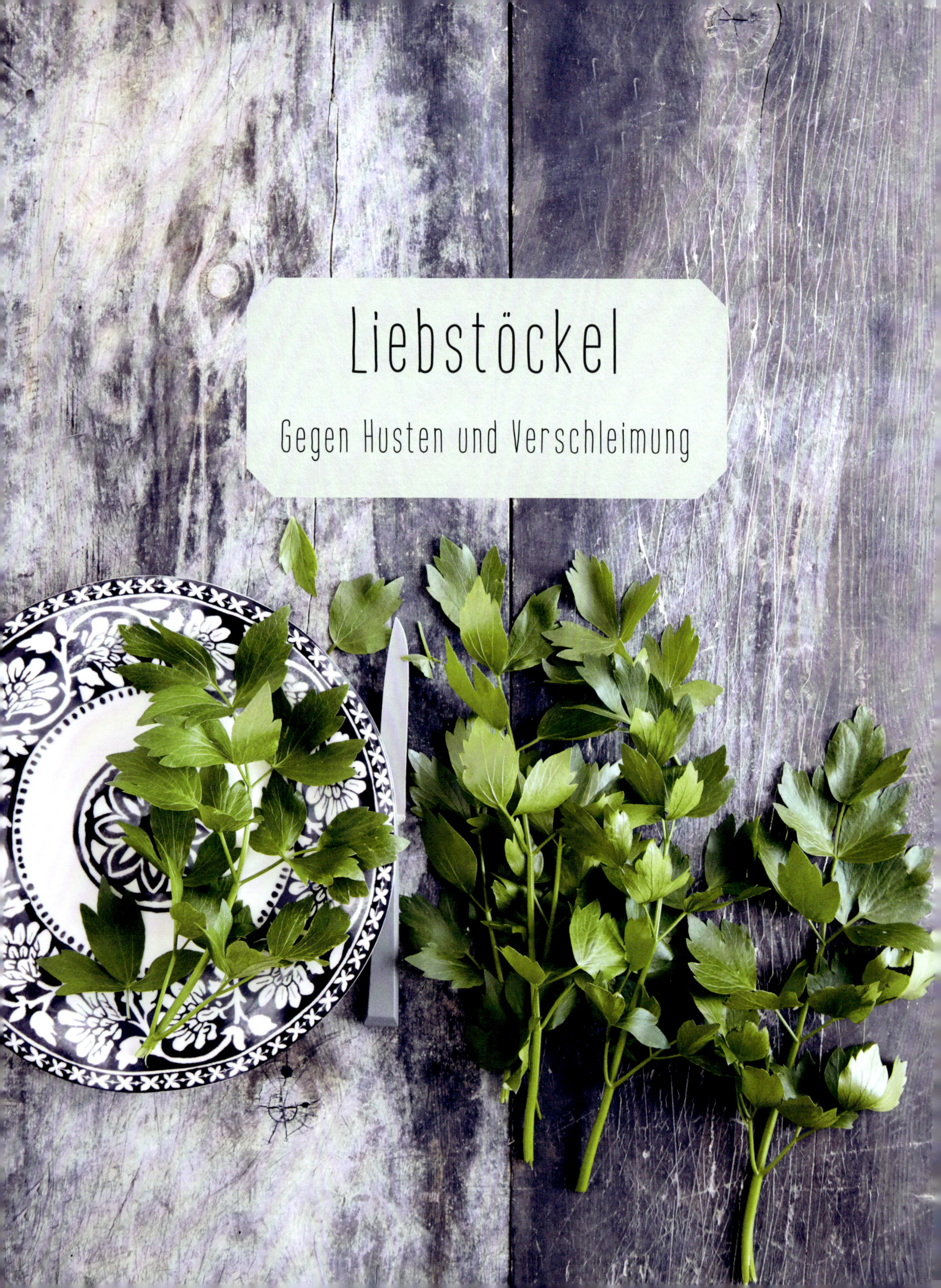

Levisticum officinale
Liebstöckel

Fund- und Sammelorte: Kulturpflanze, in heimischen Gärten, Gärtnereien.

Verwendete Pflanzenteile: Stängel, Blätter, Samen von Mai bis September.

Wirkung: bei Husten, Verschleimung der Atemwege, Rippenfellentzündung, Brustfellentzündung, Schwellung der Halsadern, Schilddrüsenüberfunktion, Verstopfung, Blähungen.

Verwendung: Kräuterauflage, Kräuterwein, Gewürz in der Küche (Maggikraut).

Liebstöckel, im Volksmund auch Gichtstock, Leberstockkraut, Badekraut, Suppenlob oder Maggikraut genannt, ist eine stattliche Pflanze mit sehr starkem Geschmack. Früher pflegte man die Blätter in Schuhe zu legen, um den müden Reisenden zu erfrischen. In alten Kräuterbüchern findet man Hinweise auf den Schutz, den diese Pflanze demjenigen schenkte, der sie immer bei sich trug. So soll sie auch denjenigen das ganze Jahr über vor Kreuzschmerzen bewahren, der sich die Pflanze am Himmelfahrtstag auf den Rücken bindet. Auch stellte man aus Liebstöckel in Verbindung mit Gänsefingerkraut und einer Schafgarbenart ein Herzstärkungsmittel her, dass man in Gasthöfen kredenzte. Heutzutage wird der Samen dieser Pflanze, eingelegt in Brandy und gesüßt mit Zucker, zur Beruhigung des Magens getrunken.

Liebstöckel oder Maggikraut benötigt einen feuchten und gut drainierten Boden, möglichst im Halbschatten. Volle Sonne bekommt dieser Pflanze nicht.

Diese stark duftende und ausdauernde Pflanze mit ihren hellgrünen Blättern kann eine stattliche Höhe von bis zu 200 cm erreichen. Sie hat einen sellerieartigen und sehr aromatischen Geruch. Im Frühling kann man die langen Stängel ernten und wie Gemüse zubereiten. Die Erntezeit für die Blätter ist von April bis in den Oktober hinein. Durch ihren intensiven Geschmack nach Maggi wird die Liebstöckelpflanze gerne in Suppen, Salaten und zu Kräuterquarks verwendet.

Die wichtigsten Inhaltsstoffe dieser Pflanze sind ätherische Öle, Essig- und Baldriansäure. Da sie sehr wassertreibend ist, wird sie auch gerne bei Harnwegserkrankungen und rheumatischen Beschwerden eingesetzt. Auch für Hildegard von Bingen war Liebstöckel eine starke Heilpflanze.

»Und wenn einem Menschen die Drüse am Hals schmerzt, sodass seine Halsadern aufschwellen, dann nehme er Liebstöckel und etwas mehr Gundelrebe, und er koche das gleichzeitig in Wasser. Nachdem das Wasser abgegossen wurde, lege er das warm um den Hals, weil seine Halsadern übermäßig gedehnt sind, und er wird geheilt.«

Liebstöckel-Kräuterwein

- 5 g Liebstöckel
- 5 g Salbei
- 20 g Fenchelsamen
- 500 ml Rotwein

Die Kräuter alle zusammen in ein Gefäß geben und mit dem Wein bedecken. Nach ca. 2 Tagen hat der Wein den Kräutergeschmack angenommen. Dann werden die Kräuter abgesiebt.

ANWENDUNG & DOSIERUNG Der Wein wird erwärmt und davon immer ein Likörglas nach dem Essen getrunken. Dieser Kräuterwein ist sehr wohltuend bei Beschwerden wie Husten, Verschleimung der Atemwege, Harnwegserkrankungen, Migräne oder auch Rheuma.

Liebstöckel-Kräuterauflage

- 45 g Liebstöckel
- 50 g Gundelrebenkraut

Die Kräuter in Wasser wie einen Tee kochen und ein paar Minuten ziehen lassen. Teebeutel mit den Kräutern entfernen.

In diesem Kräutersud ein Baumwolltuch tränken, gut auswringen und feuchtwarm um den Hals legen.

ANWENDUNG & DOSIERUNG Diese Kräuterauflage ist ein gutes Mittel bei Schwellungen der Halsadern und Schilddrüsenüberfunktion.

»Und wenn jemand in der Brust hustet, dass es ihn dort zuerst schmerzt, dann nehme er Liebstöckel und Salbei auf gleiche Weise und Fenchel zweimal so viel wie diese zwei, und er lege das zusammen in guten Wein, bis dieser Wein den Geschmack davon annimmt, dann werfe er die Kräuter weg und erwärme diesen Wein, und er trinke ihn warm nach dem Essen, bis er geheilt wird.«

Liebstöckel-Kräuterauflage

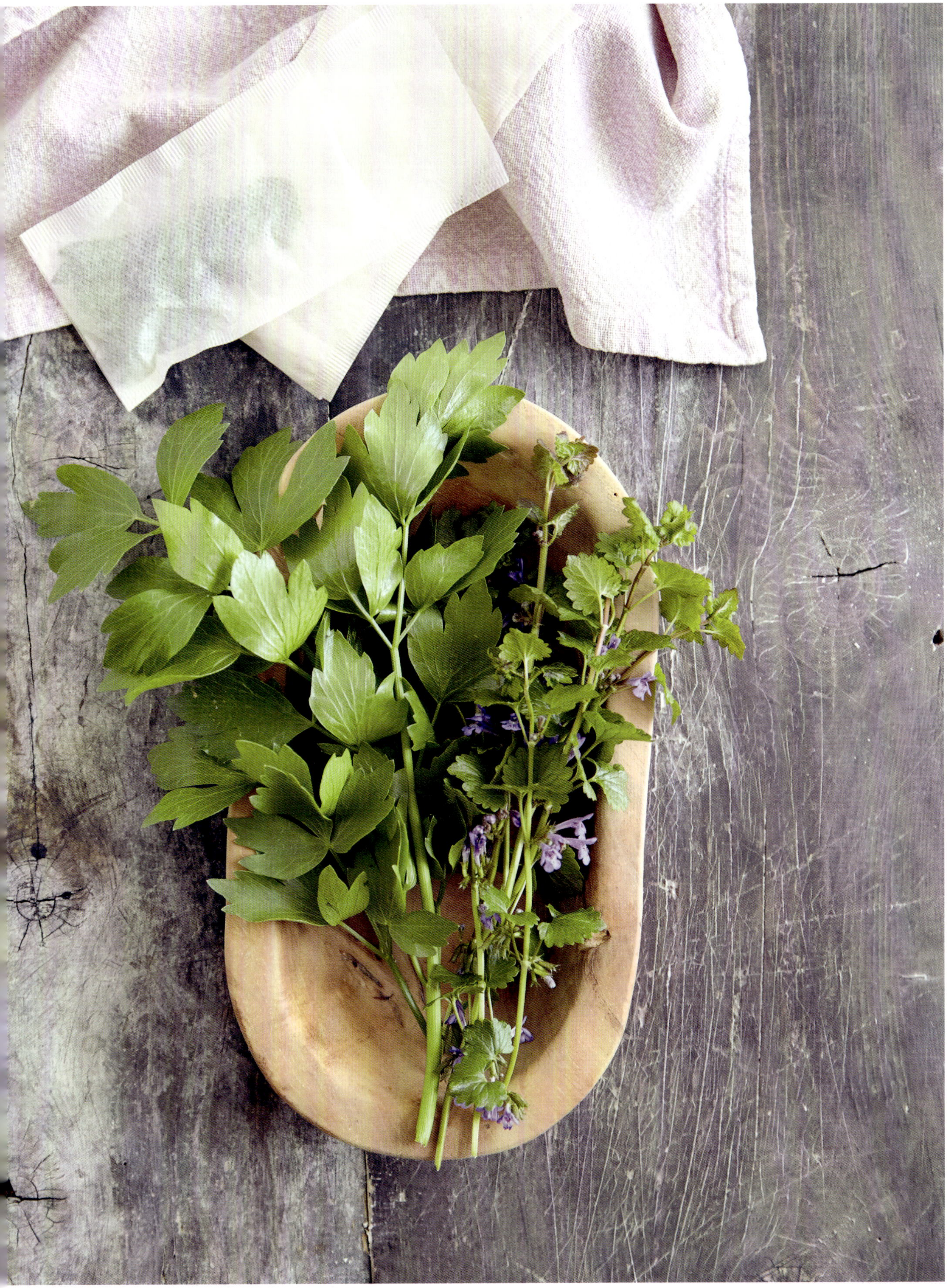

Mutterkümmel

Bei Durchfall

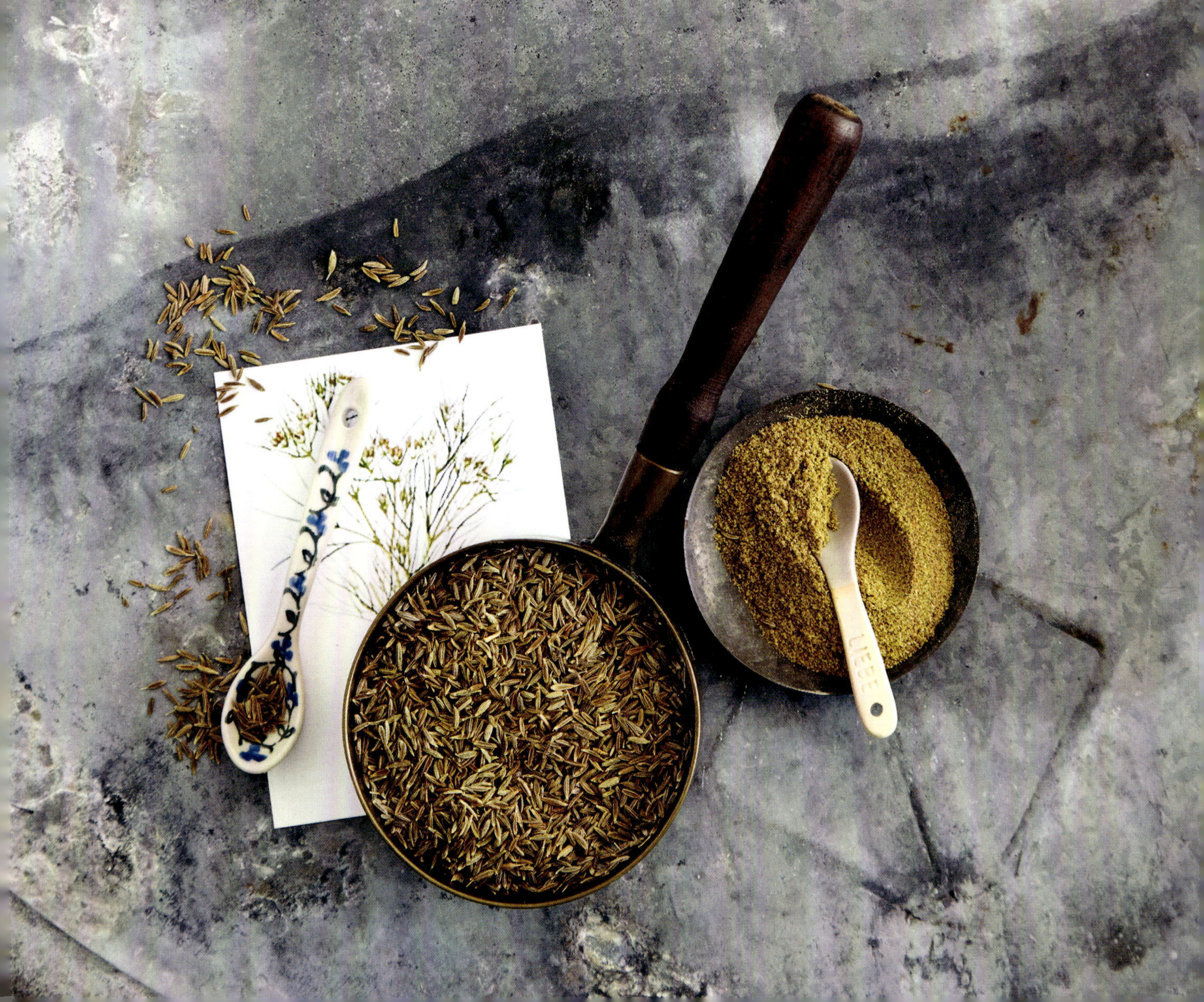

Cuminum Cyminum
Mutterkümmel

Fund- und Sammelorte: östliches Mittelmeergebiet.

Verwendete Pflanzenteile: Früchte der Mutterkümmelpflanze.

Wirkung: bei Allergien, Lebensmittelunverträglichkeiten, Käseunverträglichkeiten, Übelkeit, verdorbenem Magen.

Verwendung: Gewürz, Durchfallei.

Heutzutage sind Allergien jeglicher Art stark verbreitet. Hervorgerufen durch Tausende verschiedener Substanzen in Kosmetika, Lebensmitteln, Haushaltsmitteln, Pflanzenschutzmitteln oder auch Arzneimitteln. Mit den von Hildegard empfohlenen Früchten vom Mutterkümmel haben wir eine sehr gute Möglichkeit, Nahrungsmitteln, die Allergien auslösen können, wirksam zu begegnen.

Da viele Menschen auch unter diversen Nahrungsmittelunverträglichkeiten leiden, haben wir mit dem Mutterkümmel oder auch Kreuzkümmel genannt, eine wunderbare Heilpflanze, die sich besonders bei Durchfallerkrankungen wohltuend bewährt hat. Hildegard hat das Rezept vom Durchfallei in ihrem 6. Buch der Physika, Heilkraft aus der Natur, bei ihrer Beschreibung über die Vögel erwähnt.

Da der Mutterkümmel krampflösende und antiallergische Inhaltsstoffe hat, wird er besonders bei Beschwerden des Magen-Darm-Traktes verwendet. Er hat beispielsweise schon vielen Käseliebhabern geholfen, die wegen ihrer Käseunverträglichkeit auf den Genuss verzichten mussten und durch das Würzen ihres Käses mit Mutterkümmel keinerlei Beschwerden mehr hatten.

»Ein Mensch, der gekochten oder gebratenen Käse essen will, streue Kümmel darauf, damit er davon keine Schmerzen leidet, und esse das.«

Durchfallei

- 20 g Mutterkümmelpulver
- 5 g Pfefferpulver
- 1 Eigelb
- Dinkelbrot

Eigelb trennen und verrühren. Eine Msp. der Gewürze daruntermischen. Diese Eimischung wieder in die Eierschale füllen und über einer Kerze oder einer Gasflamme braten.

ANWENDUNG & DOSIERUNG Zuerst wird im Akutfall etwas Dinkelbrot gegessen und dann das Durchfallei. Diesen Vorgang täglich 2–3 Mal täglich bis zu Besserung wiederholen.

Mutterkümmelpulver

- Mutterkümmelpulver

Bei Bedarf Mutterkümmel aufs Käsebrot streuen bzw. zu jeder Mahlzeit mit Käse reichen.

ANWENDUNG & DOSIERUNG So gibt es keine Blähungen und die Verdauung erfolgt reibungslos.

»... ein Mensch der Durchfall hat, schlage Eidotter in einer Schüssel, indem er ihn zerreibt, und er gebe Mutterkümmel und etwas Pfeffer hinzu, und er gebe das wieder in die Eierschale und brate es so am Feuer. Und dem, der Schmerzen hat, gebe er dies zu essen, nachdem dieser etwas Dinkelbrot zu sich genommen hat. Was immer aber jener Kranke inzwischen isst, soll warm und mild sein, nämlich junge Hühner, anderes zartes Fleisch und Fische. Hering und Salm (Forelle, Lachs) aber meide er, sowie Rindfleisch und Käse, rohe und grobe Gemüse und Lauch und Roggen- und Gerstenbrot und alles Gebratene esse er nicht, außer gebratene Birnen; und Wein soll er trinken.«

Durchfallei

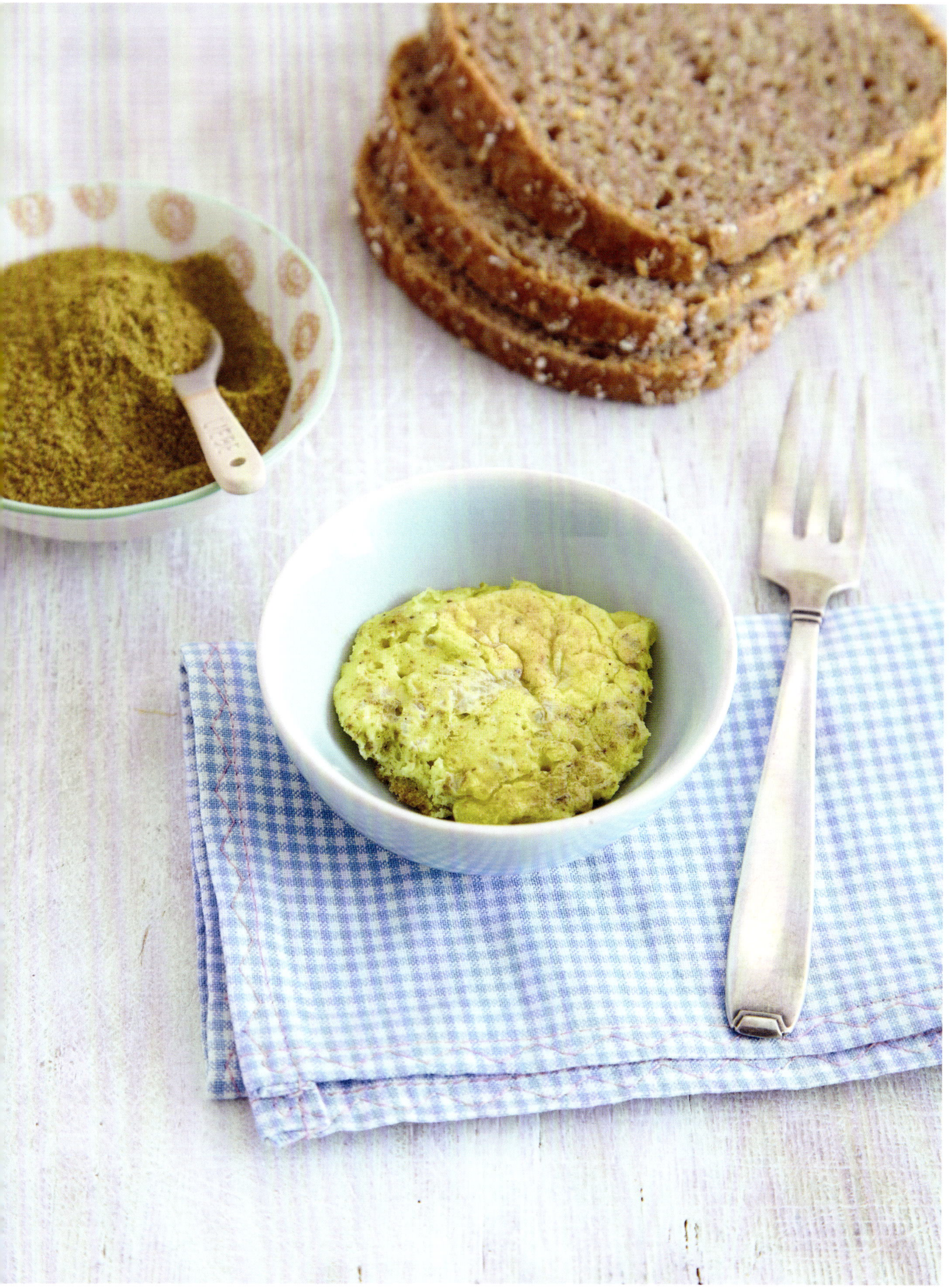

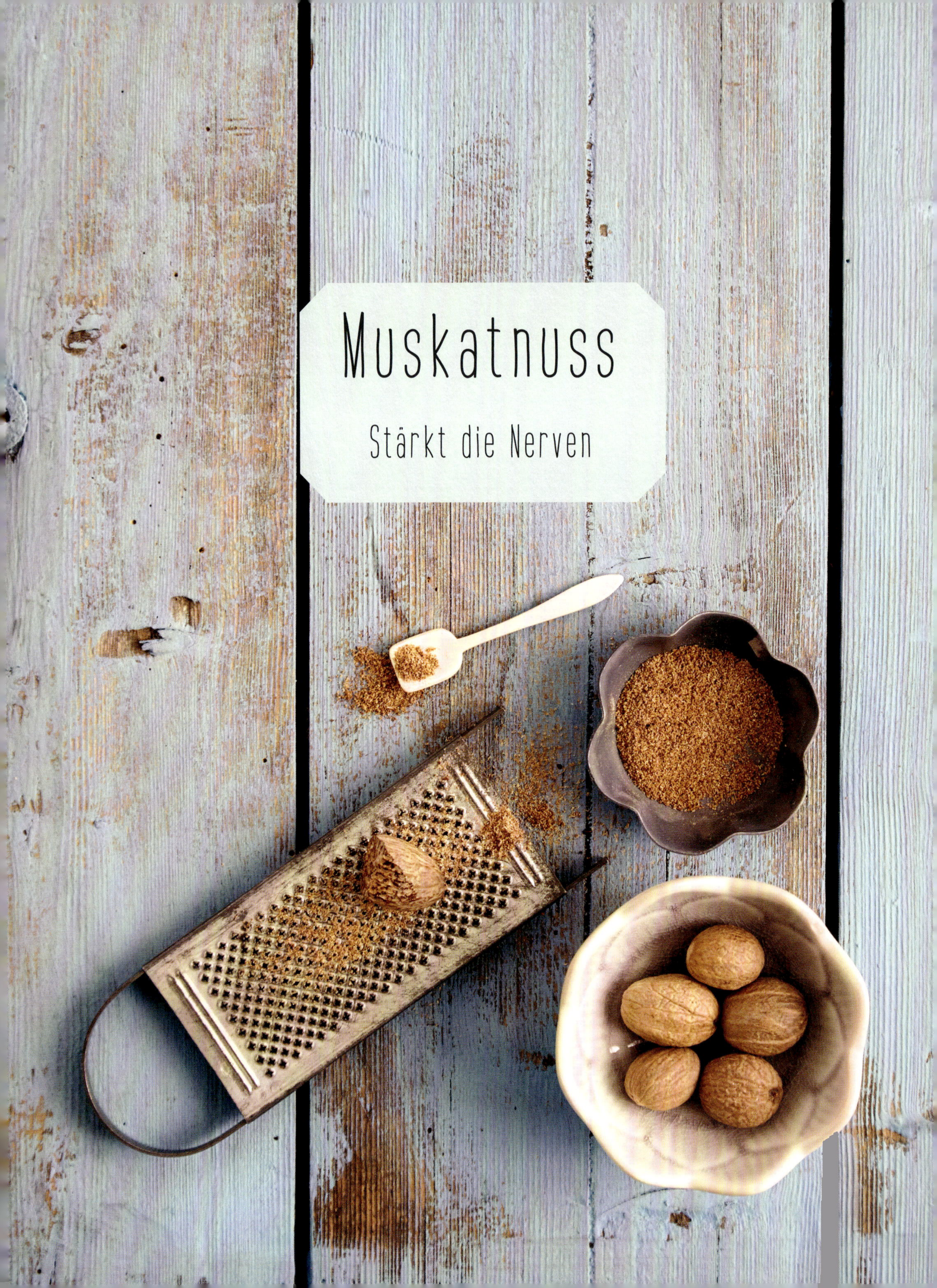
Muskatnuss
Stärkt die Nerven

Myristica fragrans
Muskatnuss

Fund- und Sammelorte: Molukken, Indonesien, Java, Sumatra, Südamerika, Ostafrika.

Verwendete Pflanzenteile: die Frucht (Muskatnuss), den Samenmantel (Muskatblüte).

Wirkung: zur Blutreinigung, bei Traurigkeit, Trägheit, Nervenleiden, zur Förderung der Verdauung, bei Konzentrationsschwäche, zur Konservierung von Speisen.

Verwendung: als Gewürz, als Aphrodisiakum.

Es war früher schon undenkbar, eine Suppe ohne Muskatnuss zu würzen. Das hat ihr ja erst geschmacklich den richtigen Pep gegeben. Wann die Muskatnuss nach Europa kam, ist nicht mehr genau nachvollziehbar. Vermutlich gelangten die ersten Muskatnüsse während der Kreuzzüge über die Alpen zu uns. Den ersten zuverlässigen Berichten nach zu urteilen war es der byzantinische Arzt Simon Seth, der die Wirkung der Muskatnuss als zuträglich für Magen, Leber und Herz beschrieb und gleichzeitig vor übermäßigem Verzehr warnte, weil sie sonst den Eingeweiden schade.

Bei der Muskatnuss handelt es sich um einen Baum, der zwischen 5 und 18 Meter hoch werden kann. Es gibt Bäume mit männlichen und weiblichen Blüten, wobei meist Bäume mit weiblichen Blüten kultiviert werden. Um wachsen zu können, benötigt der Baum eine Temperatur von 20–30 °C, und dann dauert es 8 Jahre, bis er zum ersten Mal Früchte trägt. Die Wirkstoffe dieser Früchte reichen von blutreinigend, verdauungsfördernd, antimikrobiell bis hin zu psychotrop und psychoaktiv. Ein Gewürz, das sich schon alleine vom Geschmack her einen festen Platz in der Lebensmittelindustrie erobert hat. Ob als Gewürz in der Weihnachtsbäckerei oder in raffinierten Gemüse- und Fleischrezepten. Hildegard von Bingen erkannte die Wirkung der Muskatnuss insbesondere in Bezug auf unsere Nerven:

»Die Muskatnuss hat große Wärme und eine gute Mischung in ihren Kräften. Und wenn ein Mensch die Muskatnuss isst, öffnet sie sein Herz und reinigt seinen Sinn und bringt ihm einen guten Verstand. Nimm wie auch immer Muskatnuss und in gleichem Gewicht Zimt und etwas Nelken und pulverisiere das. Und dann mach mit diesem Pulver und mit Semmelmehl und etwas Wasser Törtchen und iss diese oft und es dämpft die Bitterkeit des Herzens und deines Sinnes und es öffnet dein Herz und deine stumpfen Sinne und es macht deinen Geist fröhlich und reinigt deine Sinne und es mindert alle schädlichen Säfte in dir und es verleiht deinem Blut einen guten Saft und macht dich stark.«

Kürbissuppe Relax

- 400 g Kürbisfleisch (Hokkaido oder Butternut)
- 1 Süßkartoffel
- 1 Karotte
- 1 Zwiebel
- Butterschmalz
- Kubebenpfeffer
- Muskatnuss, frisch gerieben
- Kardamom, Koriander, Kurkuma
- ca. 500 ml Gemüsebrühe
- Zitronensaft
- Sahne
- Galgant

Kürbis, Süßkartoffel und Karotte schälen, in keine Würfel schneiden. Die Zwiebel pellen und ebenfalls in kleine Würfel schneiden. Butterschmalz in einem Topf erwärmen und das Gemüse sowie die Zwiebel darin andünsten.

Mit Muskatnuss, Kubebenpfeffer, Kardamom, Koriander und Kurkuma würzen. Mit der Gemüsebrühe ablöschen und ca. 20 Minuten köcheln lassen.

Die Suppe mit einem Zauberstab pürieren. Mit ein paar Tropfen Zitronensaft verfeinern. Zum Schluss Sahne nach Geschmack zufügen und mit Galgant die gewünschte Schärfe geben.

ANWENDUNG & DOSIERUNG Die Kürbissuppe Relax eignet sich besonders als Abendessen nach einem sehr stressigen Tag. Diese Suppe macht nicht nur satt und glücklich, sondern sie wirkt sich auch ausgleichend auf überreizte Nerven aus und beschert uns wohlige Wärme.

Nerven-Energie-Kekse

- 400 g Dinkelmehl (Type 630 oder 1050)
- 250 g Butter
- 150 g Rohrzucker
- 200 g süße Mandeln, gemahlen
- 20 g Zimt
- 20 g Muskatnuss
- 10 g Nelken
- 2 Eier
- etwas Steinsalz

Alle Zutaten gut zu einem glatten Teig verkneten. Den Teig ca. 30 Minuten im Kühlschrank kalt stellen. Auf einer leicht bemehlten Arbeitsfläche den Teig ca. 2–3 mm dünn ausrollen und Plätzchen ausstechen.

Den Backofen auf 180–220 °C vorheizen. Die Plätzchen auf ein mit Backpapier belegtes Blech legen und in ca. 20 Minuten backen.

ANWENDUNG & DOSIERUNG Eine gesunde Nascherei, wobei eine Tagesdosis von 5 Keksen nicht überschritten werden sollte. Die hohe Dosierung von Muskatnuss, Zimt und Nelke bewirkt so die nervenstärkende Wirkung. Bei vielen Kindern und gestressten Erwachsenen haben diese Plätzchen nach kurzer Zeit sehr positive Wirkung gezeigt. Sie sind eine Wohltat für alle fünf Sinnesorgane und zögern Alterungsprozesse hinaus. Eine sehr leckere Medizin, die in diesem Falle einmal nicht bitter schmeckt.

Kürbissuppe Relax

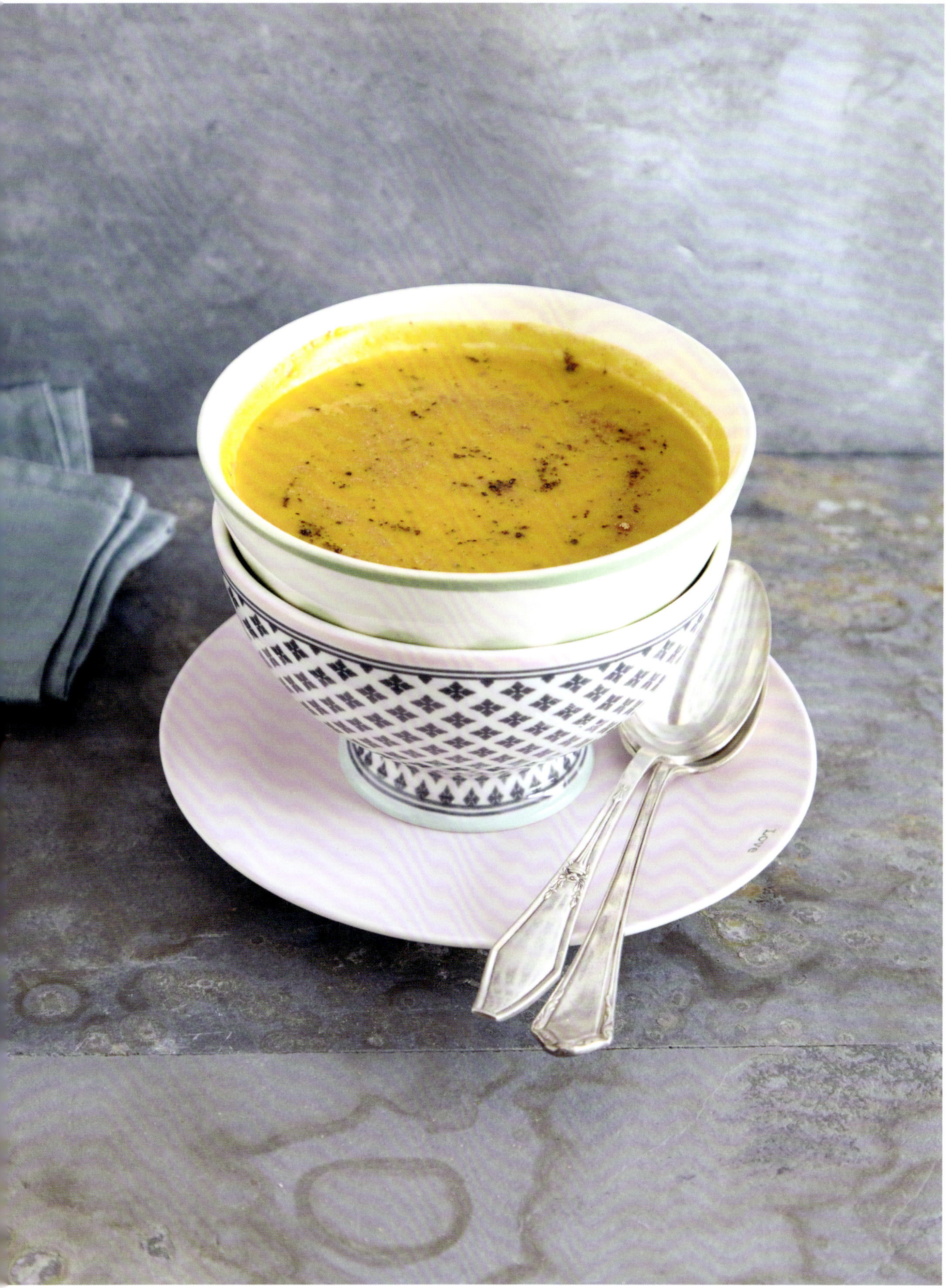
Love

Petersilie

Das Herzmittel

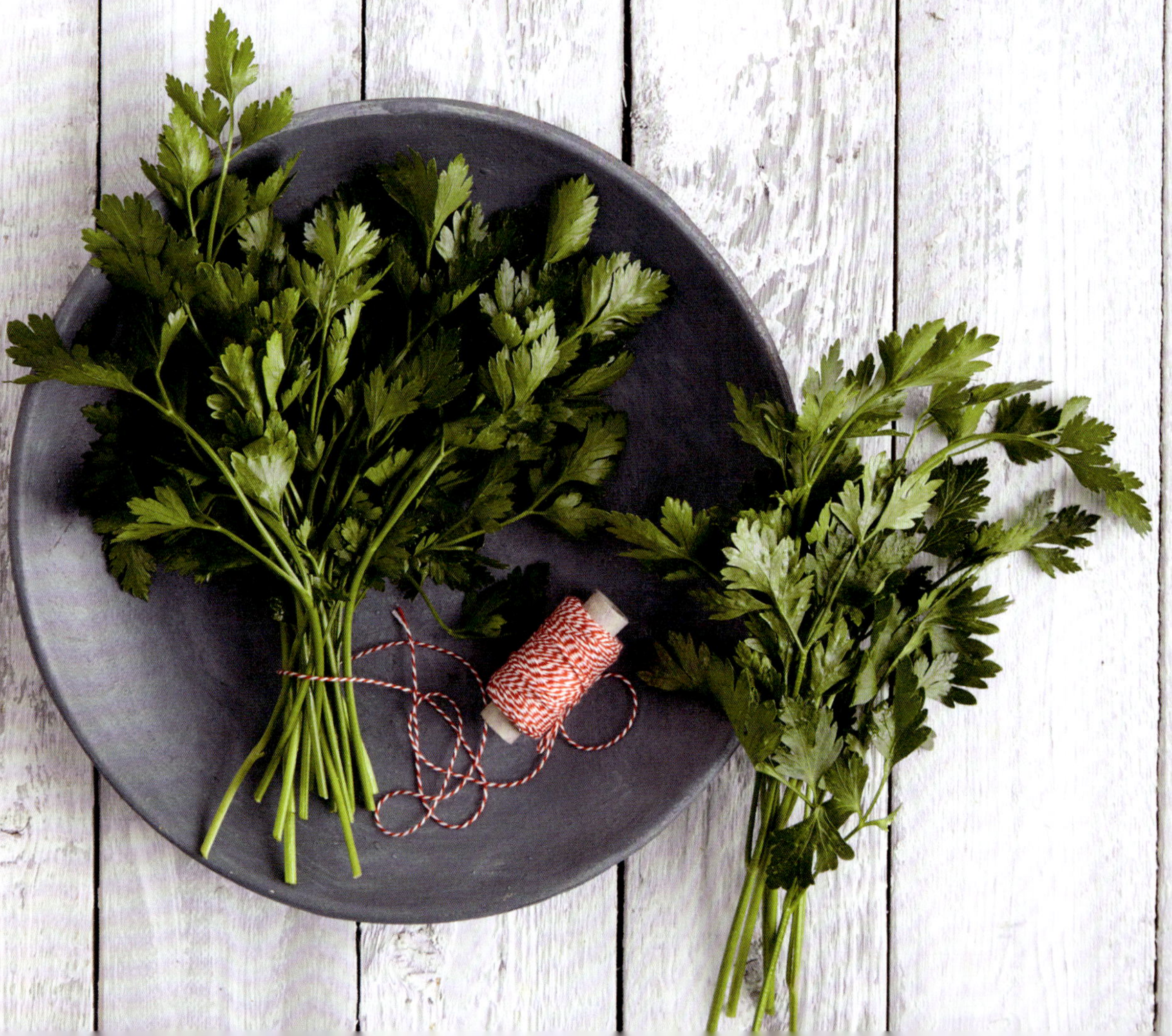

Petroselinum crispum
Petersilie

Fund- und Sammelorte: halbschattige oder sonnige Standorte im Garten, auch als Topfpflanze im Haus möglich.

Verwendete Pflanzenteile: Blätter und Stängel, die Wurzeln ab dem 2. Jahr, Mai bis Oktober.

Wirkung: Universalherzmittel, nach Herzinfarkt, bei Herzklappenfehler, zur Entgiftung des Herzmuskels und der Herzkranzgefäße, harntreibend, antiseptisch, bei Milzschmerzen, krampflösend, bei Rheuma und Gicht, Arthrose, Arthritis.

Verwendung: Gewürz, Pesto, Kräuterwein.

Die Petersilie ist nicht nur das bekannteste und gebräuchlichste, sondern auch das älteste Küchengewürz. Sie gehört zur Pflanzenfamilie der Doldenblütler. In Südeuropa beheimatet, kann diese Gewürzpflanze zwischen 40 und 80 cm hoch werden. Sie wächst aus einer langen weißlichen Pfahlwurzel und hat, je nach Sorte, gefiederte, krause oder glatte Blätter.

Petersilie wird feldmäßig oder im Garten kultiviert. Sie benötigt einen lockeren und nähstoffreichen Boden und möglichst einen sonnigen Standort. Sollten Sie keinen Garten oder Balkon haben, können Sie sich auch eine Topfpflanze in der Gärtnerei besorgen und auf Ihre Fensterbank in der Küche stellen. So haben Sie dieses Gewürz immer schnell zu Hand. Für die Vorratshaltung können Sie die Petersilie trocknen oder auch kleingeschnitten einfrieren, um sie ganzjährig in der Küche zu verwenden. Bei diesem Würzkraut werden nicht nur die Stängel und Blätter verwendet, sondern auch die Wurzel, die den Pastinaken fast zum Verwechseln ähnlich sieht. Petersilie ist reich an Provitamin A, Vitaminen der B-Gruppe, Vitamin C und enthält auch das wertvolle Vitamin E. Sie enthält außerdem Kalzium, Kalium, Phosphor, Schwefel und Eisen. Die Bioflavanoide und ätherischen Öle haben als Sauerstoffradikalfänger eine entzündungshemmende Wirkung. In der Kosmetik verwendet man die Petersilie als Haartonikum und für Gesichtsdampfbäder, besonders bei trockener Haut und Sommersprossen. In Form eines Aufgusses haben wir ein beruhigendes Augenbad. Bei Verstauchungen, Wunden und Insektenbissen wird die Petersilie in einem Umschlag als antiseptischer Verband eingesetzt.

Hildegard von Bingen erkannte in diesem Würzkraut eine große Heilpflanze, die durch ihre Inhaltsstoffe nicht nur Fieber mildert, sondern auch unser Herz und die Herzkranzgefäße von Ablagerungen reinigt.

Petersilienhonigwein (Herzwein)

- 1 l bester Rotwein
- ca. 10 Stängel glatte Petersilie
- 2 EL bester Rotweinessig
- ca. 80 g Honig

Den Wein mit der Petersilie und dem Essig in einen Topf geben und gute 10 Minuten sprudelnd kochen lassen. Dann den Honig dazugeben und das Ganze nochmals etwa 5 Minuten köcheln lassen.

Der Schaum wird nun abgeschöpft und der Wein durch ein Sieb geschüttet. Dann in die Flasche zurückfüllen und fertig ist der Herzwein.

ANWENDUNG & DOSIERUNG Für eine kurmäßige Anwendung des Herzweins sollten ca. 4–6 Wochen angesetzt werden. Diese eine Flasche reicht für 1 Woche. Man nimmt davon 3 × täglich 1 Likörglas nach dem Essen. Wenn man zusätzlich noch entwässern möchte, kann man etwas Petersilienwurzel mitkochen.

Um eine noch stärkere Durchblutung und Kräftigung des Herzmuskels zu erreichen, werden zu den angegebenen Zutaten noch Weißdorntropfen gegeben. Diese sind unter dem Namen Crataegus-Urtinktur in der Apotheke zu bekommen. Es genügen 25–30 Tropfen auf 1 Liter vom Petersilienhonigwein. Gesundheitsbewusste werden sich vielleicht daran stoßen, dass der Honig gekocht wird. Honig hat über 700 Wirkstoffe, wobei der Gehalt an Vitaminen verschwindend gering ist. Das Abkochen von Wein und Honig ist wichtig, da nur in der Siedehitze die wirksame Herzglykosid-Verbindung entstehen kann, die die zuverlässige Wirkung des Herzweins ausmacht.

Petersilien-Pesto

- 1–2 Bund glatte Petersilie
- 1 Knoblauchzehe
- 20 g schwarze Oliven ohne Stein
- 50 g geschälte Mandeln
- 1½ TL fein gehackte Orangenschalen
- Olivenöl
- Steinsalz
- Kubebenpfeffer

Die Petersilie waschen und trocken schütteln. Dann die Blätter abzupfen und 30 g abwiegen. Die Knoblauchzehe schälen und grob hacken.

Mit dem Stabmixer die Oliven, Mandeln, Orangenschalen, Petersilie und den Knoblauch pürieren. Tropfenweise Olivenöl dazu geben, bis sich alles gut vermischt hat.

Mit Steinsalz und Kubebenpfeffer abschmecken. In ein Schraubglas mit Deckel gefüllt und mit Olivenöl bedeckt, hält sich dieses Pesto ein paar Wochen im Kühlschrank.

Passt hervorragend zu Dinkelspaghetti. Dieses Essen ist blitzschnell fertig, wenn Sie einmal wenig Zeit zum Kochen haben.

Petersilien-Pesto

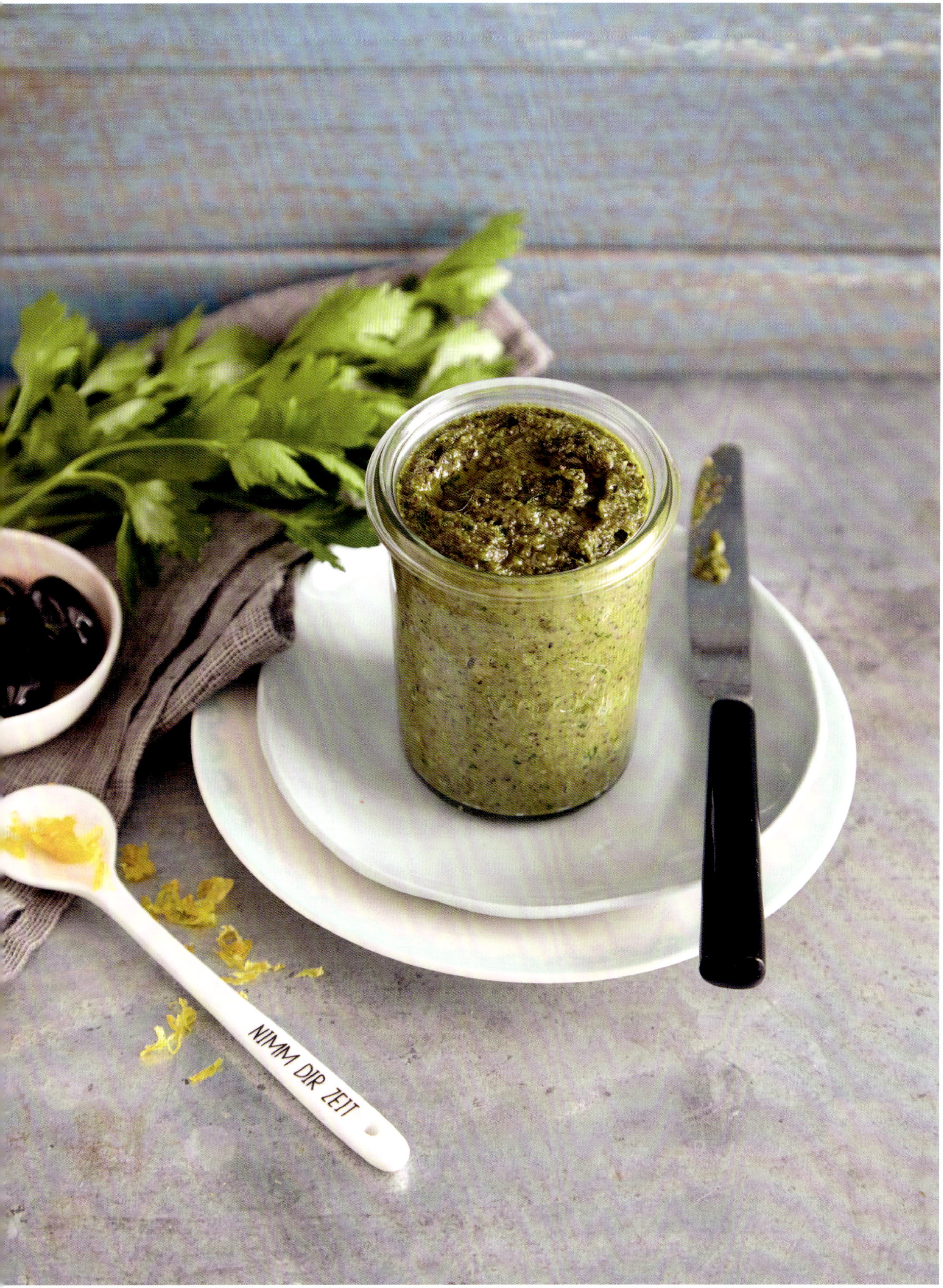
NIMM DIR ZEIT

Poleiminze

Allergieheilmittel

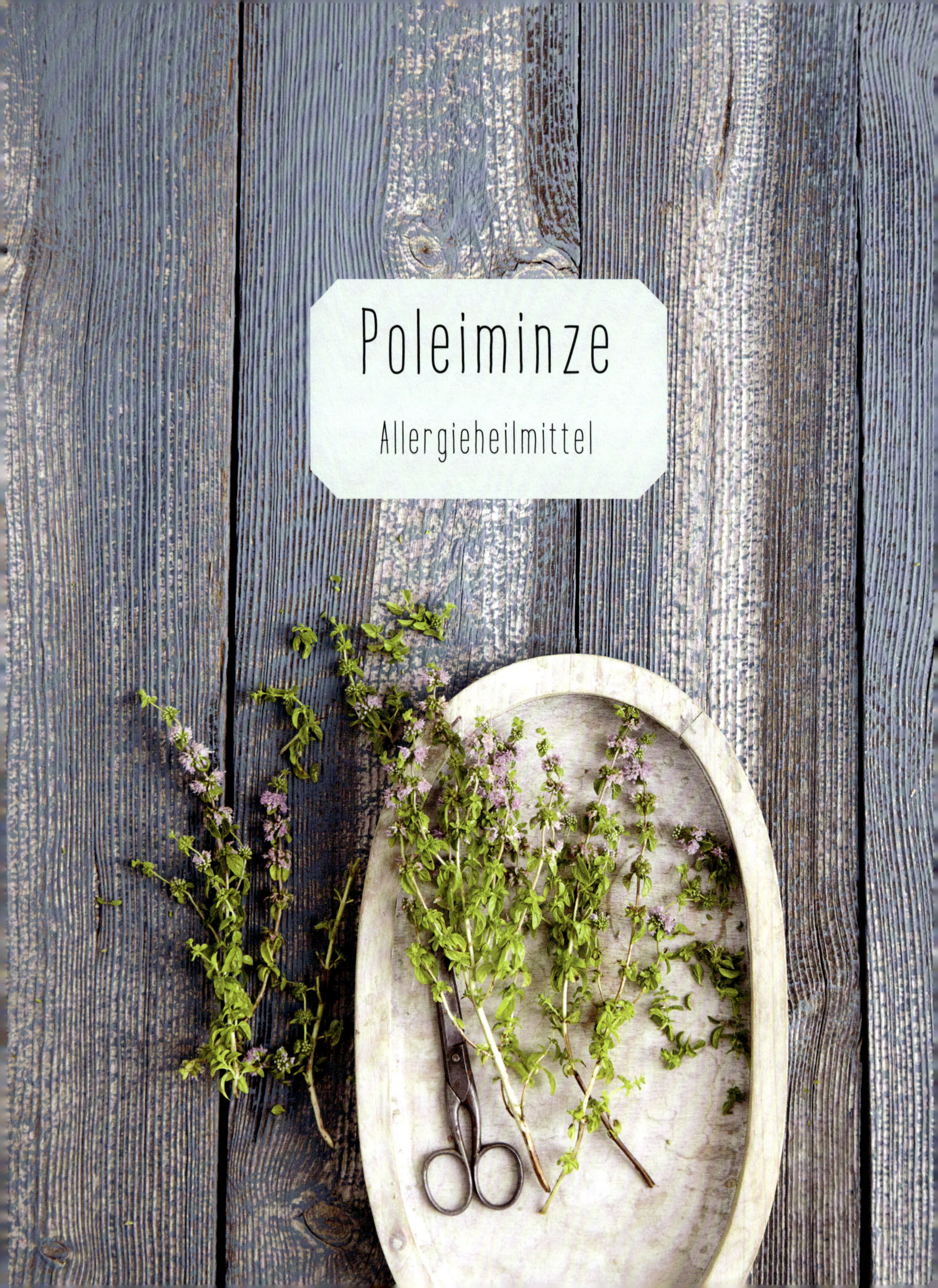

Mentha pulegium
Poleiminze

Fund- und Sammelorte: in Europa, im Halbschatten oder in sonnigen Lagen auf Wiesen, an Waldrändern, in feuchten, nährstoffreichen alkalischen Böden.

Verwendete Pflanzenteile: Blätter von Mai bis September.

Wirkung: Augenmittel bei Durchblutungsstörungen, beginnender Sehschwäche, beginnendem grauen Star, bei Gastritis, verschleimtem Magen, Aufstoßen, Sodbrennen, universelles Magenmittel, bei Helicobacter-Infektion.

Verwendung: Küchengewürz, Honig, Poleiminze in Teemischung.

Bereits in der griechischen Mythologie wurden Minzen hochgeschätzt. Minthe war einst eine von Hades geliebte Nymphe. Als Hades' Frau hinter die Liebschaft kam, verwandelte sie die Nymphe in ein duftendes Heilkraut. Im Mittelalter kannte man schon so viele Minzesorten, dass ein Mönch damals schrieb, er würde lieber die Funken eines Vulkans zählen. Mittlerweile gibt es wohl über 600 Varietäten und es werden ständig mehr. In Kochbüchern, Kochsendungen und Zeitschriften stößt man immer öfter auf »hippe« und ausgefallene Rezepte mit Minze.

Bei der Poleiminze haben wir es mit einer mehrjährigen Pflanze zu tun, die nur etwa 20–40 cm hoch wird und sich durch ihren eigenartigen Geruch von anderen Minzesorten unterscheidet. Sie verbreitet sich durch oberirdische Ausläufer schneller als Unkraut. Im August und September ziert sie sich mit kleinen violetten Blüten. Vor Hunderten von Jahren, als man noch nicht so wie heute auf Hygiene und Sauberkeit achtete, breiteten die Frauen, die vor den Stadttoren ihre Wäsche wuschen, die Betttücher auf der Poleiminze zum Trocknen aus. Der Duft der Poleiminze kam so in die Bettlaken, die man über Strohsäcke legte, und verscheuchte, zumindest für kurze Zeit, Läuse und Flöhe. Man streute auch die Polei großzügig in Hauseingängen aus, um den unangenehmen Geruch, entstanden durch das Auskippen der Nachttöpfe und vieler ungewaschener Menschen, zu vertreiben.

Hildegard von Bingen sprach der Poleiminze die Kraft von 15 Kräutern zu. Nämlich von Galgant, Zitwer, Gewürznelke, Ingwer, Basilienkraut, Beinwell, Lungenwurz, Osterluzei, Schafgarbe, Eberraute, Engelsüß, Odermennig, Stur, Storchenschnabel, Bachminze. Aufgrund der Inhaltsstoffe wie ätherische Ölen, Gerbstoffe und Bioflavonoide wirkt dieses Heilkraut krampflösend und blähungstreibend.

Poleiminzehonig

- 1 EL Poleiminzepulver
- 200 g Weinessig
- 200 g Honig

Honig und Essig in einem Schraubglas mit Deckel gut vermischen und dann das Poleiminzepulver gut daruntermischen.

ANWENDUNG & DOSIERUNG Vom Poleiminzehonig im Bedarfsfall täglich vor den Mahlzeiten mehrmals 1–2 TL schlürfen.

Hildegard von Bingen sah zwischen den Augen und dem Magen einen Zusammenhang. Wenn der Magen gut durchblutet ist, dann lässt die Sehkraft nach. Für viele Menschen war diese Kräuterpflanze schon das Heilkraut für die Stärkung der Sehkraft. In klinischen und pharmakologischen Studien hat man die stark durchblutungs- und gefäßerweiternde Wirkung der Poleiminze festgestellt.

Poleiminzetee

- 1 TL Fenchelsamen
- 1 TL Poleiminze
- 500 ml Wasser

Fenchelsamen und Poleiminze in einen Teebeutel geben und mit kochendem Wasser übergießen. Gut 5 Minuten ziehen lassen und dann den Tee genießen.

ANWENDUNG & DOSIERUNG In dieser Form haben wir mit der Poleiminze ein Allergieheilmittel. Wenn man bedenkt, wie viele Allergiker es heutzutage gibt, dann ist dieses Hausmittel doch sicherlich eine gute Möglichkeit, mit der Kraft so vieler Kräuter seine Allergien zu bekämpfen.

»... und pulverisiere Poleiminze und schütte dieses Pulver in Essig und Honig in gleichem Gewicht, und trinke es oft nüchtern, das heißt – suffe – (schlürfe), und es reinigt deinen Magen und erhellt deine Augen ...«

Poleiminzehonig

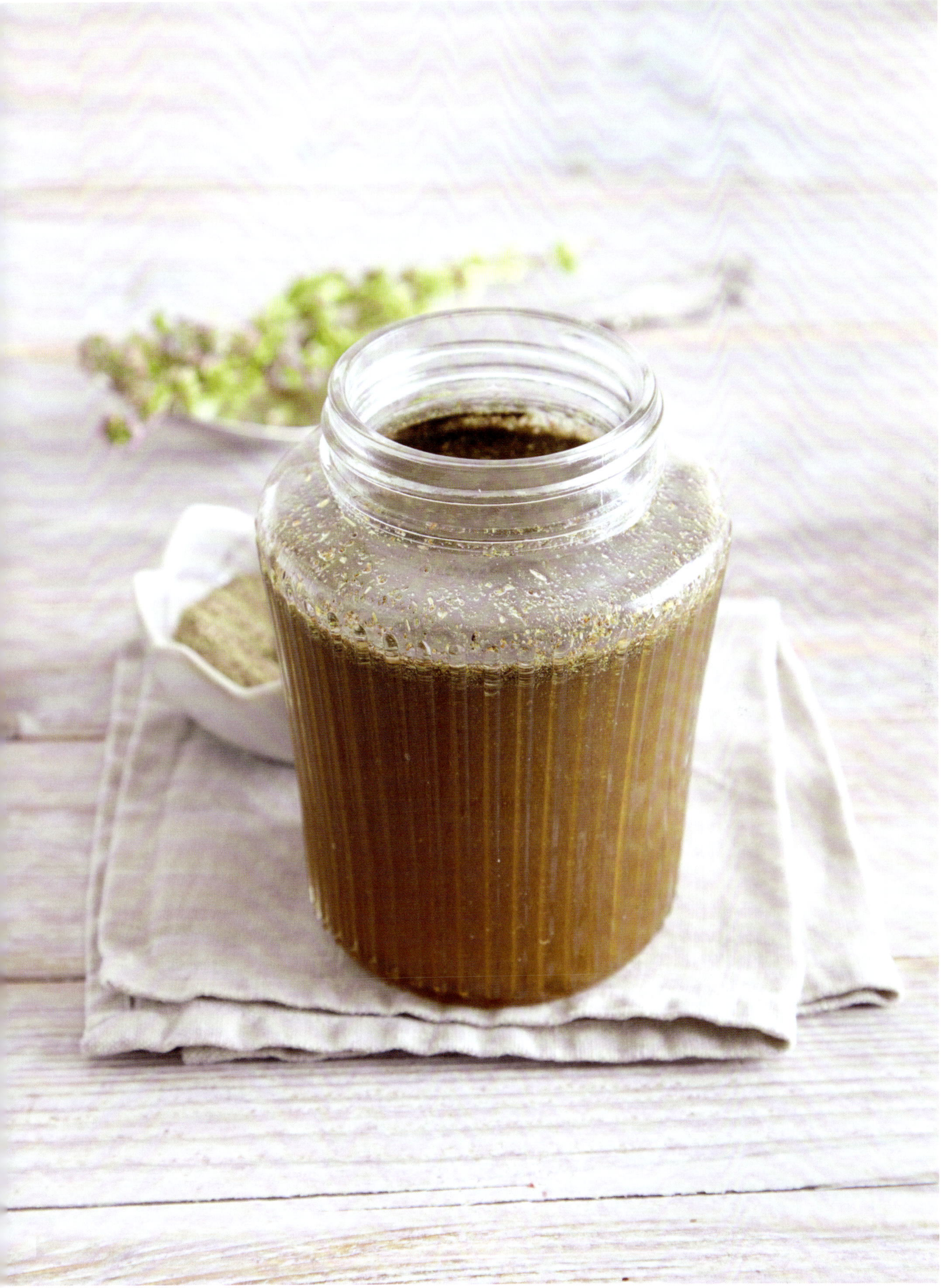

Quendel (Thymian)

Hautheilkraut

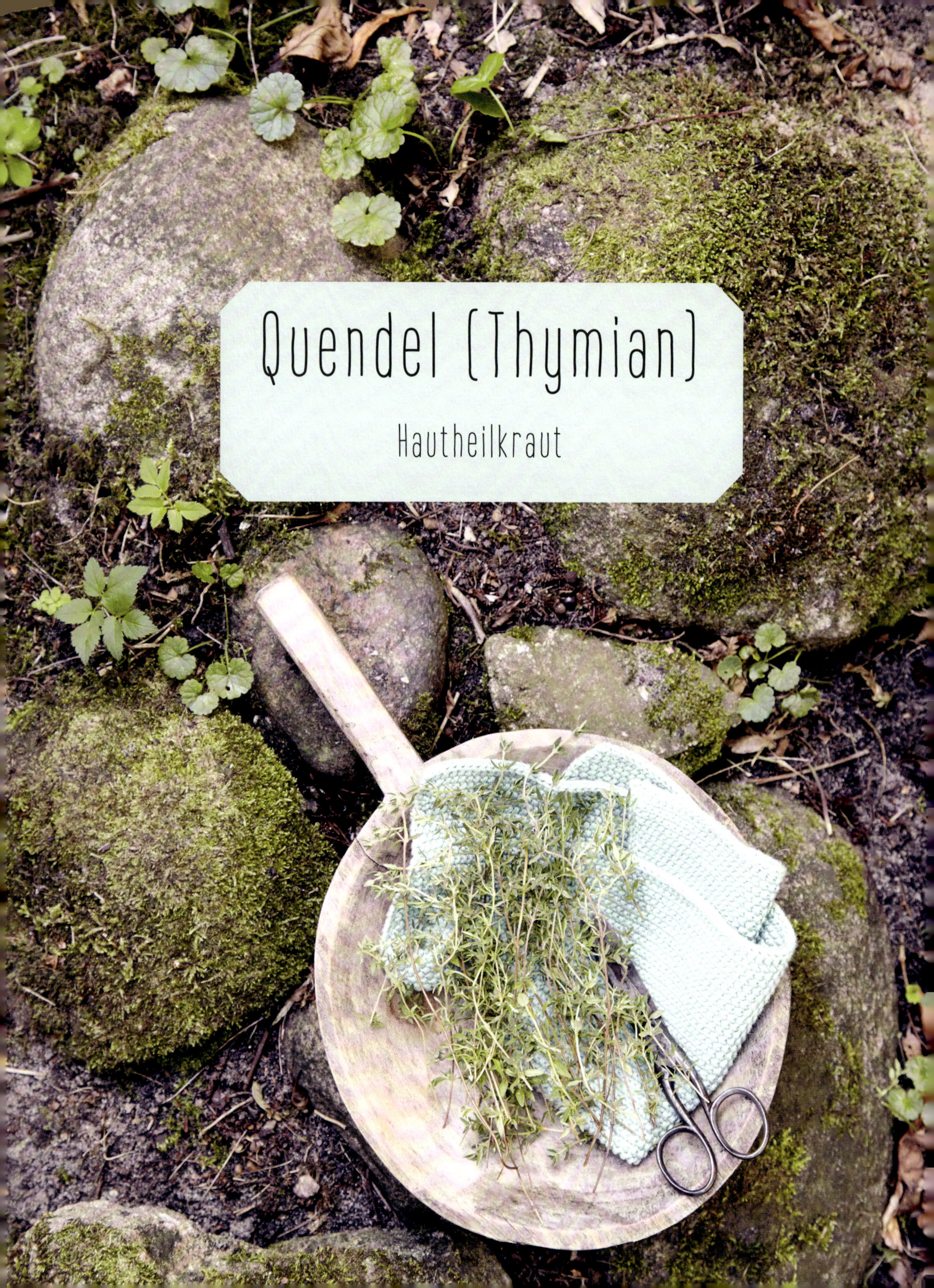

Thymus serpyllum
Quendel (Thymian)

Fund- und Sammelorte: Mittelmeerraum, bei uns an Böschungen, Feldrainen, Wegrändern, Gärtnereien.

Verwendete Pflanzenteile: Blätter und Blüten von Juni bis September.

Wirkung: bei Hauterkrankungen und Ekzemen jeder Art, zur Blutreinigung, bei Gedächtnisschwäche, Demenz, Atemwegsentzündungen.

Verwendung: Küchengewürz, Creme, Honig, Desinfektionsmittel, Tee.

Der Quendel erreicht eine Wuchshöhe von max. 25 cm und ist sehr anspruchslos, weswegen er auch gerne zur Bepflanzung von Dächern und Steingärten verwendet wird. Was er braucht, ist viel Sonne. In der Wärme der Mittelmeerländer zeigt er seinen Duft besonders stark.
Sie können den Quendel in Kräutergärtnereien kaufen. Zur Vermehrung kann man auch gut Stecklinge machen oder die Wurzeln teilen. Quendel ist eine der bekanntesten Mittelmeerkräuter und hat bei uns seit Jahrzehnten einen festen Platz als Würzmittel in unseren Küchen. Zwischen Juli und September schmückt sich der Quendel mit rosaroten Blüten und wird sehr gerne von Bienen angeflogen. Thymianhonig ist deshalb auch ein Honig, der als besonders fein gilt.
Diese Pflanze hat ätherische Öle mit antibakterieller, fungizider und antiviraler Wirkung. Das wussten bereits die Ägypter, die die antiseptischen und konservierenden Eigenschaften des Thymians zum Einbalsamieren brauchten. Auch heute noch verwendet man die gesundheitsfördernden Wirkstoffe dieser besonderen Pflanze im Haushalt, der Kosmetik und der Medizin.

Für Hildegard von Bingen war der Quendel das Hautheilkraut schlechthin. Sie beschrieb den Quendel folgendermaßen:

»... Und ein Mensch, der krankes Fleisch am Körper hat, der esse oft Quendel entweder mit Fleisch oder in Mus gekocht, und das Fleisch seines Körpers wird innerlich geheilt und gereinigt werden.«

Hier zeigt uns Hildegard die heilenden Wirkstoffe des Quendels bei Hauterkrankungen jeglicher Art. Auch hat sie erkannt, dass Hauterkrankungen von innen heraus heilen müssen, was uns wieder zu dem Umkehrschluss bringt, dass der Mensch ist, was er isst. Quendel ist in der Hildegardküche ein unverzichtbares Gewürz, das täglich bei den unterschiedlichsten Speisen zum Einsatz kommt. Wichtig ist auch, dass Quendel immer mitgekocht werden sollte, um die beschriebenen ätherischen Öle sowie Gerbstoffe, Bitterstoffe und Bioflavonoide zu lösen, damit sie ihre volle Wirkung entfalten können. Quendel als Gewürz stärkt nicht nur die Darmflora.

Quendelkekse

- 400 g Dinkelmehl (Type 630 oder 1050)
- 120 g Butter
- 50 g Rohrzucker
- 1 Prise Steinsalz
- 100 g gemahlene Mandeln
- 2 Eidotter
- 1 ganzes Ei
- 10 g Quendelkrautpulver

Alle Zutaten zu einem geschmeidigen Teig verkneten. Bei Bedarf noch etwas Wasser dazugeben. Den Teig ca. 2 cm dick auswellen und Plätzchen ausstechen.

Auf ein mit Backpapier belegtes Backblech legen und im vorgeheizten Backofen auf der mittleren Schiene bei ca. 200 °C in ca. 20 Minuten backen.

ANWENDUNG & DOSIERUNG Leckerei, die gegen Gedächtnisschwäche hilft.

Quendelkrauttee

- 1 EL Fenchelsamen
- 1 EL Quendelkraut
- 500 ml Wasser

Fenchelsamen und Quendelkraut in einen Teebeutel geben und mit dem kochenden Waser überbrühen. Gute 5 Minuten ziehen lassen und so warm wie möglich trinken.

ANWENDUNG & DOSIERUNG Dieser Tee weitet die Atemwege und hat sich besonders bei Allergien, Asthma und Atemwegsentzündungen bewährt.

Quendelcreme

- 30 g Quendelkraut vermahlen (Pulver)
- 100 g Ziegenfett oder Kokosbutter
- 10 ml Olivenöl

Eine Schüssel mit dem Fett ins Wasserbad stellen und zergehen lassen. Nach und nach das Quendelkrautpulver und das Olivenöl darunterrühren, bis eine homogene Masse entsteht.

Die Quendelcreme in ein steriles Schraubglas mit Deckel abfüllen und nach Gebrauch kalt stellen.

ANWENDUNG & DOSIERUNG Besonders bei rissiger und juckender Haut diese Creme mehrmals täglich gut einmassieren. Sie ist besonders hautverträglich und hat viele Menschen mit ihrer guten Wirkung vollkommen überzeugt.

Quendel-Haarspülung

- 1 Teil Quendelblätter
- 1 Teil Rosmarinnadeln

Die Blätter des Quendels und die Rosmarinnadeln in einem Topf mit Wasser mehrere Minuten kochen lassen. Kräuter abseihen und den Sud als Spülung nach der Haarwäsche verwenden.

ANWENDUNG & DOSIERUNG Sud als Haarspülung gegen Schuppen regelmäßig nach der Haarwäsche verwenden.

Quendel-Haarspülung

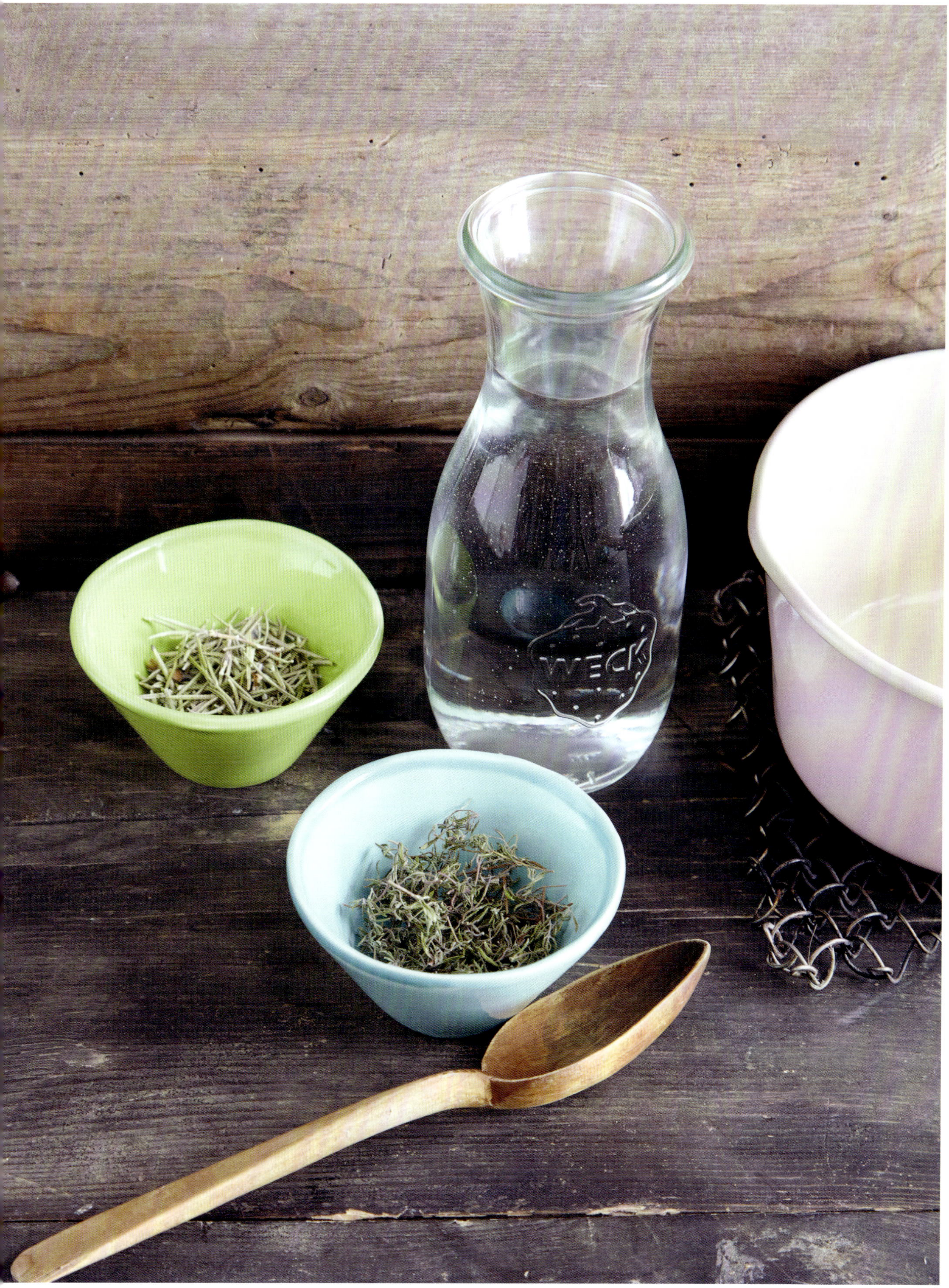
WECK

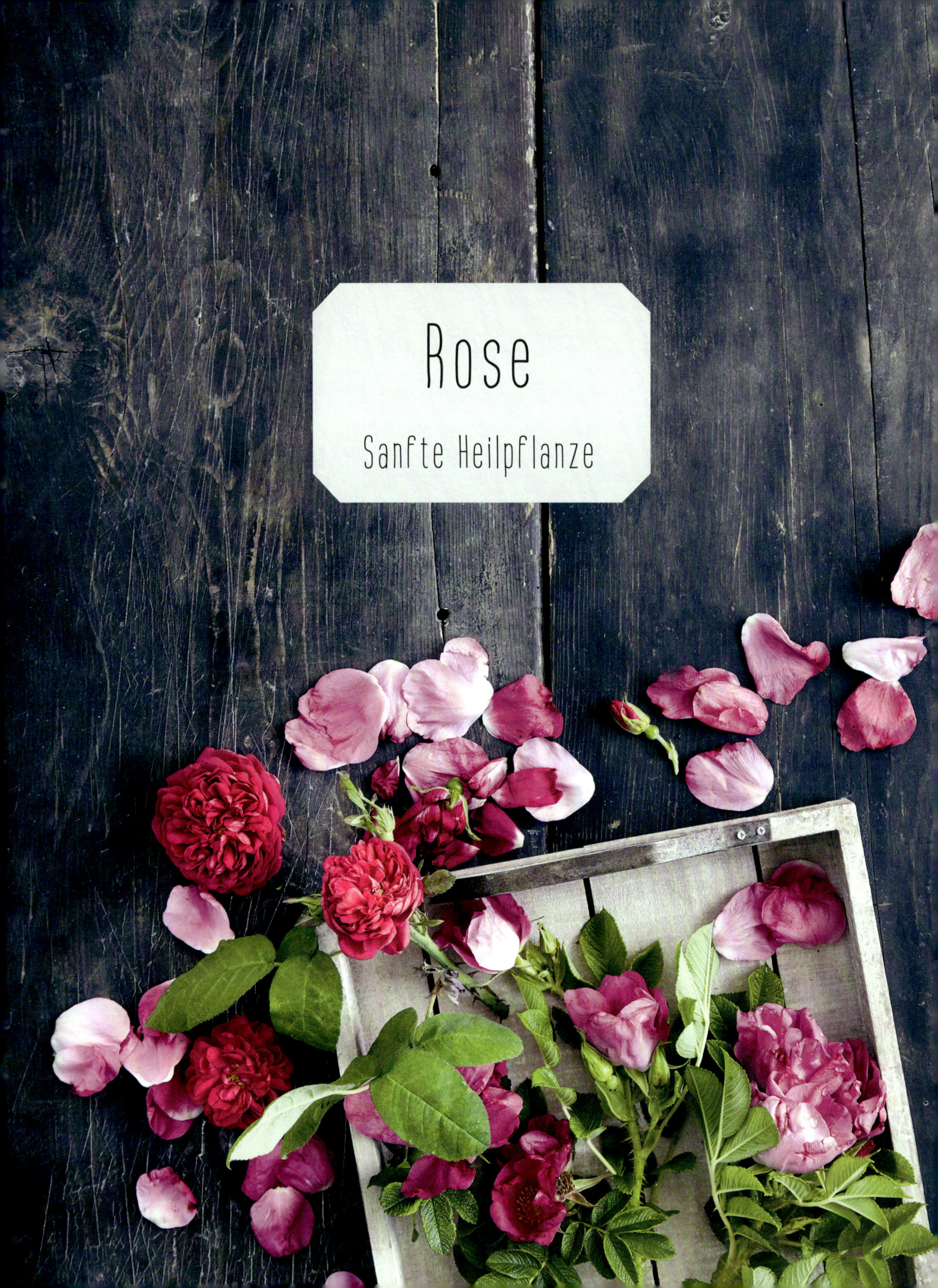
Rose
Sanfte Heilpflanze

Rosa centifolia
Rose

Fund- und Sammelorte: in Gärten, Parks, Gärtnereien.

Verwendete Pflanzenteile: Blüten und Blätter von Juni bis September.

Wirkung: klärt die Augen, bei Geschwüren und Krämpfen.

Verwendung: als Auflage, Tee, Massageöl, Salbe, Gewürz.

Ursprünglich kam die Rose aus Persien. Sie gilt bis heute als Königin der Blumen. Schon immer inspirierte sie Künstler und Liebende und ständig werden immer neue Rosensorten gezüchtet. Auch Kleopatra nutzte die Rose, um Antonius zu verführen, in Rom wurden Bankette mit Girlanden aus Rosen behängt. In vielen Gedichten und Liedern wird ihre Schönheit gerühmt. Die Heilkraft der Rose ist so sanft, dass sie zu den ungefährlichsten Heilstoffen gehört. Mit Rosenwasser verfeinert man die delikatesten Kuchen und Torten. Anderen Heilmitteln beigefügt, unterstreicht sie noch deren Wirkung. In alten Büchern findet man Hinweise, dass die Rosa centifolia aus der Rosa gallica herausgewachsen sei. Karl der Große, der seinerzeit festlegte, welche Kräuter und Pflanzen in einem Klostergarten angebaut werden sollten, hat die Rosa centifolia erwähnt. Die Rose liebt Sonne oder Halbschatten und einen gut drainierten Lehmboden. Sie kann eine Wuchshöhe von 1,2–2,4 Meter erreichen. Es gibt sie als Bodendeckerrose, Strauchrose, Kletterrose und Duftrose. Für Hildegard von Bingen war die Rose auf vielerlei Arten nützlich.

»Aber die Rose ist auch gut zu Tränken und Salben und zu allen Heilmitteln, wenn sie ihnen beigefügt wird, und sie sind umso besser, wenn ihnen etwas von den guten Kräften der Rose beigefügt wird, wenn auch wenig.«

Rosenmassageöl

- echtes Rosenöl (aus der Apotheke, sehr teuer)
- Olivenöl

Rosenöl und Olivenöl miteinander zu einer homogenen Masse verrühren.

Günstiger ist die Selbstherstellung. Dazu sind Geduld und Sauberkeit gefragt. Wir nehmen am besten ein Einwegglas mit Schnappdeckel. Zuerst gießen wir ca. ¼ l Olivenöl in das Glas und schichten dann Rosenblüten und Blätter (9 Teile Rosenblüten, 1 Teil Rosenblätter), klein geschnitten in das Glas. Sollte das Olivenöl nicht ausreichen, wird nachgefüllt. Zum Schluss sollte das Olivenöl ca. 3 cm über den Rosenblättern stehen. Glas verschließen und an die Sonne stellen. Täglich einmal durchschütteln. Nach einer Woche pressen wir das Rosenöl durch und füllen es in einen dunklen Glasbehälter, der an einem kühlen, dunklen Ort verwahrt wird.

ANWENDUNG & DOSIERUNG Dieses Öl eignet sich wegen seiner antibakteriellen, krampflösenden, zellregenerierenden Inhaltsstoffe zum Massieren besonders bei überanstrengter Muskulatur durch Gartenarbeit, Sport etc. Besonders die Damaszenerrose hat neben den wohlriechenden ätherischen Ölen auch noch Blütenfarbstoffe aus Bioflavonoiden.

Rosenblätterauflage

- 2–4 Rosenblätter, früh am Morgen gesammelt

Die Rosenblätter direkt nach dem Sammeln am Morgen auf die Augen legen.

ANWENDUNG & DOSIERUNG Diese Rosenblätterauflage 10–15 Minuten auf den Augen liegen lassen. Macht die Augen klar bei beginnender Sehschwäche.

»Die Rose ist kalt und diese Kälte hat eine nützliche Mischung in sich. Am frühen Morgen, oder wenn der Tag schon angebrochen ist, nimm ein Rosenblatt, lege es auf deine Augen. Es zieht den Saft, das Trieffen, heraus und macht sie klar.«

Rosenmassageöl

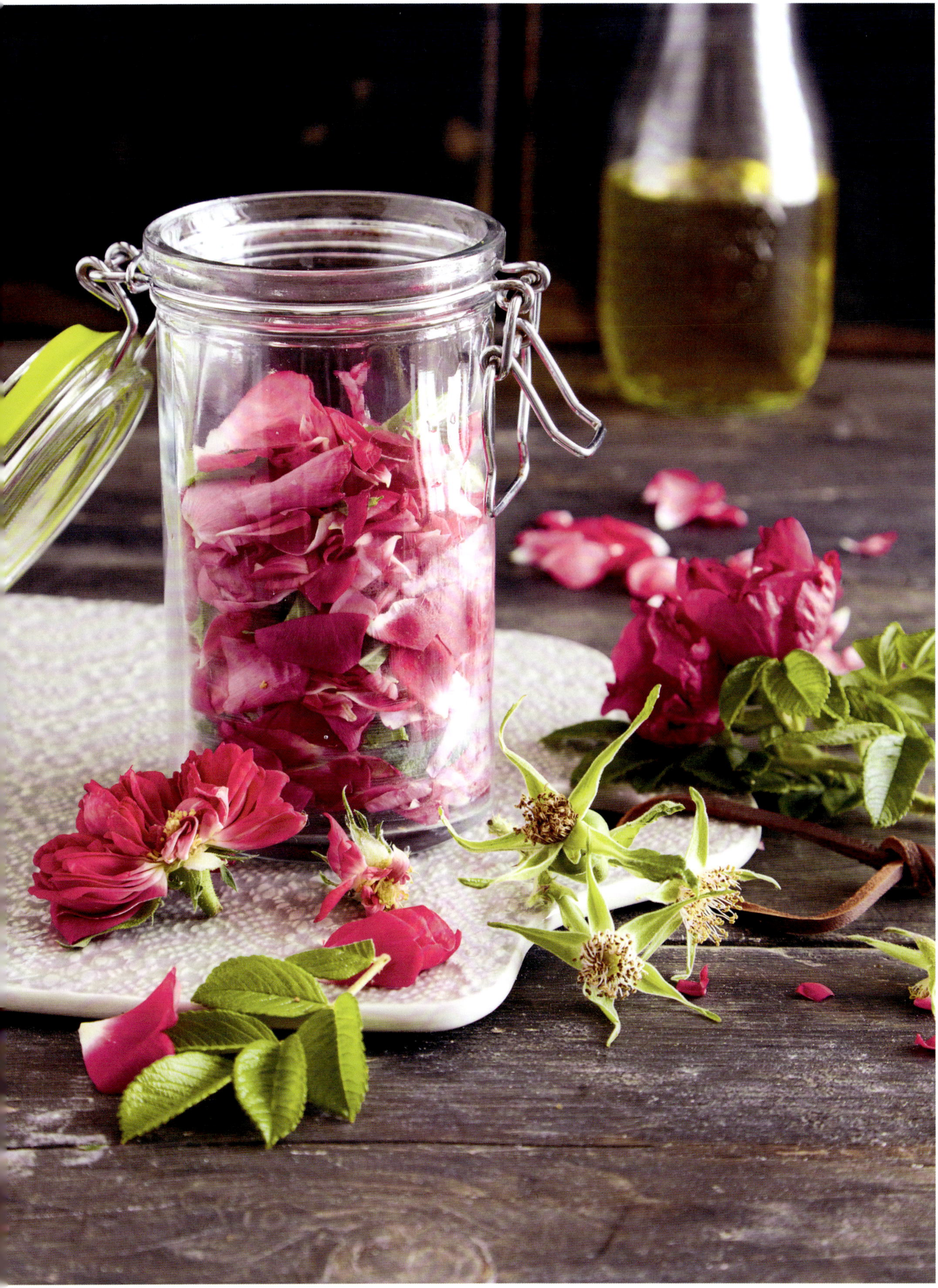

Rosenbowle

- 20 Blüten einer Duftrose
- 3 Bioorangen
- 2 l bester Rotwein
- 4 cl Rosenlikör (Apotheke)
- 150 g Rohrzucker
- ½ Vanillestange
- ½ Zimtstange
- 1 Flasche trockener Sekt
- 1 Flasche Mineralwasser

Die Rosenblüten vorsichtig waschen und abtropfen lassen. In einen Bowlekrug geben und den ausgepressten Orangensaft mit dem Rotwein und Rosenlikör über die Rosenblätter gießen.

Die Gewürze hinzufügen und ca. 5 Stunden zugedeckt ziehen lassen. Vor dem Servieren mit Sekt und Mineralwasser auffüllen.

ANWENDUNG & DOSIERUNG Ein sehr schmackhaftes Getränk für warme Sommerabende.

Rosenbutter

- 250 ml Butter
- 3–4 EL getrocknete Rosenblüten
- Steinsalz

Die Butter bei Zimmertemperatur stehen lassen, damit sie schön weich ist. Nun die Rosenblüten und das Salz nach Geschmack dazugeben und mit einer Gabel gut durchkneten und vermischen.

In ein passendes Gefäß geben und wieder in den Kühlschrank stellen.

ANWENDUNG & DOSIERUNG Ein etwas anderer Brotbelag, der immer wieder großen Anklang findet und lecker schmeckt.

Rosenbowle

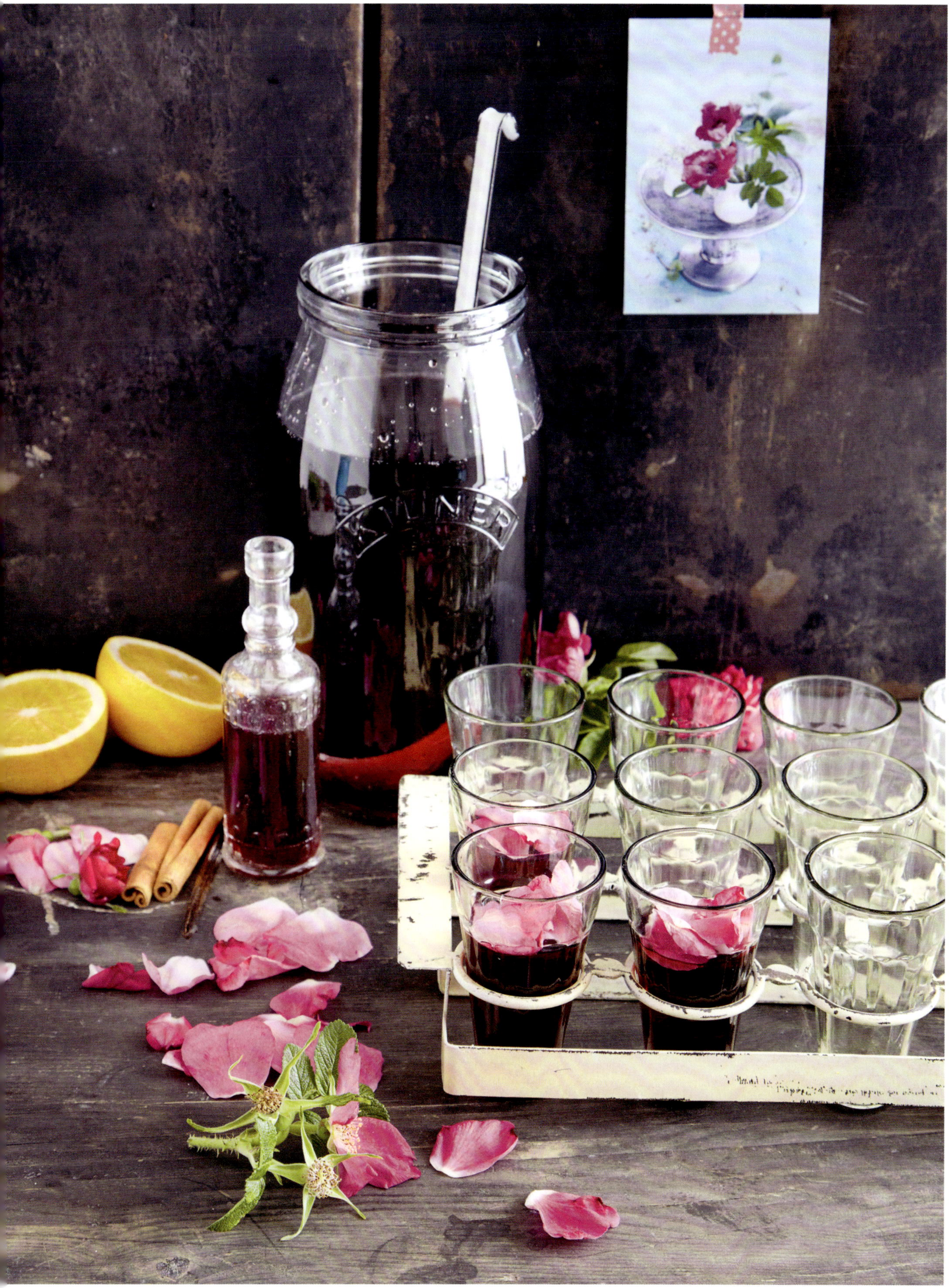
KILNER

Salbei

Hilft bei Blasenschwäche

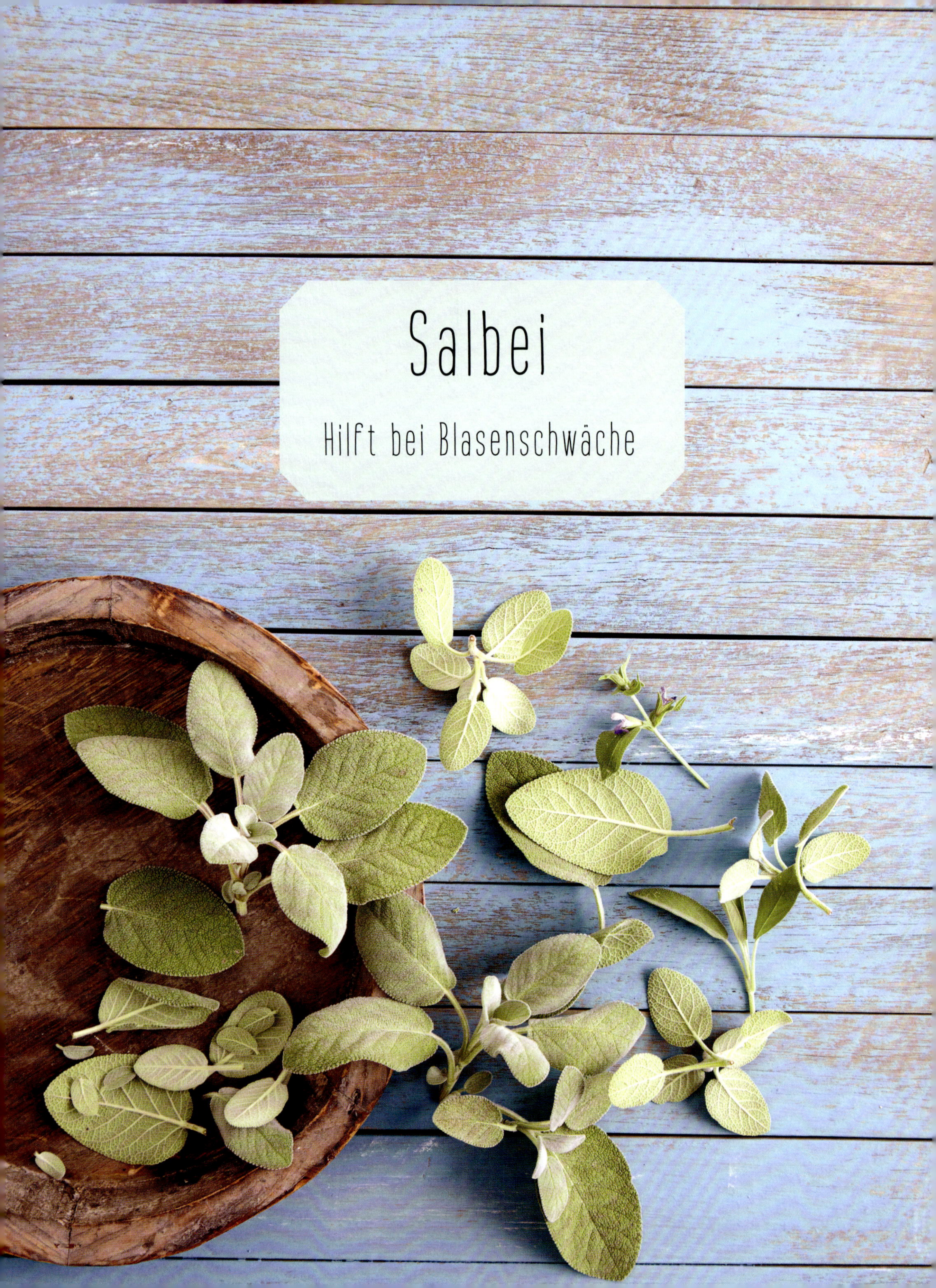

Salvia officinalis
Salbei

Fund- und Sammelorte: vollsonnige Lagen in Gärten, im Mittelmeerraum, Gärtnereien.

Verwendete Pflanzenteile: Blätter ganzjährig.

Wirkung: bei Bettnässen, übermäßigem Harndrang, Blasenschwäche, Reizblase, Umweltvergiftungen, Fäulnisstoffen bei Darmschleimhautentzündung, nach Lebensmittelvergiftung, bei Magengeschwür, Mundgeruch.

Verwendung: Tee, Gewürz, Kräuterwein.

Dieser ausdauernde Halbstrauch erreicht eine Höhe von 30–75 cm. Er benötigt einen nährstoffreichen, leicht trockenen, alkalischen Boden und liebt die Sonne. Im Sommer bekommt der Salbei kleine blaurote Blüten und zieht damit die Bienen an. Nach der Blüte sollte der Salbei zurückgeschnitten werden. Es ist ratsam, alle fünf Jahre einen neuen Salbeistock zu pflanzen, da der alte verholzt. Man kann sich aber auch mit Stecklingen neue Pflanzen ziehen.

Der Name Salbei stammt aus dem Lateinischen *(salvere)* und bedeutet so viel wie »gesund sein, sich wohl befinden«. Für die Römer war Salbei ein heiliges Kraut, die Chinesen schätzten im 17. Jahrhundert die Heilkraft dieser Pflanze so hoch ein, dass sie bei holländischen Händlern für eine Kiste Salbei drei Kisten Schwarztee boten. Insgesamt wurde der Salbei in vielen Erdteilen wegen seiner lebensverlängernden Eigenschaften gerühmt. Selbst im Volksmund haben sich schon Sprichwörter gebildet wie »Wo der Salbei gedeiht, ist eine starke Frau im Haus« oder »Gute Geschäfte und der Salbei wächst«. Auch in der Bibel wird berichtet, dass die Heilige Familie auf der Flucht nach Ägypten Schutz vor ihren Verfolgern unter einem Salbeistrauch fand. Ein Sträußlein Salbei soll angeblich verhindern, während der Sonntagspredigt einzuschlafen. Auch als Küchengewürz wird Salbei sehr gerne eingesetzt. Ein großer Koch soll einmal gesagt haben: »In der Oper des Kochens ist der Salbei eine schnell beleidigte und launische Primaballerina. Sie hat die Bühne am liebsten für sich.«

Bei Hildegard von Bingen ist der Salbei ein ganz besonders wichtiges Heilkraut, das bei verschiedenen Beschwerden eingesetzt wird. Salbei soll nach Hildegard Krankheitsursachen beseitigen. In ihrem Lehrbuch *Causae et curae* sowie in der *Physica* hat sie den Salbei als Reiniger der Säfte im Menschen, als boni humores, beschrieben, als Reiniger des Blutes, der Lymphe und der Hormondrüsen, in denen die Säfte gebildet werden.

Salbeitee

- ein paar frische Salbeiblätter
- 500 ml Wasser

Wasser und Salbei in einen Topf geben. Das Wasser mit dem Salbei ca. 5 Minuten kochen lassen. Die Blätter absieben und den Salbeitee in eine Thermoskanne geben.

ANWENDUNG & DOSIERUNG Mehrere warme Tassen Salbeitee am Tag trinken. Aus der wissenschaftlichen Phytotherapie wissen wir, dass Salbei eine reinigende Wirkung auf den Organismus hat, besonders bei Giften und Schlackenstoffen, die durch Umwelteinflüsse oder Fehlernährung entstehen.

Auch bei dieser Rezeptur zeigt uns Hildegard das Harnverhalten bei einem kalten Magen, wie sie es bereits bei der Poleiminze in Bezug auf die Sehkraft getan hat.

»Wenn jemand den Urin wegen der Kälte des Magens nicht halten kann, koche er Salbei in Wasser und seihe dies durch ein Tuch, und er trinke es oft warm, und er wird geheilt werden.«

Salbei als Gewürz

- 1 EL Salbeiblätter, frisch oder getrocknet und pulverisiert

Die frischen oder getrockneten Salbeiblätter aufs Brot streuen oder ans Essen geben.

Oder für die Gourmets: Nehmen Sie möglichst große Salbeiblätter und tauchen Sie diese in einen Pfannkuchenteig. Dann in heißem Butterschmalz ausbacken. In dieser Form sind die Salbeiblätter eine Bereicherung für jeden Salatteller in Form einer Vorspeise.

ANWENDUNG & DOSIERUNG Einmal täglich Salbei wie beschrieben als Gewürz verwenden.

»... roh und gekocht ist er für jenen gut zu essen, den schlechte Säfte plagen, weil er diese unterdrückt. Nimm aber Salbei, pulverisiere ihn und iss dieses Pulver auf Brot, und es vermindert den Überfluss der schlechten Säfte in dir.«

Salbeitee

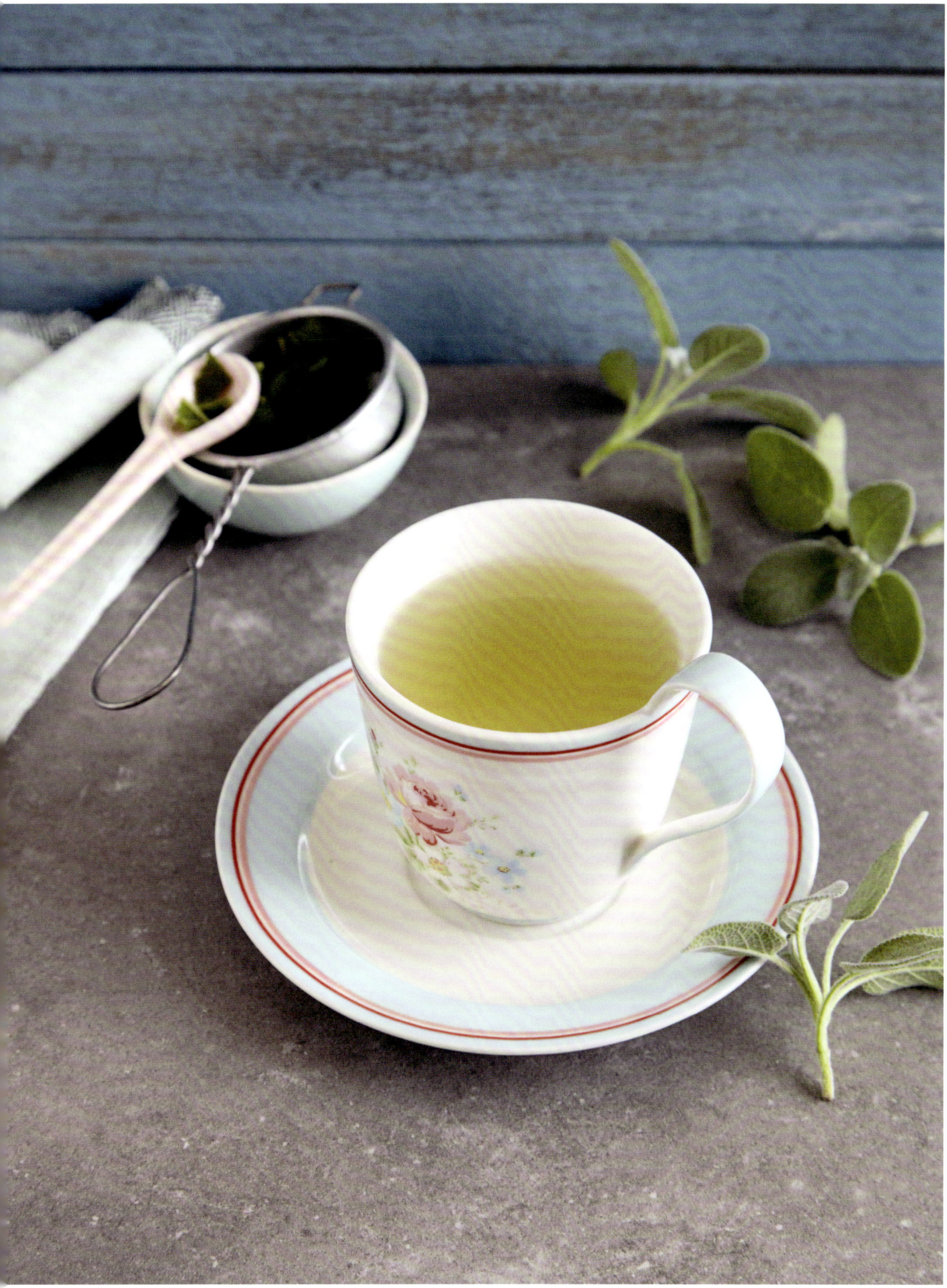

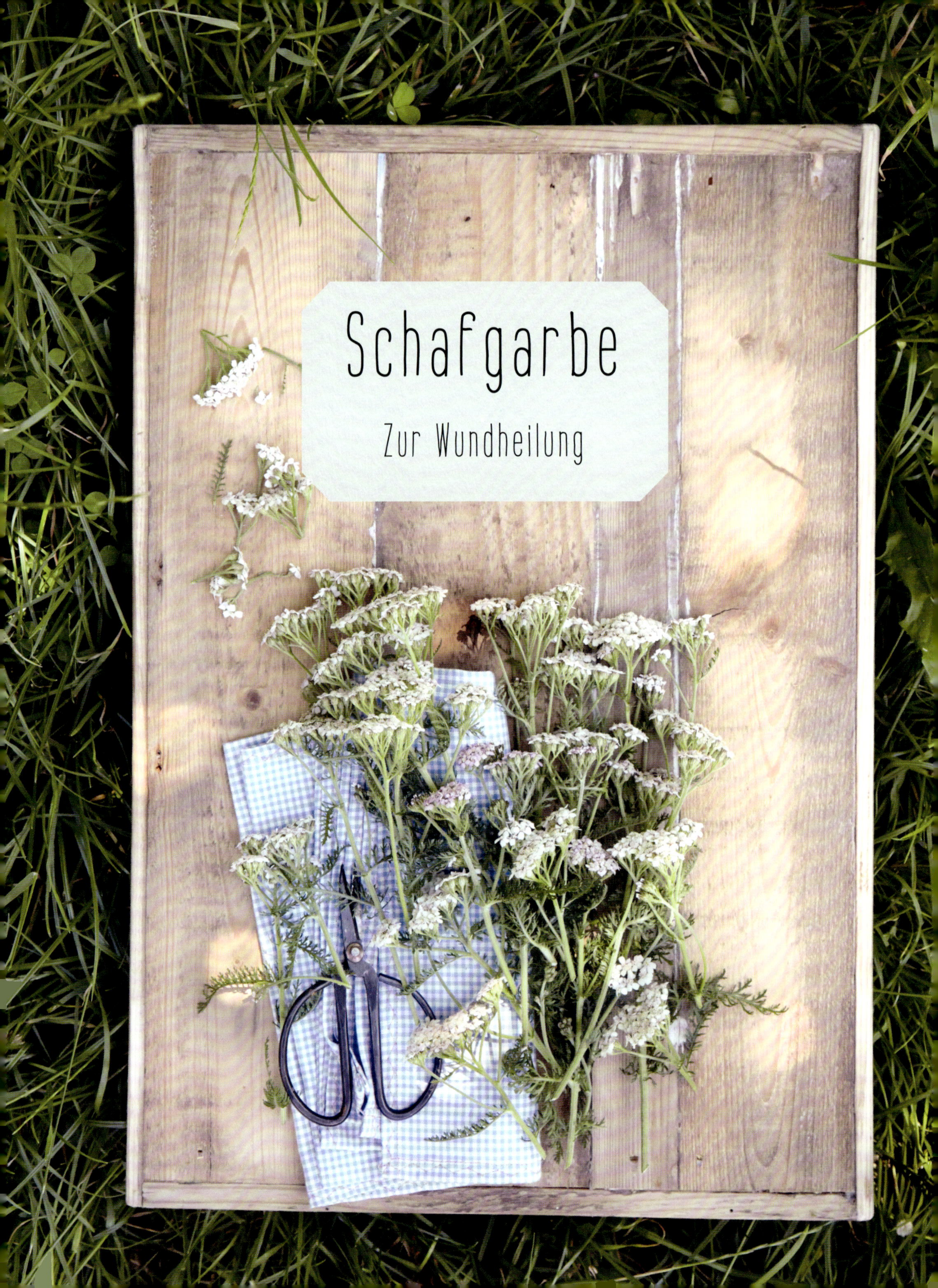
Schafgarbe
Zur Wundheilung

Achillea millefolium
Schafgarbe

Fund- und Sammelorte: sonnige Lagen, auf mäßig feuchten Wiesen, Wegrändern.

Verwendete Pflanzenteile: Kraut und ganze Pflanze von Mai bis Oktober.

Wirkung: zur Wundheilung, bei Zahnschmerzen, zur Verhinderung von Sepsis, vor Operationen, bei offenem Bein, Bestrahlungsschäden, offenem Krebsgeschwür, Neurodermitis, Ekzem, Schuppenflechte, gequetschten, gerissenen oder gebrochenen Knochen.

Verwendung: Tee, Kräuterauflage, Kompresse, Kräuterwein.

In dieser unscheinbaren Pflanze verbergen sich große Kräfte. Sie kann bis zu 60 cm hoch werden und bekommt zwischen Juni und Oktober weiße Blüten. Weil sie meist auf Schafweiden zu finden ist, hat sie ihren Namen Schafgarbe bekommen. Der lateinische Name Achillea soll auf die Schlacht von Troja zurückgehen, als Achilles von der Heilkraft dieser Pflanze erfuhr und alle seine Krieger damit behandelte. Für die Druiden waren die Stängel der Schafgarbe heilig, sie benutzten sie, um das Wetter vorauszusagen. In China wurde die Schafgarbe zum Wahrsagen benutzt. Für den Gartenliebhaber sei gesagt, dass die Kraft der Schafgarbe darin liegt, mit einem einzigen Blatt die Verrottung eines ganzen Schubkarrens voll rohen Komposts extrem zu beschleunigen. Pflanzen, die in unmittelbarer Nähe wachsen, werden durch die Ausscheidungen der Wurzel widerstandsfähiger gegen Krankheiten und Schädlingsbefall. Für viele Menschen, die sich noch an alte Hausmittel erinnern, gehört die Schafgarbe zu den Kräutern, die bei Zahnschmerzen eingesetzt werden. Für Hildegard von Bingen war die Schafgarbe das Grundheil. Schon allein der Inhaltsstoffe dieser Pflanze wegen, die nicht nur wundheilend und infektionshemmend, sondern auch krebshemmend sind: Bioflavonoide, die stressbedingte Sauerstoffradikale einfangen und beseitigen. Das enthaltende Vitamin P ist in der Lage, brüchige Kapillargefäße zu reparieren. Hildegards genaue Beschreibung dieser Heilpflanze lautet wie folgt:

»Wer aber im Körperinnern eine Wunde erhielt, sei es, dass er durch Spieße verwundet oder dass er innerlich zusammengeschnürt wurde, der pulverisiere Schafgarbe und trinke jenes Pulver in warmem Wasser. Und wenn es ihm bessergeht, dann nehme er dieses Pulver in warmem Wein, bis er geheilt wird.«

Schafgarbentee

- 500 ml Wasser
- 1 EL Schafgarbe

Die Schafgarbe ins Wasser geben und ca. 3 Minuten kochen lassen. Abseihen und den Tee über den Tag verteilt trinken.

ANWENDUNG & DOSIERUNG Wenn eine Operation bevorsteht, ist es ratsam, eine Woche vorher und ca. 14 Tage danach täglich Schafgarbentee zu trinken, um die Wundheilung zu beschleunigen. Auch hat sich die Schafgarbe bestens zur Vorbeugung gegen eine Sepsis bewährt. In der Krebstherapie bewahrt die Schafgarbe die Menschen vor Strahlenschäden. Bei offenen Beinen innerlich mit Schafgarbentee und äußerlich mit einer warmen Kräuterkompresse aus Schafgarbenkraut behandeln.

Schafgarbenkompresse

- Schafgarbe
- Wasser

Schafgarbe in Wasser kochen, abseihen und ein Baumwoll- oder Leintuch in diesem Kräutersud tränken.

Warm als Kompresse eine halbe Stunde bis eine Stunde über die Wunde legen. Den Vorgang mehrmals am Tag wiederholen.

ANWENDUNG & DOSIERUNG Diese Anwendungen, Tee und Kompresse in Kombination, sind besonders bei offenen Beinen, schlecht heilenden und eiternden Wunden ratsam. Auch bei gequetschten, gerissenen oder gebrochenen Knochen sowie Hauterkrankungen wie Schuppenflechte, Ekzemen oder Neurodermitis anzuwenden.

Schafgarbenkompresse

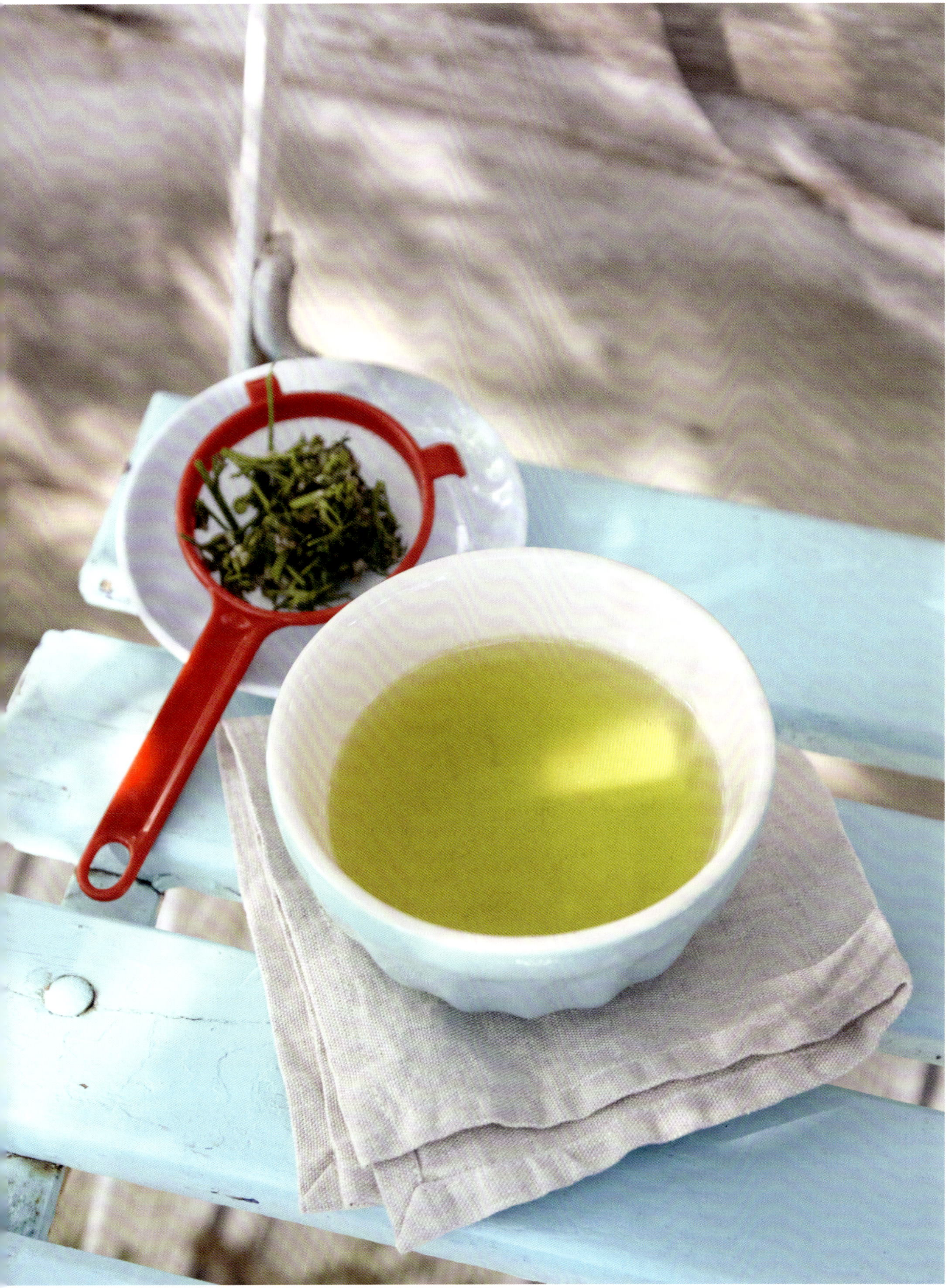

Veilchen

Birgt vielfältige Heilkräfte

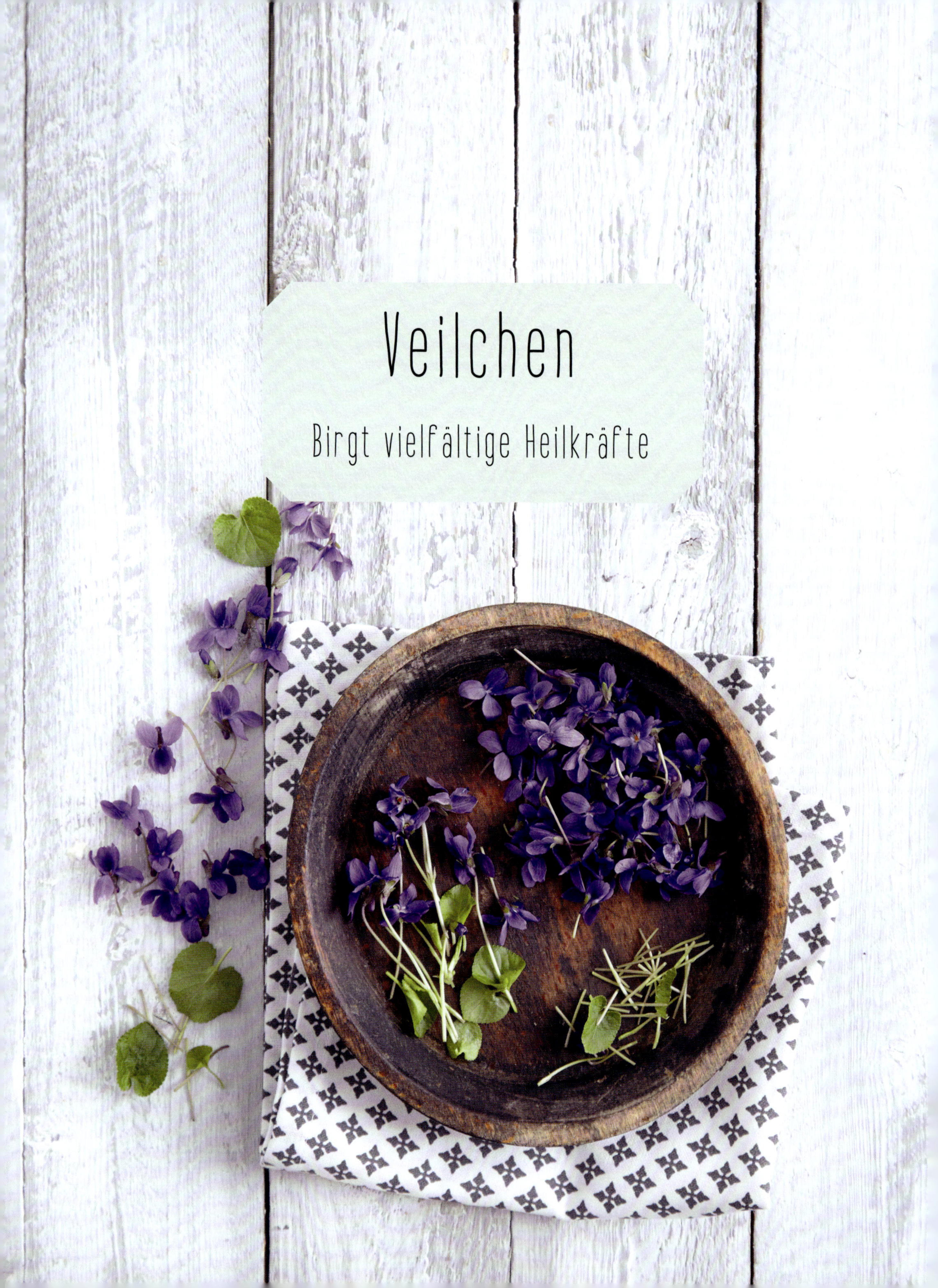

Viola adorata
Veilchen

Fund- und Sammelorte: im Halbschatten unter Bäumen und Sträuchern.

Verwendete Pflanzenteile: Blüte und Blätter, Wurzel von April bis Anfang Juni.

Wirkung: bei Zysten, Geschwüren, Brustknoten, Myom, Narben, Kopfschmerzen, Augentrübung, Hämatom, als Abführmittel.

Verwendung: Salbe, Hautöl, Tee, Kräuterwein.

Dieses ausdauernde Pflänzchen wird etwa 20 cm hoch und liebt einen nährstoffreichen und feuchten Boden. Man kann das Veilchen gut mit Ausläufern vermehren. Es versämt sich nicht so gut, da viele der frühen Blüten nicht bestäubt werden. Wie so oft duften nur die Veilchen in freier Natur so stark, nicht aber die Hauspflanzen.
Viele Geschichten und Mythen ranken sich um diesen reizenden Frühlingsboten mit seinem betörenden Duft. Die Perser gaben ihm den Namen »Rosenprophet«, weil es den süß duftenden Rosen den Weg bereitete. In Byzanz meinte ein Hofarzt um 400 n. Chr., man sei das ganze Jahr über vor Krankheit geschützt, wenn man die ersten Veilchen des Lenzes anfasse. Im Altertum galt das Veilchen als Blume der Unschuld und der Jungfrauen. Bei den Griechen war es ein Fruchtbarkeitssymbol. Die Römer liebten den Wein, der aus Veilchen hergestellt wurde. Ob als Parfüm im viktorianischen Zeitalter oder in Gedichten von Homer bis Shakespeare verewigt, das Veilchen wurde immer mit Liebe erwähnt und als tröstend empfunden.
Die beschriebene Veilchensalbe ist eines der besten Heilmittel der Heiligen Hildegard mit einem großen Anwendungsspektrum:

»Und wenn jemand Kopfweh hat oder wessen Fleisch die Krebse zerfressen oder wenn er irgendwelche Geschwüre in seinem Körper hat, dann nehme er Veilchensaft und zum dritten Teil dieses Saftes Olivenöl, und gemäß der Menge des Veilchensaftes Bockstalg, und dies bringe er gleichzeitig in einem neuen Topf zum Sieden und bereite eine Salbe. Und wer Kopfweh hat, der salbe damit die Stirne in der Quere, und es wird ihm bessergehen. Aber wo auch der Krebs und andere Geschwüre einen Menschen zerfressen, soll darüber gesalbt werden, und sie werden sterben, wenn sie davon gekostet haben.«

Veilchenkräuterwein

- ca. 15 g Veilchenblätter und -blüten
- 5 g Galgantwurzel
- 15 g Süßholzwurzel
- ca. 1½ l bester Rotwein

Den Wein zusammen mit den Veilchenblättern und -blüten in einen Topf geben und gute 5 Minuten kochen lassen.

Dann die Galgantwurzel und die Süßholzwurzel beifügen und das Ganze nochmals kochen lassen. Die Gewürze abseihen und den Wein in sterile Flaschen füllen.

ANWENDUNG & DOSIERUNG Von diesem Wein nimmt man 3 × täglich 1 Likörgläschen voll. Dieses Kräuterelixier hat sich besonders bei melancholischen und depressiven Menschen bewährt, die keine Freude mehr am Leben haben.

Veilchensirup

- ca. 5 g frische Veilchenblüten
- 75 ml siedendes Wasser
- 75 g Rohrzucker

Das Wasser und die Veilchenblüten zum Sieden bringen. Zugedeckt 24 Stunden ziehen lassen. Die Blüten abseihen und das Wasser mit dem Zucker erwärmen, bis er sich aufgelöst hat (nicht kochen, damit die Farbe erhalten bleibt).

Den Veilchensirup abkühlen lassen und in eine Glasflasche füllen. Der Sirup eignet sich zum Verfeinern von Süßspeisen oder auch hervorragend mit Wasser verdünnt als Schorle.

»Und wenn jemand durch Melancholie und Verdruss in seinen Gedanken niedergedrückt wird und dadurch die Lunge schädigt, der koche Veilchen in reinem Wein und seihe durch ein Tuch, und diesem Wein gebe er Galgant bei sowie Süßholz nach Belieben, und so mache er einen Klartrank und trinke, und es unterdrückt die Melancholie und macht ihn froh und heilt seine Lunge.«

Veilchensirup

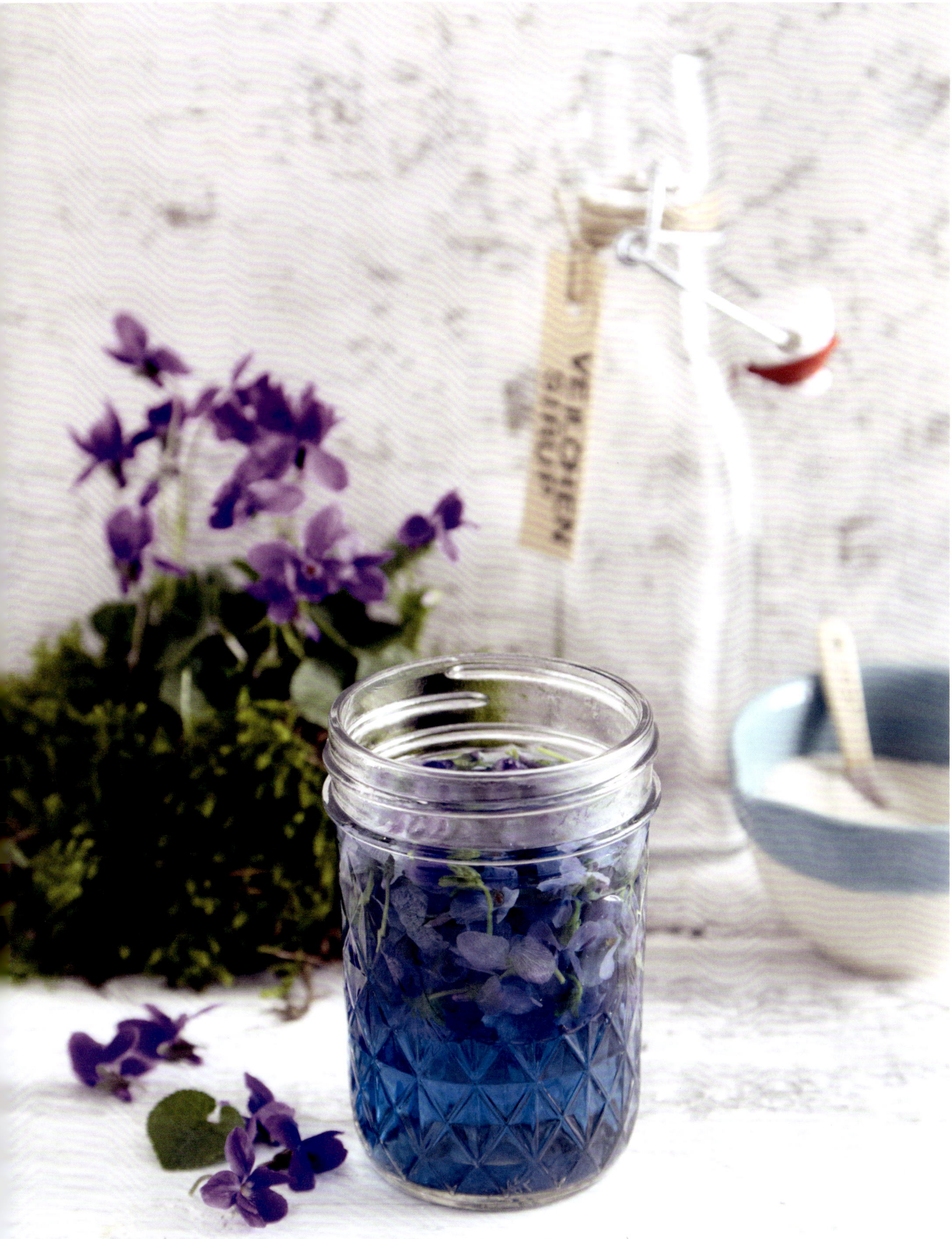

Veilchensalbe

- 30 g Veilchensaft gepresst aus Blättern und Blüten
- 10 g Olivenöl
- 30 g Ziegenfett (z. B. beim Metzger nachfragen)
- 5 Tropfen Rosenöl

Alle Zutaten in einen Topf geben. Bei kleiner Hitze schmelzen lassen und gut vermischen. Diese Salbenmischung in einen Glastiegel geben, gut verschließen und kühl lagern.

ANWENDUNG & DOSIERUNG Die Veilchensalbe hat ein breites Anwendungsspektrum. Die von Hildegard als Würmer bezeichneten Krebszellen sterben anscheinend durch das Veilchen ab. Bei vielen Krebspatienten hat sich diese Wirkung bestätigt. Auch Narben, seien sie noch so alt, verschwinden durch das Auftragen der Veilchensalbe fast ganz. Viele Menschen, die beispielsweise Blutverdünner nehmen müssen und häufig Hämatome bekommen, weil sie sich gestoßen haben, sind begeistert vom schnellen Verschwinden der blauen Flecke, wenn Veilchensalbe aufgetragen wurde. Bei Schwellungen aller Art oder bei Kopfschmerzen durch Stirnhöhlenentzündung haben sich die Wirkstoffe des Veilchens ausgezeichnet bewährt. Mit der Veilchensalbe haben wir eines der wirksamsten Heilmittel, was auf seine besonderen Inhaltsstoffe zurückzuführen ist. Im Blütenöl befindet sich ein ätherisches Öl als Antioxidans und Radikalfänger mit starker antiseptischer, antiviraler und antimykotischer Wirkung. In seiner entzündungshemmenden Wirkung braucht sich das Veilchen nicht hinter einer Kortisonsalbe zu verstecken. Die von Hildegard beschriebene Wirkung bei Krebs könnte auf das enthaltene Alkaloid Violin zurückzuführen sein.

Veilchenöl

- 1 Handvoll Veilchenblätter und -blüten
- 250 ml Olivenöl

Das Olivenöl in einem Topf erhitzen und die Veilchenblätter und -blüten darin sieden. Das Ganze abseihen und das Veilchenöl in eine kleine Glasflasche füllen. Kühl und dunkel aufbewahren.

ANWENDUNG & DOSIERUNG Besonders bei beginnender Sehschwäche haben wir mit dieser Rezeptur die Möglichkeit, wieder zu bester Sehkraft zu gelangen. Dass das Veilchenöl auch sehr wirkungsvoll bei Flechten ist, konnte bei einer Kundin von mir festgestellt werden, die jahrelang ein offenes Bein hatte und mit Tee und Kompressen von Schafgarbe und dem Einreiben der schon wie abgestorben aussehenden Hautstellen mit Veilchenöl ihre Gesundheit wiedererlangte. Das Bein heilte komplett zu und die Haut war wieder rosig durchblutet. Jahrelang angewandte schulmedizinische Medikamente führten in diesem Fall nicht zum gewünschten Erfolg.

»Und abends salbe mit diesem Öl um die Augenlider und deine Augen, jedoch so, dass es die Augen inwendig nicht berührt, und es wird die Verdunkelung der Augen vertreiben.«

Veilchensalbe

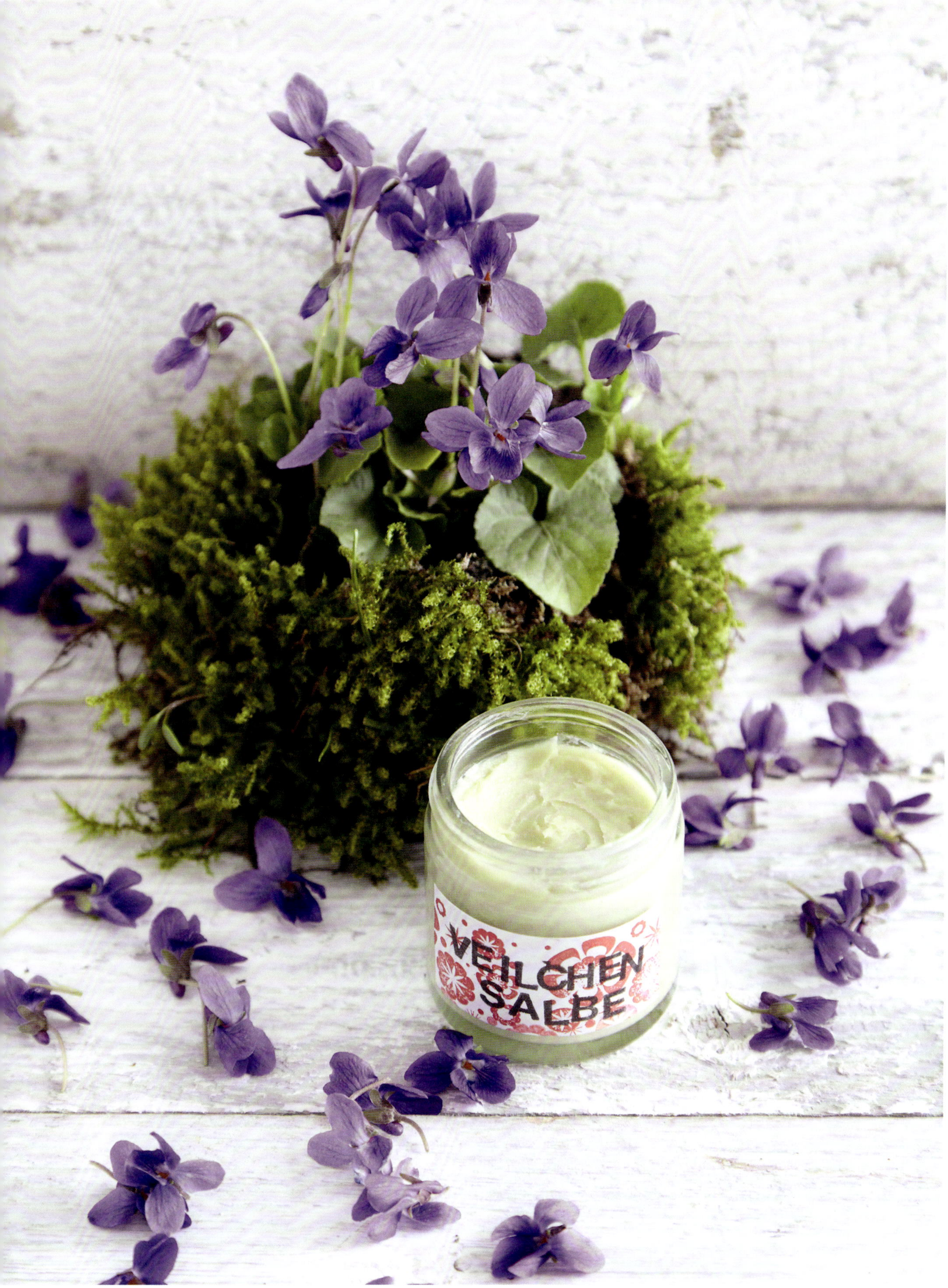
VEILCHEN
SALBE

Wermut

Hildegard-Schmerzmittel

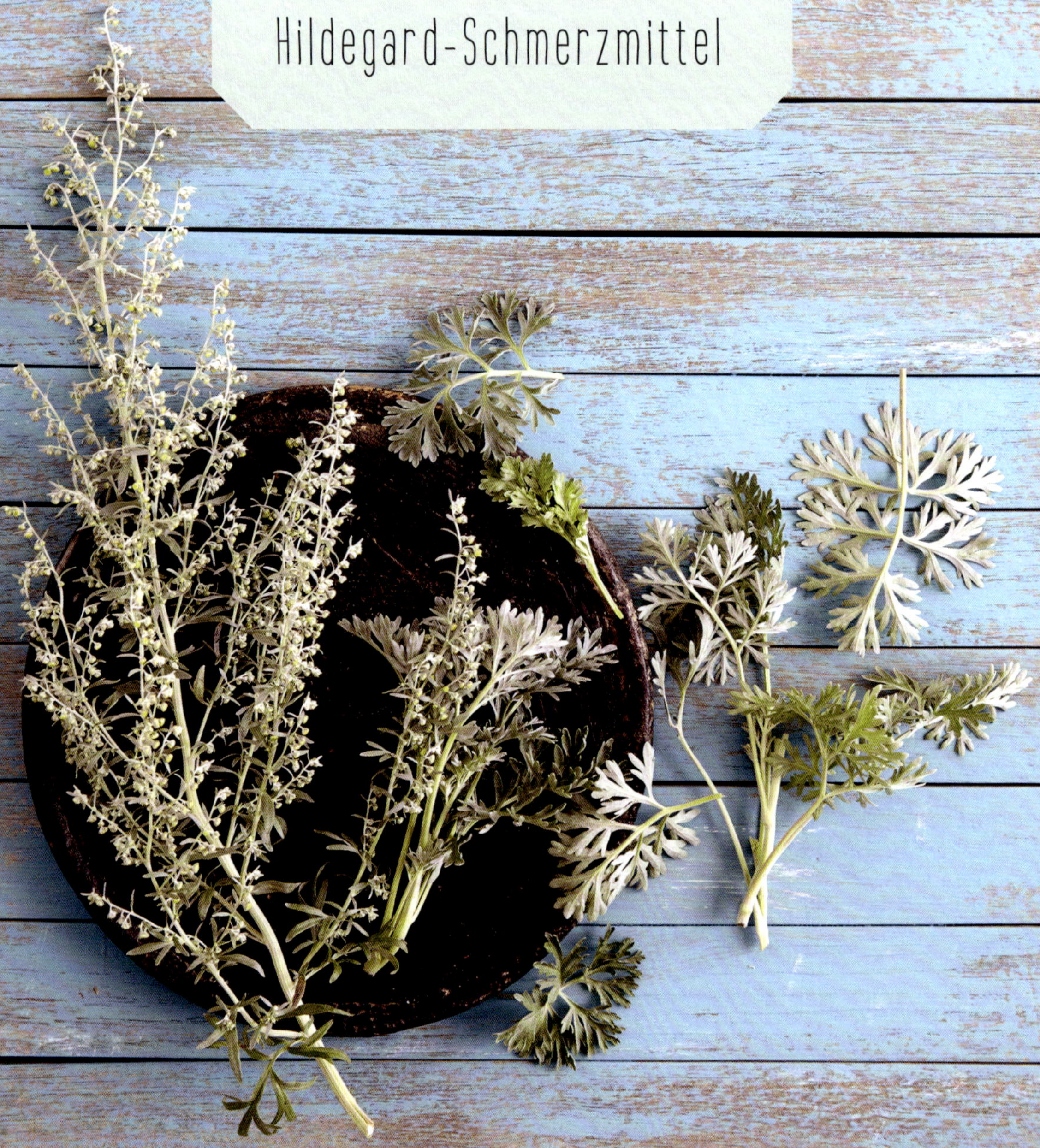

Artemisia absinthum
Wermut

Fund- und Sammelorte: vollsonnige Lagen, Gärten.

Verwendete Pflanzenteile: Blatt von Mai bis Juli.

Wirkung: bei Rheuma, Gicht, Kopfschmerzen, Husten, Bronchitis, Rippenfellentzündung, als natürlicher Grippeschutz, bei Energielosigkeit, Kraftlosigkeit, Zahnschmerzen, gegen Ungeziefer.

Verwendung: Kräuterwein, Salbe, Hautöl, Zahnwein, zerriebene Blätter.

Der Wermut ist eine ausdauernde Pflanze, die einen vollsonnigen Standort liebt und zwischen 60 cm und 120 cm hoch werden kann. Von Juni bis in den September hinein bekommt der Wermut kleine gelbgrüne Blüten. Seinen Namen erhielt er seinerzeit nach der Schwester und Gattin des persischen Königs Mausolos, Artemisia. Sie war eine berühmte Pflanzenkennerin und Gesundheitsforscherin. Darum wurden die ca. 200 aromatischen Pflanzen der Gattung Artemis nach ihr benannt.
Zu dieser Pflanzenfamilie gehören u. a. der Beifuß und die Eberraute. Indianer von New Mexico bis British Columbia benutzen Pflanzen mit Wirkstoffen des Wermuts bei Bronchitis und Erkältungskrankheiten. Auch die Chinesen wussten um die Heilkräfte dieser Pflanze und stecken heute noch ein eingerolltes Wermutblatt in die Nase, um Nasenbluten zu stoppen.

Als Zauberkraut wurde diese Pflanze bei Liebeskummer eingesetzt und sollte helfen, Hexen und Teufel zu verjagen. Im Volksmedizinbuch von G.F. Most wird erwähnt, dass herumvagabundierende Branntweintrinker durch Wermuttee entwöhnt werden und so nicht mehr ins Delirium verfallen. Artemisia absinthium gehört zu den Rauchkräutern, die man in den Raunächten im Viehstall als Schutz vor Hexen und Druiden angezündet hat.
Wer sich die Wermutpflanze in den Garten setzen will, sollte dies möglichst mit weitem Abstand zu anderen Kräutern wie Fenchel, Salbei, Kümmel und Anis tun, denn sie gibt bei Regen ein wachstumshemmendes Gift ab. Als Kräuterpflanze im Haus ist der Wermut nicht geeignet. Hildegard von Bingen sagte über den Wermut, er sei der Meister der Erschöpfung.

»Der Wermut ist sehr warm und sehr kräftig und ist der wichtigste Meister gegen alle Erschöpfungen … Und wenn der Wermut frisch ist, zerstoß ihn und drücke seinen Saft durch ein Tuch und dann koch Wein mit Honig ein wenig und gieß diesen Saft in den Wein, so dass derselbe Saft den Wein und den Honig an Geschmack übertrifft, und trink dies nüchtern vom Mai bis Oktober jeden dritten Tag und es unterdrückt die Lanchsucht und die Melancholie in dir und macht deine Augen klar und es stärkt das Herz und es lässt nicht zu, dass die Lunge krank wird, und es wärmt den Magen und es reinigt die Eingeweide und es bereitet eine gute Verdauung.«

Wermutcreme

- 10 g Wermutpresssaft
- 6 g Hirschmark, 10 g Hirschfett (beim Jäger nachfragen)
- 8 g Rinderfett
- 6 g Olivenöl

Alle Zutaten in einem Topf bei gemäßigter Wärme schmelzen lassen. Gut vermengen und in einen Glastiegel mit Schraubdeckel abfüllen.

ANWENDUNG & DOSIERUNG Die Wermutcreme ist eine der besten Cremes bei Schmerzen des Bewegungsapparates. Wenn man diese Creme auf den betroffenen Stellen einreibt und diese warmhält, lässt der Schmerz nach kurzer Zeit nach. Begünstigt wird die Wirkung noch durch die Massagewirkung und die Möglichkeit, dies wirklich vor einem Feuer mit Ulmenholz zu tun. Aber es geht auch vor Rotlicht.

»Und wer in der Seite Schmerzen hat, den salbe dort, und es heilt ihn innen und außen. Aber zerstoße Wermut in einem Mörser zu Saft und füge Hirntalg und Hirschmark bei, so dass vom Wermutsaft zweimal so viel sei wie vom Talg und vom Talg zweimal so viel wie vom Hirschmark, und mache so eine Salbe. Und ein Mensch, der von sehr starker Gicht geplagt wird, so dass seine Glieder sogar zu zerbrechen drohen, den salbe damit nahe am Feuer, wo es schmerzt und er wird geheilt werden«.

Wermutkräuterwein (Maikur)

- 3 l bester Rotwein
- ca. 150 ml Wermutpresssaft (dazu müssen viele Wermutblätter gepresst werden)
- 450 ml Honig

Den Wein mit dem Wermutpresssaft in einen großen Topf geben. Aufkochen lassen. Dann den Honig dazugeben und nochmals aufkochen. Den Wein in sterile Flaschen abfüllen und gut verschließen.

ANWENDUNG & DOSIERUNG Die kurmäßige Anwendung des Wermutkräuterweins erfolgt in der Regel von Mai bis Oktober. Dann nimmt man ein über den anderen Tag 1 Likörglas (ca. 1 EL) vor dem Frühstück zu sich.

Dieser Kräuterwein wirkt wie ein natürlicher Grippeschutz, denn er regt die inneren Organe zur Sekretion an; so werden diese gereinigt und das Immunsystem in der Zeit von Mai bis Oktober systematisch gestärkt und aufgebaut. Die Nieren werden so gut durchgespült und gereinigt, dass Hildegard von Vorbeugung gegen die Lanchsucht, die Nierenschwäche, spricht. In der heutigen Zeit, wo doch sehr schnell Tabletten verschrieben werden, sollten die Nieren ganz besonders beim Entgiften unseres Organismus unterstützt werden. Menschen, die unter Energielosigkeit leiden oder völlig entkräftet sind, besonders nach einer langen und schweren Erkrankung, profitieren vom Wermutkräuterwein, denn er bringt erschöpften Menschen (Burn-out) Energie zurück.

Wermutcreme

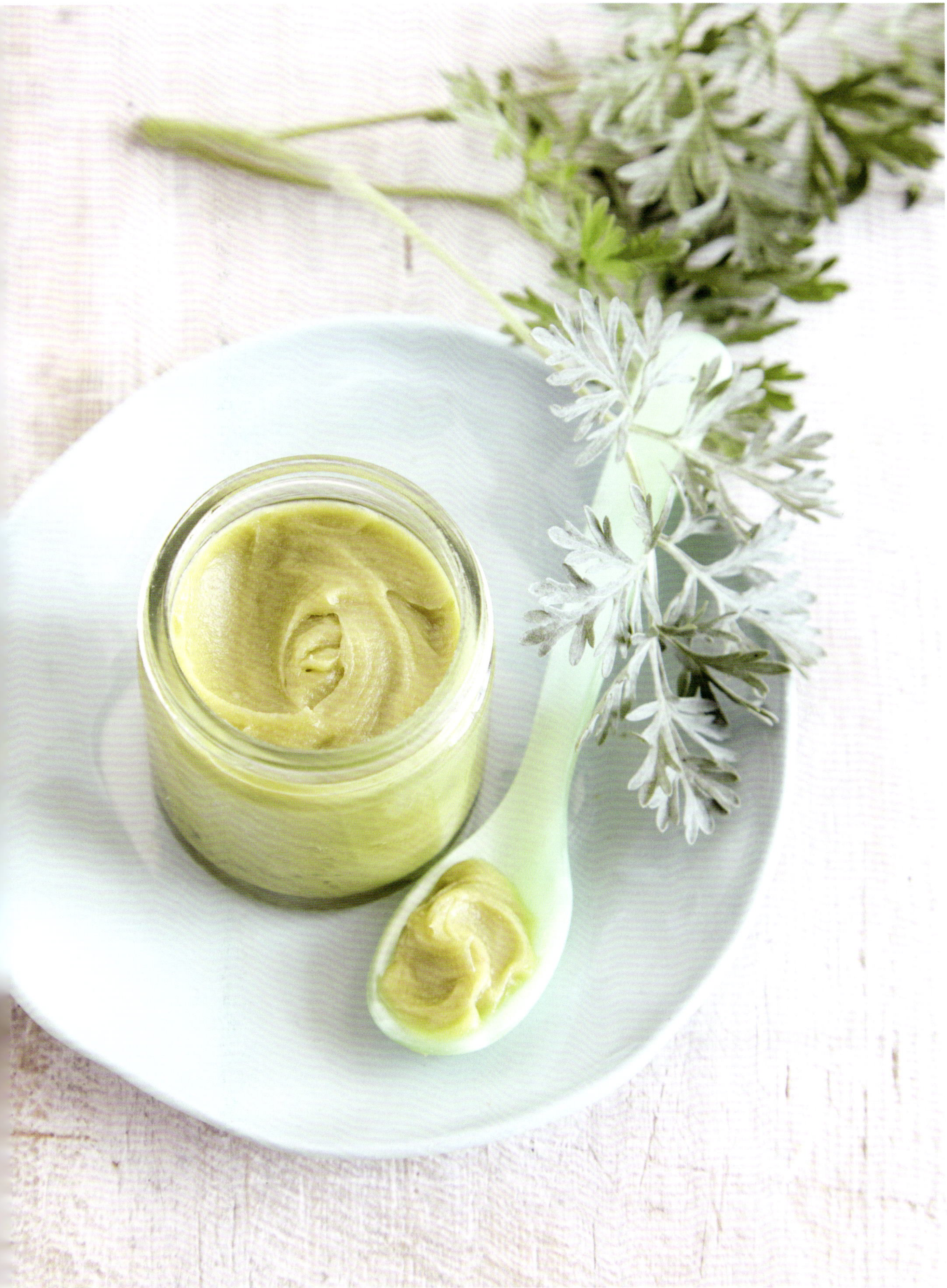

Wermut-Hautöl

- 60 ml Olivenöl
- 20 ml Wermutpresssaft

Olivenöl und Wermutpresssaft in einem Glasgefäß gut vermischen (durchschütteln) und einen Tag an der Sonne stehen lassen. Das fertige Wermut-Hautöl kühl lagern.

ANWENDUNG & DOSIERUNG Im Bedarfsfall, bei Bronchitis, Husten oder Rippenfellentzündung, reibt man sich mit diesem Wermut-Hautöl gut die Brust und den Rücken ein. Das Wermut-Hautöl kann selbst bei Säuglingen angewendet werden. Es dringt tief in die Haut ein und erleichtert das Abhusten. Da Wermut-Hautöl bei manchen Menschen Allergien auslösen kann, sollte vorher eine Probe am Handrücken durchgeführt werden. Bei Reaktionen einfach im Verhältnis 3 Tropfen Wermut-Hautöl und 10 Tropfen Olivenöl verdünnen.

Wermutwein (Zahnwein)

- 50 g Wermutkraut
- 50 g Eisenkraut
- 500 ml bester Rotwein
- Rohrzucker

Wermut und Eisenkraut mischen und davon 1 EL in einen Teebeutel geben und dann in dem Wein kochen. Teebeutel mit den Kräutern herausnehmen und zur Seite legen.

ANWENDUNG & DOSIERUNG Den Wein mit etwas Rohrzucker gesüßt über den Tag verteilt trinken. Vor dem Schlafengehen am Abend die Kräuter im Teebeutel in etwas Wasser erwärmen, ausdrücken und mit einem Tuch über der schmerzenden Stelle am Kiefer fixieren. Über Nacht einwirken lassen. So lange wiederholen, bis der Schmerz vergangen ist.

»Und gieße auch von seinem Saft in Baumöl, sodass das Öl jenen Saft um zwei Teile übertrifft, und wärme es in einem gläsernen Gefäß an der Sonne und bewahre es so auf für ein Jahr. Und wenn irgendein Mensch in der Brust oder um die Brust Schmerzen hat, sodass er davon hustet, dann salbe ihn auf der Brust damit.«

Wermut-Hautöl

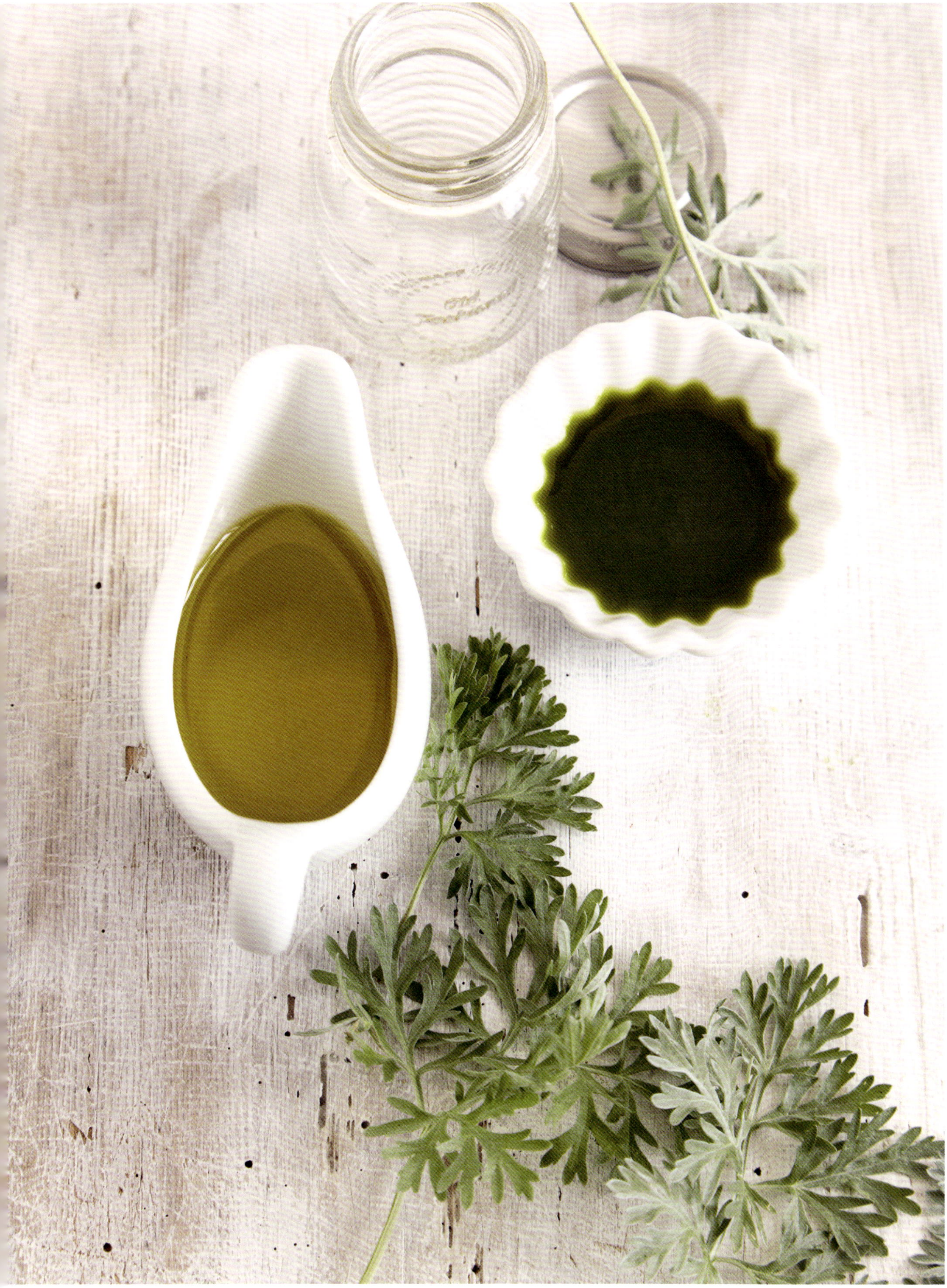

Ysop

Reinigt die Leber

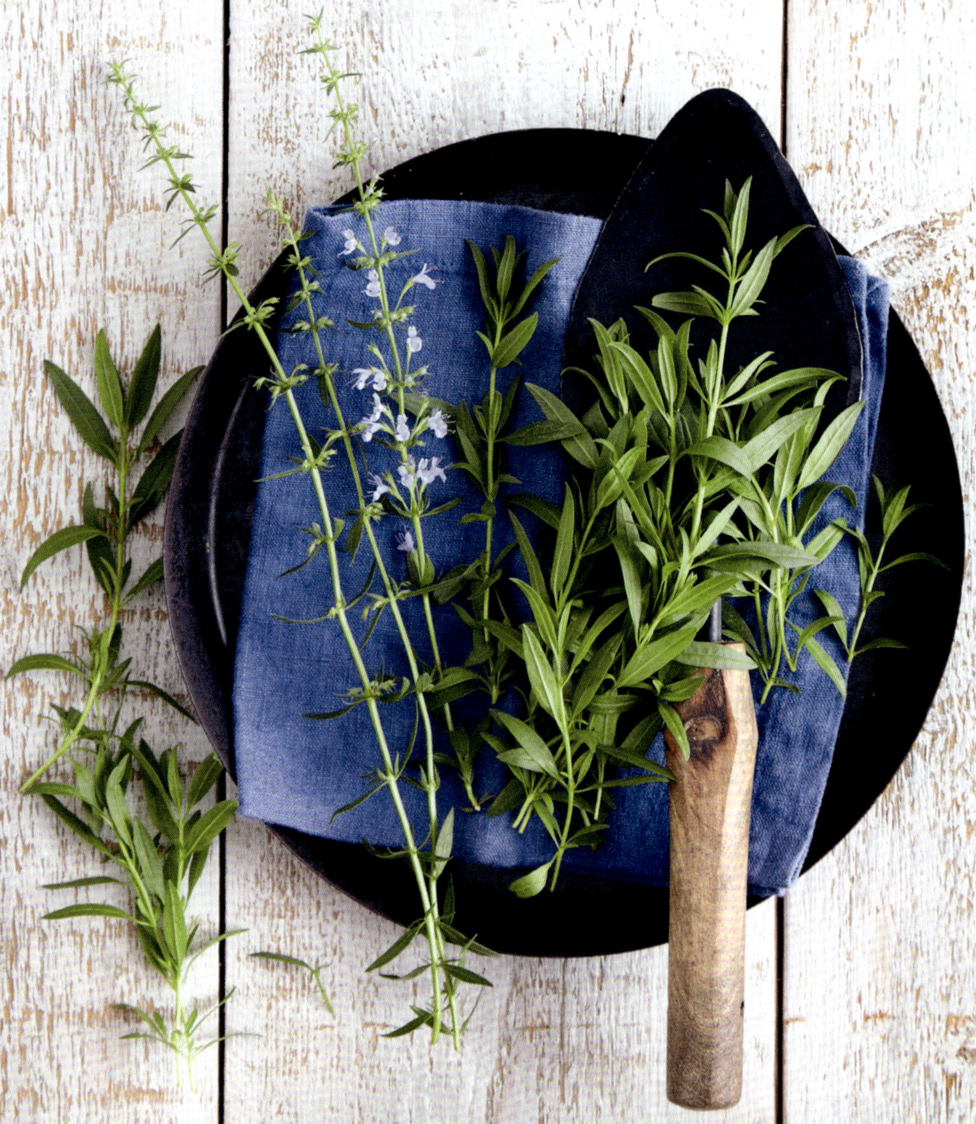

Hyssopus officinalis
Ysop

Fund- und Sammelorte: vollsonnige Lagen, Mittelmeerraum, bei uns in Gärten.

Verwendete Pflanzenteile: Blüte und Blätter von Mai bis September.

Wirkung: zur Reinigung von Lunge und Leber, bei Melancholie, Depressionen.

Verwendung: Wein, Küchengewürz.

Der Name Hyssopos hat sich vermutlich vom hebräischen »Eziob« abgeleitet, was so viel wie »heiliges Kraut« bedeutet. Schon in der Bibel findet der Ysop Erwähnung: »Entsündige mich mit Ysop, dass ich rein sei.« Mit dem Ysop wurden Tempel gereinigt und Leprakranke behandelt. Bei den Christen wurde der Ysop zum Symbol für Reinheit, man verwendete Büschel vom Ysop zum Weihwassersprengeln. Aufgrund neuester Forschungen geht man davon aus, dass der Ysop einen antibiotischen Schutz hat, da das Penicillin aus dem Schimmel, der aus seinen Blättern wächst, gewonnen wird. Hildegard beschrieb Ysop zur Leberkur so:

»Wenn jemand an der Leber oder an der Lunge leidet, der nehme Süßholz und mehr als Süßholz und Ysop mehr als beide zusammen und Fenchel noch mehr als alle drei und koche das äußerst stark in einem frischen Gefäß unter Beigabe von reichlich Honig, damit nichts Bitteres mehr in diesem Kräuterwein vorhanden sei. Dann vergrabe er es im Winter neun Tage und ebenso viele Nächte unter der Erde, oder wenn es Sommer ist, fünf Tage und ebenso viele Nächte. Dann seihe er das durch ein Tuch und trinke es. Wenn er stark leidet an der Leber oder an der Lunge, trinke er davon neun Tage lang jeden Tag. Bevor er morgens etwas davon trinkt, esse er ein wenig und trinke hernach. Nachts, wenn er schlafen geht, kann er reichlich davon trinken. Wenn er aber nicht so stark an der Lunge leidet und an der Leber, dann trinke er in ähnlicher Weise, wenn drei Tage verstrichen sind. Das mache er oft, und er wird geheilt.«

Ysophühnchen

- 1 glückliches Suppenhuhn (biologisch, Freilandhaltung)
- 2 EL Ysop
- Steinsalz
- Wasser

Das Suppenhuhn mit Salz und Ysop in Wasser kochen. Es sollte sonst kein Gewürz verwendet werden.

ANWENDUNG & DOSIERUNG Dem betroffenen Menschen geben wir dann zwei- bis dreimal in der Woche von dieser Suppe mit Hühnerfleisch zu essen. Die Suppe kann noch mit Dinkelnudeln, Dinkelflädle oder Dinkelreis angereichert werden. Wenn dieses Essen eine gewisse Zeit auf dem Speiseplan steht, ist das Glas nicht mehr halb leer, sondern halb voll.

Ysopwein

- 2 l bester Rotwein
- 10 g Süßholz
- 10 g Zimt
- 40 g Ysop
- 50 g Fenchel
- 150 g Honig

Alle Zutaten 5 Minuten lang kräftig kochen lassen, absieben und in sterile Flaschen füllen.

ANWENDUNG & DOSIERUNG Als große Leberkur nimmt man dann von diesem Kräuterwein 9 Tage morgens nach dem Frühstück 1 Likörglas und vor dem Schlafengehen 2 Likörgläser.

»Aber wenn die Leber infolge der Traurigkeit des Menschen krank ist, soll er, bevor die Krankheit in ihm überhandnimmt, junge Hühner mit Ysop kochen, und er esse oft sowohl den Ysop als auch die jungen Hühner.«

Ysopwein

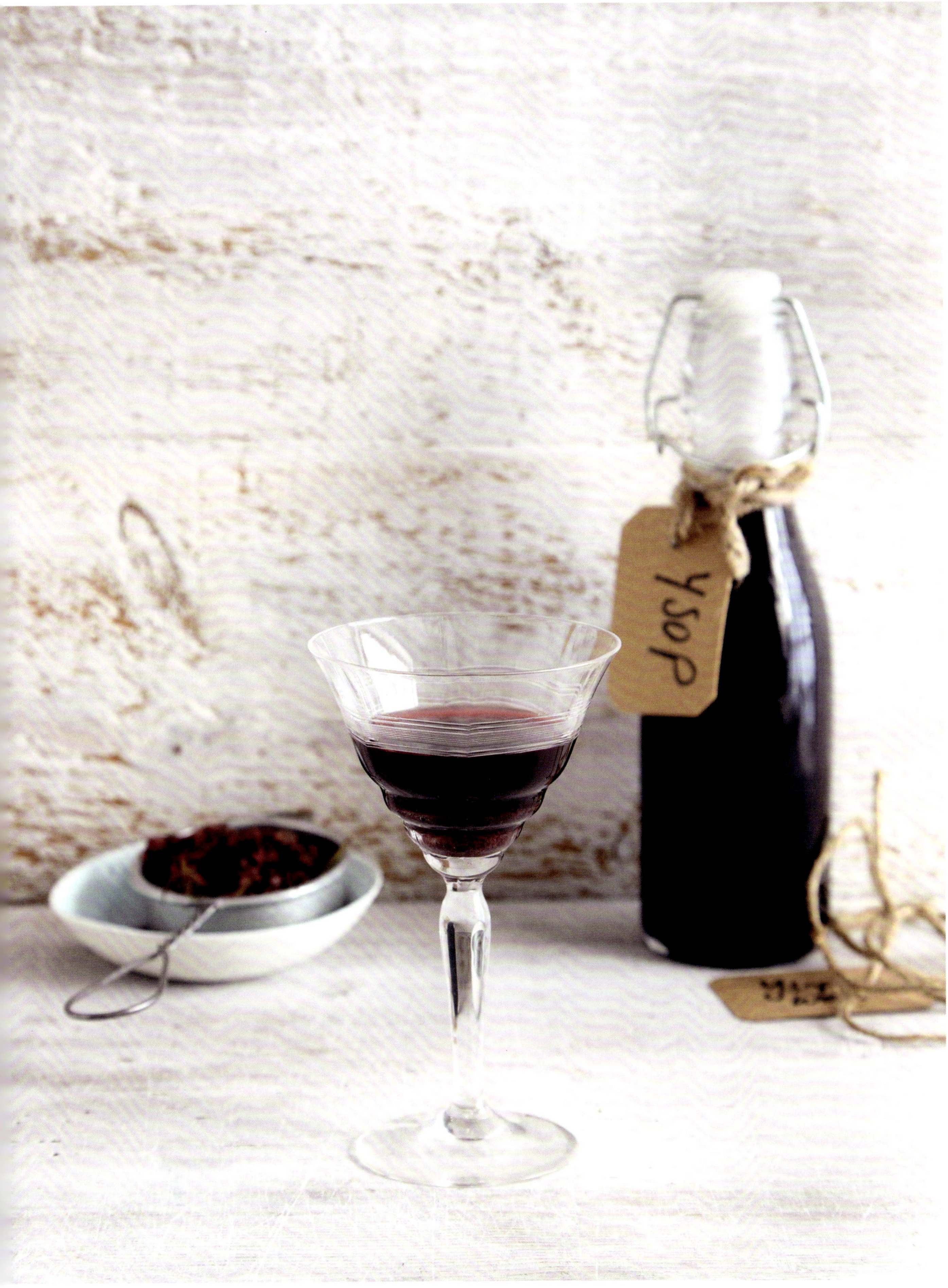
Ysop

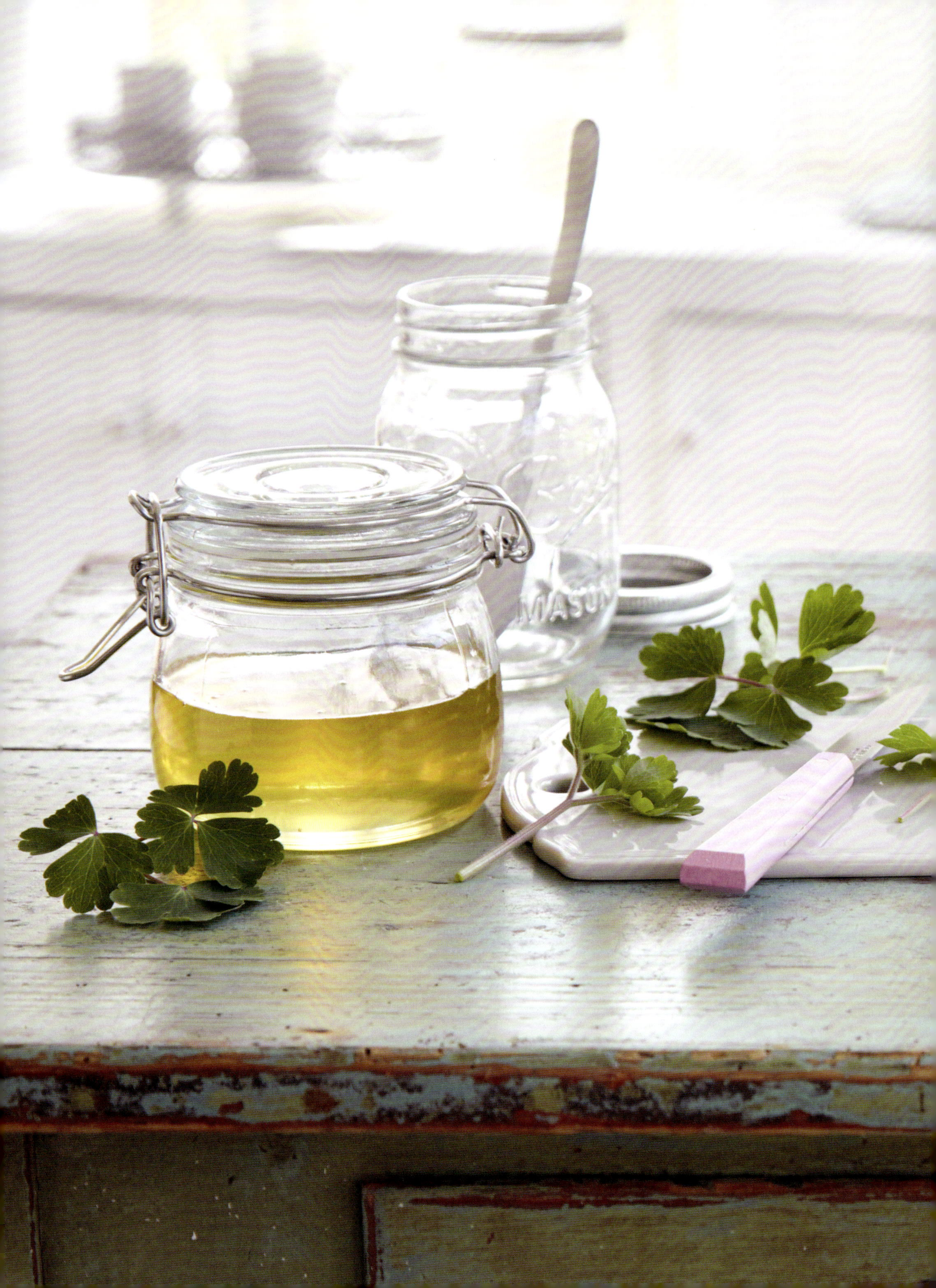
MASON

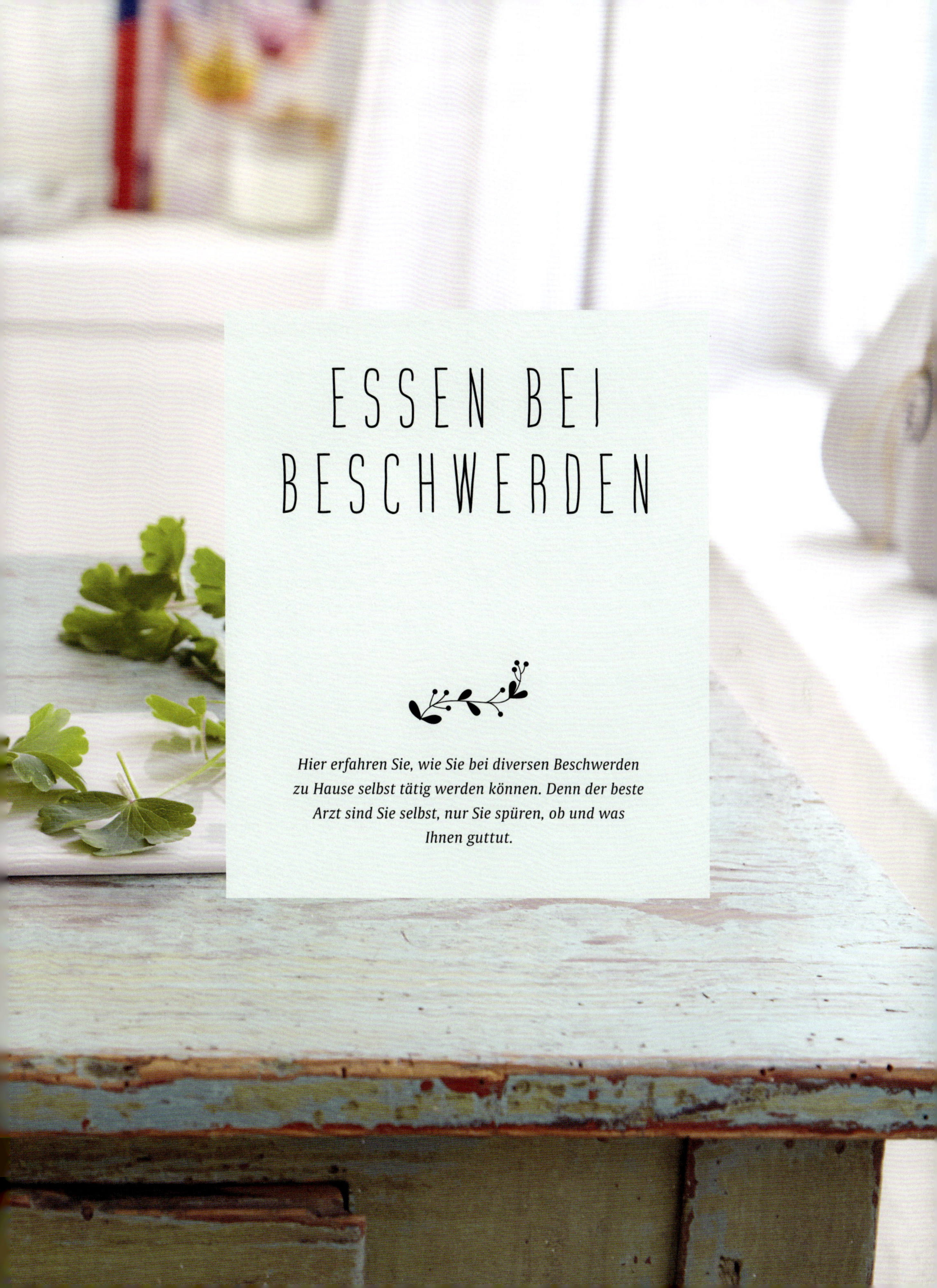

ESSEN BEI BESCHWERDEN

Hier erfahren Sie, wie Sie bei diversen Beschwerden zu Hause selbst tätig werden können. Denn der beste Arzt sind Sie selbst, nur Sie spüren, ob und was Ihnen guttut.

Ihre individuelle Heilküche

Werden Sie selbst zum Pfadfinder für die eigene Gesundheit und schlemmen Sie sich gesund mit der Heilküche der heiligen Hildegard.

Es ist mittlerweile kein Geheimnis mehr, dass sich viele der heutigen Beschwerden auf eine ungesunde bzw. falsche Ernährung zurückführen lassen. Der Spruch »Du bist, was du isst« ist aktueller denn je, denn die meisten der heutigen Zivilisationserkrankungen wie Altersdiabetes, Bluthochdruck, Schmerzen im Bewegungsapparat, Allergien oder Hauterkrankungen haben ihren Ursprung in dem, was täglich so auf unseren Tellern landet oder auch nicht. Fastfood, schnelles Essen meist aus der Hand, hat ja einen wesentlichen Beitrag zu diesen Erkrankungen geleistet. Viel Stress, kaum Zeit für ein anständiges Essen in Ruhe, wenig Bewegung sind nur einige der Gründe, die unser Leben und somit unsere Gesundheit nachhaltig beeinflussen. Wir essen uns im wahrsten Sinne des Wortes sauer.

Das muss aber nicht sein und es liegt an jedem von uns, entsprechend die Weichen zu stellen. Wenn ich meinem Auto immer nur billiges Öl einfülle, keine Wartung machen lasse, dann dauert es sicherlich nicht lange, bis ständig Reparaturen anfallen. Das nervt, belastet den Geldbeutel und mein Fahrvergnügen wird stark eingeschränkt. Genauso verhält es sich mit meinem Körper. Gebe ich ihm nur Füllstoff in Form von minderwertigen Nahrungsmitteln, dann dauert es nicht lange, bis ich Beschwerden bekomme. Es ist erwiesen, dass ca. 80 % unseres Immunsystems in direkter Verbindung zu unserem Darm stehen. Daher ist es auch nicht verwunderlich, wenn es häufig bei einer Abwehrschwäche zu Magen-Darm-Problemen kommt. Unser Körper reagiert auf alles, was man ihm gibt. Das lässt aber auch den Umkehrschluss zu, dass es nie zu spät ist, um Schäden und Beschwerden mit der Wahl der richtigen Lebensmittel positiv zu beeinflussen. Das hat Hildegard von Bingen vor rund 900 Jahren erkannt und uns sehr wertvolle Hinweise auf eine Nahrung als Medizin geliefert. Mittlerweile gibt es diverse Kurheime, die erkrankte Menschen aufgrund dieser Impulse therapieren. Das können wir aber auch gut von zuhause aus machen, wenn wir wissen, wie wir unsere Esskultur, abgestimmt auf unsere aktuellen Beschwerden, verbessern können.

Am Beispiel der am häufigsten vorkommenden Erkrankungen können Sie sehen und schmecken, wie gut Medizin zum Essen sein kann, denn wir beeinflussen unseren Organismus zu fast 80 % mit unserer täglichen Nahrung, der Einnahme von Tabletten, Alkohol und Nikotin und natürlich unserer Lebensführung. Die verbleibenden 20 % können wir nicht beeinflussen, da es sich um Vererbung und Umwelteinflüsse handelt. Das bedeutet, dass wir zum größten Teil selbst für unsere Gesundheit verantwortlich sind.

Grippale Infekte

Beginnen möchte ich mit Beschwerden, die uns täglich im Alltag belasten können, allen voran grippale Infekte. Nach Hildegards Empfehlungen gehen wir wie folgt vor.

BERTRAMZIEHEN Merken wir, dass eine mögliche Grippe im Anflug ist, versuchen wir gleich das sogenannte Bertramziehen. Morgens wird dazu 1 Msp. des Bertramwurzelpulvers gut eingespeichelt und wir ziehen das dann für ca. 5 Minuten gut durch die Zähne. Die ätherischen Öle ziehen Schleim und Rotz heraus und in der Regel haben wir somit die Entstehung der Grippe verhindert.

EDELPELARGONIENMISCHPULVER Sind schon die ersten Anzeichen von Schnupfen, Husten, Heiserkeit, Gliederschmerzen und Kopfschmerzen zu spüren, machen wir uns umgehend den Grippewein mit dem Edelpelargonienmischpulver. Dazu wird ¼ l bester Rotwein erhitzt, den Alkohol lassen wir auskochen und geben dann ½–1 TL vom Edelpelargonienmischpulver hinein. So warm wie möglich trinken und ab ins Bett. Die Wirkstoffe dieser Kräutermischung imprägnieren die Atemwege, sodass sich keine Mikroben und Bazillen mehr festklammern können. Kindern geben wir von diesem Grippepulver etwas in heißen Fencheltee.

WOHLFÜHLDUFTSPRAY Bei Schnupfen, Nasen- und Stirnhöhlenproblemen nehmen wir sogleich das Wohlfühlduftspray, das aus den gleichen Kräutern wie das Grippepulver besteht. Die Nasenschleimhaut wird gut durchfeuchtet und wir bekommen schnell wieder Luft.

MEISTERWURZWEIN Wenn alles nichts hilft und wir auch noch hohes Fieber bekommen, dann legen wir uns ins Bett. Der Körper braucht Ruhe und Schlaf. Gegen das hohe Fieber setzen wir uns den Meisterwurzwein an. Dazu 1 EL Meisterwurzwurzeln in ein Glas geben, mit Rotwein bedecken und über Nacht stehen lassen. Am nächsten Morgen die Wurzeln absieben und einen guten Schuss frischen Wein dazugeben. Kleinkindern gibt man davon tröpfchenweise über den Tag verteilt in den Tee, Kindern mehrmals 1 Teelöffel, Erwachsene nehmen über den Tag verteilt mehrere Esslöffel. Was abends übriggeblieben ist, wird weggeschüttet.
Jetzt viel schlafen und trinken, am besten Fencheltee und stilles Wasser mit Apfelsaft. In der Regel ist das Fieber nach drei Tagen weg und der Patient bekommt langsam, aber sicher wieder Appetit. Nun kochen wir ein gutes Hühnersüppchen und geben es dem Kranken.
In Verbindung mit Husten, Schnupfen etc. finden Sie im Kapitel Heilpflanzen noch weitere Heilmittel, die Sie selbst herstellen und im Bedarfsfall einsetzen können.
Immer daran denken, der Körper lässt sich nicht austricksen mit Grippemitteln, die uns schnell wieder auf die Beine bringen. Alles braucht eben seine Zeit und bei Grippe dauert es halt in der Regel eine gute Woche.

Magen-Darm-Erkrankungen

Das Sammelbecken unserer Nahrung ist natürlich der Magen-Darm-Bereich. Daher will ich mit Erkrankungen in diesem Bereich beginnen.
Aus Sicht der heiligen Hildegard ist die Ursache für Magen-Darm-Leiden übermäßiges Essen und die Rohkost. Hildegard dazu: »Alles was der Mensch isst und trinkt, sollte irgendwie zubereitet werden, denn dein Körper kann es nicht fertigkochen.« Durch die fehlende Wärme, die für die Verarbeitung der Nahrung benötigt wird, wird dem Körper auch viel Kraft und Energie entzogen, die an anderen Stellen im Organismus fehlen. Es kommt zu Durchblutungsstörungen, Energie- und Kräfteverlust. Die Rohkost führt im Magen und Darm zu Fäulnisgasen, den Verdauungsvorgängen wird der notwendige Saft entzogen, der Magen schlecht durchblutet, was sich wiederum auf die Sehkraft auswirkt.
Wie im Märchen vom Aschenputtel (»Die Guten ins Töpfchen, die Schlechten ins Kröpfchen«) wird die Nahrung im Magen und Darm von den Enzymen aufgeschlossen. Das, was der Organismus braucht, wird in die entsprechenden Zellen und Organe transportiert, was er nicht braucht, über den Darm ausgeschieden. Wenn Sie bei-

spielsweise Morbus Crohn, Colitis ulcerosa oder einen Reizdarm haben, dann sind sehr viele Stellen in Ihrem Darm entzündet, gereizt, wund. Essen Sie nun beispielsweise Nahrungsmittel, die stark säurebildend sind, dann wirkt sich das aus, als würden Sie an einer offenen Wunde ständig kratzen. Die Wunde kann nicht heilen. Daher gibt es mit Dinkelkost keine Verdauungsprobleme wegen seiner hohen Wasserlöslichkeit und Bioverfügbarkeit. Alle lebensnotwendigen Stoffe im Dinkel wie Vitamine, Mineralstoffe oder auch Ballaststoffe überfluten so den ganzen Darm und bringen ihn in Bewegung. Gifte sowie Fäulnis- und Schlackenstoffe werden durch den Dinkel aus dem Organismus hinausbefördert. Die entzündeten, wunden Stellen im Magen und Darm können heilen, denn wie sagte Hildegard über den Dinkel: »Er salbt dich von Innen wie eine gute Salbe.« Also stellen wir uns vor, Dinkelkost legt sich wie eine Salbe von innen auf die vorhandenen Wunden und heilt sie so. Und das beim Essen, wunderbar. Wichtig ist aber auch, daran zu denken, dass sich Körper und Seele gegenseitig beeinflussen. Wenn wir unsere Probleme mit dem Magen und Darm kurieren wollen, sollten wir auch nach der Ursache, der Entstehung der Probleme fragen. Sie kennen doch bestimmt den Ausspruch: »Mir ist das auf den Magen geschlagen.« Magen-Darm-Erkrankungen haben häufig auch ihre Ursache in unserer Psyche. Es ist daher sehr wichtig, dieses Kriterium ebenfalls bei der Behandlung zu berücksichtigen, denn ohne die Ursache einer Erkrankung zu kennen und zu beheben, werden ja nur Symptome behandelt. Zurück zu unserem Fallbeispiel: Der erste Schritt zu Gesundheit und Wohlergehen ist in diesem Fall, alle Säuren und Stoffwechselschlacken aus dem Magen-Darm-Trakt auszuleiten.

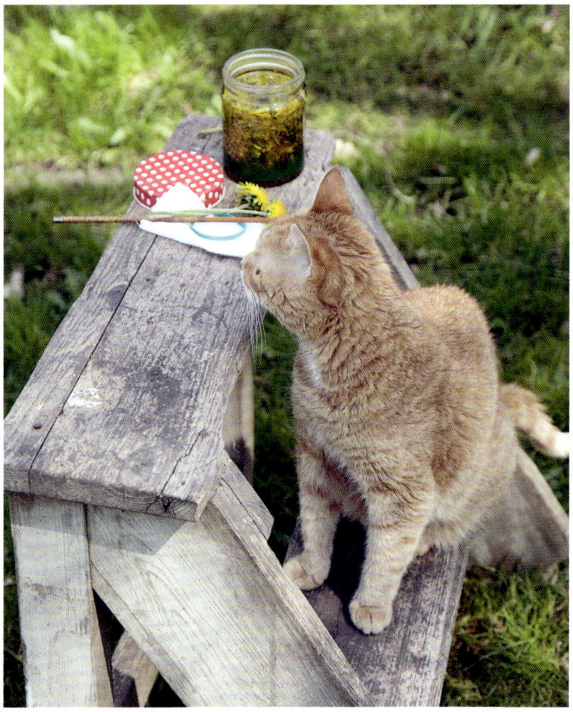

BÄRWURZBIRNHONIGKUR Am besten geht das mit einer Birnbreikur, mit der Bärwurzgewürzmischung in Verbindung mit verkochten Birnen und Honig. Diese Kräutermischung, verkocht mit Birnen als Trägermaterial, leitet Gifte aus, wirkt positiv auf Entzündungen und fördert die Bildung einer neuen Darmflora. Mit diesem Heilmittel, kurmäßig angewendet (ca. 4 Wochen, in Härtefällen auch länger), reinigen wir quasi den Magen und Darm von Giften und Gasen sowie unsere inneren Wunden, bevor wir – und das passiert ja gleichzeitig – diese Wunden mit einer Salbe in Form des Dinkels versorgen.

Heilmittel und Ernährungstherapie

- Ergründen der seelischen Ursachen (Was belastet mich?)
- Aderlass nach Hildegard
- Entgiftung und Aufbau einer gesunden Darmflora mit der Bärwurzbirnhonigkur (Seite 156)
- Teemischung aus Eisenkraut (Seite 64), Poleiminze (Seite 114) und Fenchel (kurmäßige Anwendung)
- Sclareawein (kurmäßige Anwendung)
- Poleiminze (Seite 114) zum Würzen
- Wermutkräuterwein (Seite 144)
- Tannensalbe

GETREIDE Dinkel, möglichst mehlfreie Produkte wie Dinkelreis, Dinkelflocken, Dinkelkleie, Dinkelgrütze, Edelkastanienmehl und -flocken, gekochte Edelkastanien, Haferflocken, Hafergrütze sind geeignet.

GEMÜSE Als Gemüse Fenchel, Rote Bete, Wurzelgemüse, Gartenmelde, Spinat, Kürbis, Zucchini, Sellerie, Süßkartoffel, Bohnen, Erbsen, Kopfsalat, Pastinaken verwenden.

OBST Folgende Früchte sind empfehlenswert: Kornelkirschen, Äpfel (gekocht oder gedünstet), Himbeeren, Johannisbeeren, Jostabeeren, Brombeeren, Quitten, Mango, Orangen, Biobananen, Trauben.

FLEISCH UND FISCH Verwenden Sie Rehfleisch (ist ein Diätfleisch), Hirsch, Ziege, Hühnchen und als Fisch Wels, Zander, Barsch, Hecht.

GEWÜRZE Essen Sie salzarme Kost und verwenden Sie täglich Bertram. Würzen Sie Ihre Speisen mit Poleiminze, Rainfarn, Brennnessel, Beifuß, Flohsamen und Ysop.

INGREDIENZIEN Für Magen-Darm-Kranke empfehlenswert sind kalt gepresstes Sonnenblumenöl oder Leindotteröl, Weinessig, Butter in Maßen, frische Sahne, Quark, Frischkäse, Buttermilch, Mandelmilch, Kokosmilch, Dinkelmilch, Hafermilch.

GETRÄNKE Trinken Sie stilles Wasser (zimmerwarm), Kräutertees, Fencheltee, Fenchel-Balsam-Tee (Antistress-Tee), Dinkelkaffee, Dinkelbier, Rotwein (auch als gelöschten Wein = Antidepressivum), Schorle von Apfelsaft und Johannisbeersaft, Kornelkirschensaft, Kirschsaft.

ZU MEIDEN SIND

- fettes, geräuchertes und gepökeltes Fleisch, Wurst, Eier und fetter Käse
- geräucherter Fisch und Fischkonserven
- alle Süßigkeiten, Kuchen, Knabbersachen
- Produkte aus Weizenmehl
- Kaffee, Alkohol, Nikotin
- zuckerhaltige Getränke wie Cola, Limo etc.
- Konservierungsmittel
- die von Hildegard beschriebenen Küchengifte: Rohkost, Erdbeeren, Lauch, Pfirsiche, Zwetschgen und Pflaumen

Esstipps bei Magen-Darm-Erkrankungen

Je nachdem ob Sie ein Frühstücksmuffel sind oder Wert auf einen guten Start in den Tag legen, achten Sie auf Ihren Körper. Wenn Sie keinen Hunger haben, dann essen Sie nicht. Wichtig ist es, regelmäßige Esszeiten einzuhalten. Sie sollten immer ein paar Stunden zwischen den Mahlzeiten lassen, um dem Körper die Möglichkeit zu geben, Essenreste auch ordentlich zu verdauen. Also vermeiden Sie Naschereien und Snacks zwischendurch. Bereiten Sie Ihre Mahlzeiten liebevoll zu, lassen Sie sich Zeit beim Essen, kauen Sie langsam und genüsslich jeden Bissen durch, konzentrieren Sie sich auf Ihr Essen, also nicht nebenher mit dem Handy spielen, Zeitung lesen oder fernsehen. Erstens hat Ihr Essen dann eine ganz andere Energie und positive Auswirkung auf den Körper und zweitens wird Ihnen bewusst, wann Sie satt sind.
Der Speiseplan (Seite 163) ist als Beispiel zu verstehen, wie man bei Magen-Darm-Erkrankungen sein Essen als Medizin gestalten kann. Sie können aus den aufgelisteten Lebensmitteln nach eigenen Rezepten Ihren Essensplan erstellen und so Abwechslung in Ihre Küche bringen.

Hauterkrankungen

Besonders bei Hauterkrankungen werden Ernährungsfehler, seelische Belastungen oder körperliche sowie geistige Überbeanspruchung besonders deutlich. Etliche Redewendungen deuten auf diese Beschwerden hin, wie beispielsweise »Ich möchte aus der Haut fahren« oder »Er kann nicht aus seiner Haut« etc.
Hauterkrankungen haben nichts mit Schicksal zu tun, sondern sind die Folge einer zerstörten Darmflora. Der Darm ist auch hier Dreh- und Angelpunkt. Darmsanierung, Umstellung der Ernährungsgewohnheiten und des Lebensstils sind der Schlüssel zur Heilung.

Heilmittel und Ernährungstherapie

- Ergründen der seelischen Ursachen (Was belastet mich?)
- Aderlass nach Hildegard zur Ausschüttung des körpereigenen Reparaturhormons Kortisol

- Entgiftung und Aufbau einer gesunden Darmflora mit der Bärwurzbirnhonigkur (Seite 156)
- Schafgarbentee (Seite 134) zur Förderung der Wundheilung
- Schafgarbenkompressen (Seite 134)
- Quendelcreme (Seite 120) – die »Hautheilcreme«
- Veilchensalbe (Seite 140) bei irritierter und trockener Haut sowie Ekzemen
- Veilchenöl (Seite 140) bei Lipomen, Ekzemen, Flechten, Augenlid-Ekzem
- Quendelkrautpulver (Seite 118) als Gewürz täglich ans Essen
- Speisemohn mit Apfelkompott gegen Juckreiz
- Leinsamenkühlgel bei Juckreiz und Verbrennungen

GETREIDE Empfehlenswert sind Dinkel (möglichst mehlfreie Produkte wie Dinkelreis, Dinkelflocken, Dinkelkleie, Dinkelgrütze), Edelkastanienmehl und -flocken, gekochte Edelkastanien gekocht, Haferflocken, Hafergrütze.

GEMÜSE Essen Sie Gemüse wie Fenchel, Rote Bete, Wurzelgemüse, Gartenmelde, Spinat, Kürbis, Zucchini, Sellerie, Süßkartoffel, Bohnen, Erbsen, Kopfsalat, Pastinaken.

OBST Kornelkirschen, Äpfel (gekocht oder gedünstet), Himbeeren, Johannisbeeren, Josta, Brombeeren, Quitten, Mango, Orangen, Biobananen, Trauben sind bei Hauterkrankungen bekömmlich.

FISCH Nehmen Sie als Fisch Barsch oder Hecht.

GEWÜRZE Essen Sie salzarm und verwenden Sie viele frische Kräuter, vor allem Quendel und Mutterkümmel.

INGREDIENZIEN Bei Hauterkrankungen sind Sauermilchprodukte, Butter in Maßen, frische Sahne, Quark, und Frischkäse gut.

GETRÄNKE Trinken Sie stilles Wasser (zimmerwarm), Fencheltee, Salbeitee, Dinkelbier, Dinkelkaffee, Rotwein (auch als gelöschten Wein = Antidepressivum).

ZU MEIDEN SIND

- fettes, geräuchertes und gepökeltes Fleisch, Wurst, Eier und fetter Käse
- geräucherter Fisch und Fischkonserven
- alle Süßigkeiten, Kuchen, Knabbersachen
- Produkte aus Weizenmehl
- Kaffee, Alkohol, Nikotin
- zuckerhaltige Getränke wie Cola, Limo etc.
- Konservierungsmittel
- scharfe Gewürze
- Die von Hildegard beschriebenen Küchengifte: Rohkost, Erdbeeren, Lauch, Pfirsiche, Zwetschgen und Pflaumen.

Schmerzen des Bewegungsapparates

Bei Rheuma, Arthrose, Arthritis oder Gicht handelt es sich nicht um lokale Beschwerden, sondern hier wird der gesamte Stoffwechsel und das gesamte Bindegewebe autoaggressiv angegriffen. Unser Organismus ist über Jahre immer mehr in den sauren Bereich abgerutscht, unser Körper konnte diese Sintflut an Säuren im Laufe der Zeit nicht mehr verstoffwechseln und hat sich zum Neutralisieren basische Anteile aus den Knochen gezogen. Die Knochen werden brüchig (Osteoporose) und der Körper bildet keine Gelenkschmiere mehr. Das Zuviel an Harnsäure wurde in kristallisierter Form am Bewegungsapparat und im Gewebe abgelagert und ruft dort Entzündungen hervor. Früher nannte man die Gicht die Krankheit der Reichen, weil sich nur Adlige Fleisch und Alkohol leisten konnten. Heute ist die Gicht eine Zivilisationserkrankung der westlichen Welt, hervorgerufen durch zu viel Essen und Trinken. Rheumaauslösend nach Hildegard ist auch der Zorn, der zu einer Überproduktion der Gallensäure führt (Schwarzgalle) und so die Entstehung von Rheuma etc. fördert. Daher ist es ganz wichtig, die seelische Komponente mit in den Fokus zu nehmen, den Zorn mitzubehandeln.

Heilmittel und Ernährungstherapie

Hier ein Auszug aus den verschiedenen Behandlungsmöglichkeiten bei Arthrose, Gicht, Rheuma etc.

- Hildegard-Fasten, 12–16 Tage
- Psychotherapie, die 35 Tugenden und Laster
- Aderlass
- Schröpfen
- Darmsanierung mit der Bärwurzbirnhonigkur (Seite 156)
- Ernährungsumstellung auf Dinkel, Obst und Gemüse
- Kur mit dem Wasserlinsenkräuterwein, der die Disharmonie der Säfte in Ordnung bringt und die Immunabwehr stark aufbaut
- Kur mit dem Wermutkräuterwein (Seite 144) zur Reinigung des Bindegewebes (rheumatischer Formenkreis)
- Quittenkur, mindestens 6 Wochen, um Harnsäure am Bewegungsapparat auszuleiten
- Selleriemischpulver, Universalmittel gemäß Hildegard bei Gicht, Parkinson, Gliederzittern, Arthrose, Arthritis, Gichtfinger, Herdrheuma
- Galgantwein (Seite 74) oder Galganttropfen gegen die Schmerzen (wirken entkrampfend)
- Weizenkörnerpackung bei Kreuzschmerzen, allgemeinen Rückenschmerzen, Bandscheibenschaden etc.
- Wermutcreme (Seite 144), um die schmerzenden Gelenke damit zu massieren. Die positive Wirkung setzt rasch ein.
- Rosenmassageöl (Seite 124) bei Rheumaschmerzen, Neuralgien und Krämpfen
- Frühlingsfarnbad (öfters darin baden)
- Basenbad, entzieht dem Körper in einer Art von Osmose die Säuren
- Kalbsfuß- oder Rinderfußbrühe, kurmäßig über mehrere Wochen (Bildung neuer Gelenkschmiere)
- Tausendgüldenkraut (bei Kallusbildung)
- Saunagänge, besonders mit Aufguss von Edelkastanienblättern
- Fenchel-Balsam-Tee, um gelassen zu werden
- gelöschter Wein (Seite 162), das Antidepressivum bei Hildegard
- Crysopras als Heilstein zum Auflegen bei Schmerzen in den Knien oder der Schulter

GETREIDE Dinkel ist in allen Variationen erlaubt sowie Edelkastanien und Hafer.

GEMÜSE Bereiten Sie sich Gemüse wie Fenchel, Rote Bete, Wurzelgemüse, Gartenmelde, Kürbis, Zucchini, Sellerie, Süßkartoffel, Kopfsalat, Pastinaken zu. Essen Sie täglich Kopfsalat mit Dinkelkörnern.

OBST Empfehlenswerte Früchte sind Quitten, Äpfel (gekocht oder gedünstet), Himbeeren, Johannisbeeren, Josta, Brombeeren, Kornelkirschen, Mango, Orangen, Biobananen, Trauben.

FISCH Geeignete Fischsorten sind Barsch, Hecht, Wels.

GEWÜRZE Salzarme Kost mit viel frischen Kräutern und Gewürzen tut Ihnen gut.

INGREDIENZIEN Nehmen Sie nur wenig Butter und verwenden Sie kalt gepresstes Sonnenblumenöl, Quark und Frischkäse.

GETRÄNKE Trinken Sie insgesamt viel, vor allem stilles Wasser, Fencheltee sowie Dinkelbier und Dinkelkaffee.

ZU MEIDEN SIND

- fettes, geräuchertes und gepökeltes Fleisch, Wurst, Eier und fetter Käse
- geräucherter Fisch und Fischkonserven
- Milch und Milchprodukte
- Marmeladen (außer Quittenmarmelade)
- alle Süßigkeiten, Kuchen, Knabbereien
- Produkte aus Weizenmehl
- raffinierte Öle, Backfette, Margarine

- Kaffee, Alkohol, Nikotin
- zuckerhaltige Getränke wie Cola, Limo etc.
- Konservierungsmittel
- Die von Hildegard beschriebenen Küchengifte: Rohkost, Erdbeeren, Lauch, Pfirsiche, Zwetschgen und Pflaumen.

Herz-Kreislauf-Erkrankungen

Erkrankungen des Herzens werden hauptsächlich durch diverse Risikofaktoren ausgelöst wie Bluthochdruck, Übergewicht, Arteriosklerose, hohe Blutfette, Diabetes, psychische und körperliche Überbelastung, Genussmittel wie Alkohol, Kaffee, Nikotin. Hildegard von Bingen sieht bei Herz-Kreislauf-Erkrankungen drei Ursachen:

- Der Betroffenen kommt aus einer Familie mit Herzproblemen, dann ist es erblich bedingt.
- Der Betroffene hat seelische Probleme.
- Die Erkrankung ist durch eine Fehlernährung entstanden.

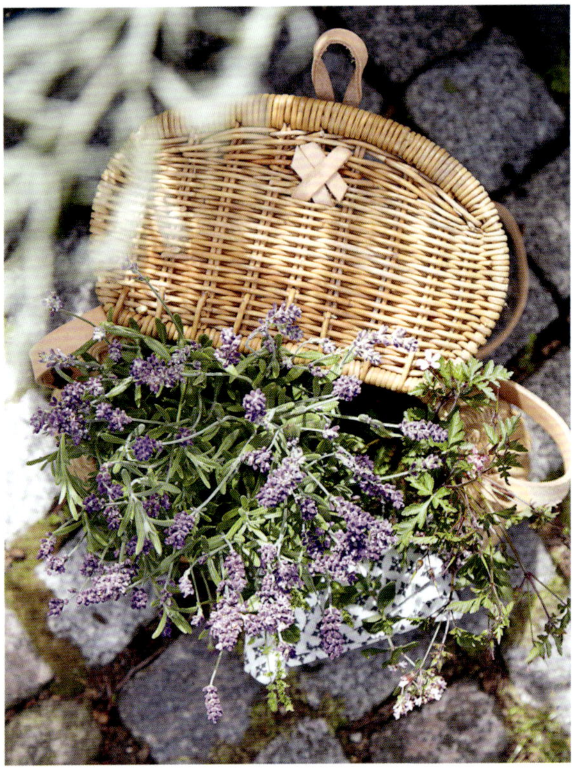

Hildegard von Bingen hat uns 35 seelische Konflikte (Laster) genannt und genauso viele Heilmittel für das Herz. Durch wissenschaftliche Studien weiß man mittlerweile auch, dass enge Zusammenhänge zwischen der Ernährung und einem Herzinfarkt bestehen. Die häufigste Erkrankung, die Arteriosklerose, wird nicht nur durch zu hohes Cholesterin, sondern durch eine dauerhafte Fehlernährung mit zu viel tierischem Eiweiß erzeugt.

Heilmittel und Ernährungstherapie

- Hildegard-Fasten in Verbindung mit dem Erkennen der psychischen Faktoren (35 Tugenden und Laster)
- Aderlass, der die arteriosklerotischen Eiweißspeicher entleert, wobei der Hämatokritwert sinkt, Gehirn und Herz somit wieder besser durchblutet werden.
- Ernährungsumstellung auf Dinkelkost, Edelkastanien, Gemüse, Obst, etwas Fisch und Fleisch (wie früher der Sonntagsbraten)
- regelmäßige Bewegung durch Wandern, Schwimmen, Radfahren etc.
- Je nach Art der Herz-Kreislauf-Beschwerden Einsatz eines/mehrerer der 35 Herzmittel.
- Petersilienhonigwein (Seite 112) in Verbindung mit Sivesan (Fenchelmischpulver), kann auch durch Weißdorntropfen verstärkt werden.
- Galganttabletten bei allen Angina-pectoris-Anfällen, Kreislaufproblemen, Schwindel, zur Vorbeugung gegen Herzinfarkt und Schlaganfall
- Diptampulver, um Ablagerungen (Versteinerungen) in den Gefäßen aufzulösen
- Wermutkräuterwein (Seite 144), um Arteriosklerose zu verhindern, am besten als Maikur (von Mai bis September)
- Griechenkleepillen, Fencheltrank und Griechenkleegewürmischung als große Herzkur nach einem Schlaganfall
- Edelpelargonienmischpulver (Seite 155) (Grippepulver) vorbeugend als Gewürz, im Akutfall, um Herzschmerzen in Verbindung mit Grippe-Virus-Infektionen zu beseitigen

- Nerven-Energie-Kekse (Seite 108), um die Nerven zu stärken, besonders in stressigen Situationen
- gelöschter Wein (Seite 162)

GETREIDE Dinkel ist in allen Variationen erlaubt sowie Edelkastanien und Hafer.

GEMÜSE Essen Sie Fenchel, Rote Bete, Wurzelgemüse, Gartenmelde, Kürbis, Zucchini, Sellerie, Süßkartoffel, Kopfsalat, Bohnen, Erbsen, Pastinaken, Spinat.

OBST Früchte wie Quitten, Äpfel (gekocht oder gedünstet), Himbeeren, Johannisbeeren, Josta, Brombeeren, Kornelkirschen, Mango, Orangen, Biobananen, Trauben sind gut geeignet.

FISCH Bevorzugen Sie Barsch, Hecht und Wels.

FLEISCH Wenn Sie Fleisch essen wollen, sollte es Wild, Hühnerfleisch (von glücklichen Hühnern), Lamm, Ziege oder Pute sein und nicht häufiger als 1–2-mal in der Woche (Sonntagsbraten).

GEWÜRZE Bei Herz-Kreislauf-Erkrankungen ist salzarme Kost angezeigt, mit viel frischen Kräutern, Galgant, Muskatnuss, Bertram, Knoblauch, Enzian.

INGREDIENZIEN Essen Sie nur wenig Butter. Kalt gepresstes Sonnenblumenöl, Quark und Frischkäse sind in Ordnung.

GETRÄNKE Trinken Sie stilles Wasser, Fencheltee, Dinkelbier, Dinkelkaffee, Rotwein, auch als gelöschten Wein (Antidepressivum) sowie Johannisbeersaft.

ZU MEIDEN SIND
- fettes, geräuchertes und gepökeltes Fleisch, Wurst, Eier und fetter Käse
- geräucherter Fisch und Fischkonserven
- Milch und Milchprodukte
- Marmeladen (außer Quitten)
- alle Süßigkeiten, Kuchen, Knabbersachen
- Produkte aus Weizenmehl
- raffinierte Öle, Backfette, Margarine
- Kaffee, Alkohol, Nikotin
- zuckerhaltige Getränke wie Cola, Limo etc.
- Konservierungsmittel
- Die von Hildegard beschriebenen Küchengifte: Rohkost, Erdbeeren, Lauch, Pfirsiche, Zwetschgen und Pflaumen.

Nervenleiden

Sicherlich gibt es viele Erkrankungen der Nerven wie Depressionen, Melancholie, Neurosen, Schizophrenie bis hin zu Gedächtnisverlust, Alzheimer-Demenz, Parkinson etc. Für Hildegard liegt aber die Ursache all dieser Nervenleiden in der Sinnlosigkeit (Amentia). Sie beschreibt es als eine Überproduktion der Galle, die mit ihrer Melanche (Schwarzgalle) die Körpersäfte in ein Ungleichgewicht bringt.
Ob Zornausbrüche oder Kummer, den man in sich hineinfrisst, beides macht krank. Laut der Klosterfrau üben die Gedanken, Worte und Gefühle starken Einfluss auf unser Gehirn aus:

> »Die Kräfte der Gedanken steigen zum Gehirn auf, und das Gehirn hält sie fest, weil das Gehirn die Feuchtigkeit für den ganzen Körper ist, ebenso wie der Tau alles befeuchtet. Erheben sich aber in einem Menschen schlechte und übelriechende Säfte, dann senden diese eine Art von schädlichem Rauch zum Gehirn.«

Beim Gedächtnisverlust (Demenz, Alzheimer-Demenz) sind die Ursachen gemäß Hildegard in einer zu schlechten Durchblutung des Gehirns zu finden, welche häufig auch durch Ernährungsfehler wie zu viel Rohkost oder die von Hildegard beschriebenen Küchengifte ausgelöst werden kann.

BRENNNESSELÖL Hier kann man wohltuend mit dem Brennnesselöl (Seite 58), dem Gedächtnisöl bei Hildegard, unterstützen. Es wird mehrmals täglich auf der Brust und an den Schläfen eingerieben.

QUENDELKRAUT Mit dem Quendelkraut (Seite 118), das täglich als Küchengewürz Verwendung findet, wird unser Gehirn wieder gut durchblutet. Die Quendelkekse heißen nicht umsonst Gedächtniskekse.

GELÖSCHTER WEIN Wenn Heilmittel auf bestimmte Weise zubereitet werden, haben sie auch eine entsprechende Wirkung auf den Menschen. So auch der von Hildegard empfohlene gelöschte Wein. Hier geht es um eine spezielle Zubereitung des Weins, der bei Hildegard wie ein Antidepressivum wirkt. So wird beispielsweise ¼ Liter Rotwein in einem Topf erhitzt. Sobald sich an der Oberfläche Bläschen bilden, löscht man den Wein mit einem Schnapsglas kaltem Wasser. Dieses Heilmittel hat sich beispielsweise optimal bewährt in stressigen Zeiten, bei Nervenschwäche und Stimmungsschwankungen. Es fördert einen gesunden Schlaf, stärkt die Nerven, macht gelassen und bringt einen wieder in seine Mitte. Ein von seiner Wirkung her sehr natürliches Mittel besonders in unserer Zeit, wo viele Menschen aufgrund ihres Gemütszustandes viel zu häufig Psychopharmaka und Antidepressiva verordnet bekommen, auch bei jungen Mädchen und Frauen durch die Einnahme der Pille.

DAS RECHTE MASS Die Discretio, das rechte Maß, ist hier das Zauberwort. Lernen Sie wieder, die goldene Mitte in Ihrem Leben zu finden. Denn die Seele liebt in allen Dingen das rechte Maß. Sooft der Körper des Menschen maßlos isst und trinkt oder sich andere Maßlosigkeiten erlaubt, zerreißt er die seelischen Kräfte, weil alles nur mit Maß ausgeführt werden soll, da der Mensch nun einmal nicht ständig im Himmel lebt.

Heilmittel und Ernährungstherapie

- Ernährungsumstellung auf Dinkelkost und Edelkastanien, Gemüse, Obst
- Aderlass
- Darmsanierung
- Fenchel-Balsam-Tee, täglich 1 Liter
- Aronstabwurzelwein
- Nerven-Energie-Kekse
- Flohsamen auch Flohsamenwein, um die gedrückte Stimmung aufzuhellen
- Dinkel und Hafer
- Ysop als Frohmachergewürz, stimmt die Gemütsverfassung fröhlich
- gelöschter Wein, das Antidepressivum
- Edelkastanien- oder Hafersauna zur Stärkung der Nerven und guten Schlaf
- Heilsteine wie
  - Chalzedon zur Nervenstärkung besonders bei Jähzorn (Schwarzgalle), auch bei Tagesstress
  - Amethyst gegen destruktive Einflüsse
  - Bergkristall bei Nervenschwäche, Schilddrüsenleiden, Herzrasen
  - Onyx bei krankheitsbedingter Traurigkeit
  - Sardonyx stärkt alle 5 Sinnesorgane, für Intelligenz und Weisheit

GETREIDE Bei Nervenleiden ist Dinkel in allen Variationen erlaubt sowie Edelkastanien, Hafer, besonders in Form von Breigerichten (Dinkelhabermus, Grießbrei etc.) und Mandeln.

GEMÜSE Essen Sie Fenchel (macht fröhlich), Rote Bete, Wurzelgemüse, Gartenmelde, Kürbis, Zucchini, Sellerie, Süßkartoffel, Kopfsalat, Bohnen, Erbsen (machen fröhlich), Pastinaken, Spinat, Kopfsalat mit Dinkel.

OBST Greifen Sie bei Quitten, Äpfeln (gekocht oder gedünstet), Himbeeren, Johannisbeeren, Josta, Brombeeren, Kornelkirschen, Mango, Orangen, Biobananen und Trauben zu.

Marmeladen von Quitten, Kornelkirschen, Johannisbeeren, Brombeeren, Mispeln, Himbeeren sind geeignet.

FISCH Dorsch, Barsch, Hecht und Wels sind empfehlenswert bei Nervenleiden.

FLEISCH Geeignete Fleischsorten sind Wild, Hühnerfleisch (von glücklichen Hühnern), Lamm, Ziege und Strauß.

GEWÜRZE Bitte salzarm essen und viele frische Kräuter sowie Galgant, Bertam, Quendel, Ysop und Flohsamen zu den Speisen geben.

INGREDIENZIEN Nehmen Sie wenig Butter, kalt gepresstes Sonnenblumenöl, Quark und Frischkäse.

GETRÄNKE Stilles Wasser, Fencheltee, Dinkelbier, Dinkelkaffee, Rotwein, auch als gelöschter Wein (Antidepressivum) sind gut bei Nervenleiden.

ZU MEIDEN SIND

- fettes, geräuchertes und gepökeltes Fleisch, Wurst, fetter Käse
- geräucherter Fisch und Fischkonserven
- Milch und Milchprodukte
- alle Süßigkeiten, Kuchen, Knabbereien
- Produkte aus Weizenmehl
- raffinierte Öle, Backfette, Margarine
- Kaffee, Alkohol, Nikotin
- zuckerhaltige Getränke wie Cola, Limo etc.
- Konservierungsmittel
- Die von Hildegard beschriebenen Küchengifte: Rohkost, Erdbeeren, Lauch, Pfirsiche, Zwetschgen und Pflaumen.

In der folgenden Tabelle finden Sie beispielhaft Vorschläge für eine Woche, die Sie natürlich variieren können, für Ihre individuelle Heilküche bei den beschriebenen Krankheiten.

Beispiel-Wochenpläne der Hildegard-Heilküche bei verschiedenen Erkrankungen

Wochentag	Mahlzeit	Rezeptvorschläge
Speiseplan bei Magen-Darm-Erkrankungen		
Montag	morgens	Flockenmüsli mit Kokos und Orange (Seite 175), Dinkelkaffee
	mittags	Gemüsesuppe ruck zuck (Seite 209), Kürbis-Gnocchi (Seite 218) mit Kopfsalat, Bratapfel mit Marzipanfüllung (Seite 242)
	abends	Dinkelbrot mit Ziegenfrischkäse mit Trauben (Seite 191)
Dienstag	morgens	Dinkelbrot mit Kornelkirschenmarmelade (Online-Shop), Fencheltee
	mittags	Fenchel-Beeren-Salat (Seite 203), Mangoldrisotto (Seite 217)
	abends	Kichererbsensuppe mit Spinat (Seite 208)
Mittwoch	morgens	Express-Habermus (Seite 174), Fencheltee
	mittags	Kürbis-Kastanien-Ragout (Seite 221) mit Dinkelnudeln, Beerensalat mit Mandelcreme (Seite 241)
	abends	Süßkartoffelsuppe mit Ingwer (Seite 208)

Wochentag	Mahlzeit	Rezeptvorschläge
Donnerstag	morgens	Dinkelbrot mit Feldsalatcreme mit Ziegenfrischkäse (Seite 188), Dinkelkaffee
	mittags	Selleriesuppe mit Apfel (Seite 209), Kürbis-Gnocchi (Seite 218), Dattelküsse (Seite 255)
	abends	Melonensalat mit Hähnchenbrust (Seite 202), Dinkelbrot
Freitag	morgens	Habermus (Seite 174), Dinkelkaffee
	mittags	Dinkelgrießsuppe mit Gemüse (Seite 210), Bratapfel mit Marzipanfüllung (Seite 242)
	abends	Dinkelbrot mit fruchtigem Rote-Bete-Aufstrich (Seite 188)
Samstag	morgens	Mango-Sesam-Müsli (Seite 176), Fencheltee
	mittags	Lachsforellenfilets auf Petersilienwurzel (Seite 236), Kirschdessert mit Krokant (Seite 244)
	abends	Wintergemüse aus dem Ofen (Seite 222)
Sonntag	morgens	Dinkelbrot mit Feldsalatcreme mit Ziegenfrischkäse (Seite 188), Dinkelkaffee
	mittags	Wildbraten mit Preiselbeeren (Seite 230), Dinkelreis, Fenchelgemüse
	abends	Dinkelbrot mit Kichererbsenaufstrich (Seite 189)
Speiseplan bei Hauterkrankungen		
Montag	morgens	Porridge mit Apfel (Seite 175), Dinkelkaffee
	mittags	Kalbsleber mit Apfelscheiben (Seite 230), Dattel-Mandel-Kugeln (Seite 245)
	abends	Grüne-Bohnen-Salat mit Feta (Seite 202)
Dienstag	morgens	Mango-Sesam-Müsli (Seite 176), Fencheltee
	mittags	Panzanella (Seite 200)
	abends	Kichererbsensuppe mit Spinat (Seite 208)
Mittwoch	morgens	Rauke trifft Apfel (Seite 182), Fencheltee
	mittags	Kürbis-Zucchini-Couscous (Seite 221), Beerensalat mit Mandelcreme (Seite 241)
	abends	Rote-Bete-Carpaccio mit Ziegenfrischkäse (Seite 204)
Donnerstag	morgens	Dinkelbrot mit Apfelstrudelaufstrich (Seite 185), Dinkelkaffee
	mittags	Selleriesuppe mit Apfel (Seite 209), Knuspriges Rotbarschfilet mit Ananas (Seite 164), Dattelküsse (Seite 255)
	abends	Rote-Linsen-Suppe (Seite 211)

Wochentag	Mahlzeit	Rezeptvorschläge
Freitag	morgens	Habermus (Seite 174), Dinkelkaffee
	mittags	Dinkelgrießsuppe mit Gemüse (Seite 210), Bratapfel mit Marzipanfüllung (Seite 242)
	abends	Zucchini-Minze-Suppe (Seite 213)
Samstag	morgens	Dinkelbrot mit Kichererbsenaufstrich (Seite 189), Fencheltee
	mittags	Zucchinipuffer mit Kräuterschmand (Seite216), Kirschdessert mit Krokant (Seite 244)
	abends	Gebackene Pastinaken in Orangensoße (Seite 216)
Sonntag	morgens	Dinkelbrot mit Ziegenfrischkäse mit Trauben (Seite 191), Dinkelkaffee
	mittags	Gefülltes Hähnchen mediterrane Art (Seite 226), Dinkelnudeln, Karotten
	abends	Gefüllte Süßkartoffel (Seite 220)
Speiseplan bei Schmerzen des Bewegungsapparates		
Montag	morgens	Habermus (Seite 174), Dinkelkaffee
	mittags	Kichererbsensuppe mit Spinat (Seite 208), Kastanien-Bananen-Muffins (Seite 248)
	abends	Kastanien mit Gemüse und Dinkel (Seite 220)
Dienstag	morgens	Porridge mit Apfel (Seite 175), Fencheltee
	mittags	Bohnen-Erbsen-Gemüse mit Käse (Seite 218), Beerensalat mit Mandelcreme (Seite 241)
	abends	Gemüsesuppe ruck zuck (Seite 209)
Mittwoch	morgens	Kiwi-Walnuss-Traum (Seite 183), Fencheltee
	mittags	Kürbissuppe Steiermark (Seite 212), Seelachsfilet mit Mozzarellahaube (Seite 234), Kichererbsen mit Aprikosen (Seite 223)
	abends	Dinkelcouscous-Salat mit Feta (Seite 202)
Donnerstag	morgens	Dinkelbrot mit Ziegenfrischkäse mit Trauben (Seite 191), Dinkelkaffee
	mittags	Kürbis-Kastanien-Ragout (Seite 221), Erbsen-Minze-Salat (Seite 198), Gundermann-Eis (Seite 80)
	abends	Süßkartoffelsuppe mit Ingwer (Seite 208)
Freitag	morgens	Porridge mit Apfel (Seite 175), Dinkelkaffee
	mittags	Zucchinipuffer mit Kräuterschmand (Seite 216), Kürbis-Apfel-Salat (Seite 196), Mango-Crumble (Seite 242)
	abends	Dinkelbrot mit Apfel-Matjes-Aufstrich (Seite 191)

Wochentag	Mahlzeit	Rezeptvorschläge
Samstag	morgens	Habermus (Seite 174), Fencheltee
	mittags	Mangoldrisotto (Seite 217), Babyspinatsalat mit Flädle (Seite 205), Quittencreme mit Weißwein (Seite 245)
	abends	Dinkelcouscous-Salat mit Feta (Seite 198)
Sonntag	morgens	Dinkelbrot mit fruchtigem Rote-Bete-Aufstrich (Seite 188), Dinkelkaffee
	mittags	Zanderfilet mit Basilikum-Käse-Soße (Seite 235), Dinkelnudeln, Fenchel-Beeren-Salat (Seite 203), Kastanien-Sahne-Creme (Seite 244)
	abends	Kürbis-Apfel-Salat (Seite 196), Dinkelbrot
Speiseplan bei Herz-Kreislauf-Erkrankungen		
Montag	morgens	Habermus (Seite 174), Dinkelkaffee
	mittags	Rote-Linsen-Suppe (Seite 211), Ragout vom Zicklein (Seite 231), Gebackene Pastinaken in Orangensoße (Seite 216)
	abends	Rote-Bete-Carpaccio mit Ziegenfrischkäse (Seite 204)
Dienstag	morgens	Porridge mit Apfel (Seite 175), Fencheltee
	mittags	Grasgrüne Suppe mit Lachs (Seite 211), Ananas mit Mandelhäubchen (Seite 240)
	abends	Wintergemüse aus dem Ofen (Seite 222)
Mittwoch	morgens	Flockenmüsli mit Kokos und Orange (Seite 175), Fencheltee
	mittags	Selleriesuppe mit Apfel (Seite 209), Doradenfilet mit Kräuterkruste (Seite 235), Dinkelreis
	abends	Spargelsalat mit Himbeeren (Seite 195), Dinkelbrot
Donnerstag	morgens	Dinkelbrot, Rendezvous von Lachs und Rettich (Seite 183), Dinkelkaffee
	mittags	Rote-Linsen-Suppe (Seite 211), Traubensalat mit Mandelkrokant (Seite 241)
	abends	Erbsen-Minze-Salat (Seite 198), Dinkelbrot
Freitag	morgens	Flockenmüsli mit Kokos und Orange (Seite 175), Fencheltee
	mittags	Kastanien-Zwiebel-Suppe (Seite 212), Lachsforellenfilet auf Petersilienwurzel (Seite 236), Bratapfel mit Marzipanfüllung (Seite 242)
	abends	Kürbis-Gnocchi (Seite 218) mit Parmesan
Samstag	morgens	Porridge mit Apfel (Seite 175), Fencheltee
	mittags	Kürbissuppe Steiermark (Seite 212), Quittencreme mit Weißwein (Seite 245)
	abends	Gefüllte Süßkartoffel (Seite 220)

Wochentag	Mahlzeit	Rezeptvorschläge
Sonntag	morgens	Bananencreme mit Schoko (Seite 184), Dinkelkaffee
	mittags	Wildbraten mit Preiselbeeren (Seite 230), Spinat mit Rosinen (Seite 223), Ananas mit Mandelhäubchen (Seite 240) und Dattelquark (Seite 184)
	abends	Spargelquiche (Seite 217)
Speiseplan bei Nervenleiden		
Montag	morgens	Habermus (Seite 174), Fenchel-Balsam-Tee
	mittags	Selleriesuppe mit Apfel (Seite 209), Kürbis-Kastanien-Ragout (Seite 221), Dinkelkaffee, Nerven-Energie-Kekse (Seite 108)
	abends	Dinkelbrot mit Räuchertofuaufstrich (Seite 189)
Dienstag	morgens	Porridge mit Apfel (Seite 175), Fenchel-Balsam-Tee
	mittags	Gemüsesuppe ruck zuck (Seite 209), Bratapfel mit Marzipanfüllung (Seite 242)
	abends	Kichererbsensuppe mit Spinat (Seite 208)
Mittwoch	morgens	Dinkelbrot mit Bananencreme mit Schoko (Seite 184), Dinkelkaffee
	mittags	Lammhaxe (Seite 231), Panzanella (Seite 200), Dinkelreis, Quittencreme mit Weißwein (Seite 245)
	abends	Fenchel-Beeren-Salat (Seite 203), Dinkelbrot mit Kichererbsenaufstrich (Seite 189)
Donnerstag	morgens	Habermus (Seite 174), Dinkelkaffee
	mittags	Putengeschnetzeltes mit Orangen (Seite 227), Dinkelnudeln, Kastanien-Sahne-Creme (Seite 244)
	abends	Hildegardstangen (Seite 181), Ziegenbrie mit Trauben (Seite 183)
Freitag	morgens	Porridge mit Apfel (Seite 175), Fenchel-Balsam-Tee
	mittags	Kürbis-Kastanien-Ragout (Seite 221) mit Dinkelnudeln, Traubensalat mit Mandelkrokant (Seite 241)
	abends	Zucchinisuppe mit Minze (Seite 213), Nerven-Energie-Kekse (Seite 108)
Samstag	morgens	Habermus (Seite 174), Dinkelkaffee
	mittags	Kalbsleber mit Apfelscheibe (Seite 230), Dinkelreis, Dinkelcouscous-Salat mit Feta (Seite 198), Quarkklößchen treffen Zitrusfrüchte (Seite 240)
	abends	Hildegardstangen (Seite 181), Kichererbsenaufstrich mit Kubebenpfeffer (Seite 92)
Sonntag	morgens	Bananencreme mit Schoko (Seite 184), Fenchel-Balsam-Tee
	mittags	Ysophühnchen (Seite 150), Dinkelnudeln, Fenchelgemüse, Dattelküsse (Seite 255)
	abends	Süßkartoffelsuppe mit Ingwer (Seite 208), Nerven-Energie-Kekse (Seite 108)

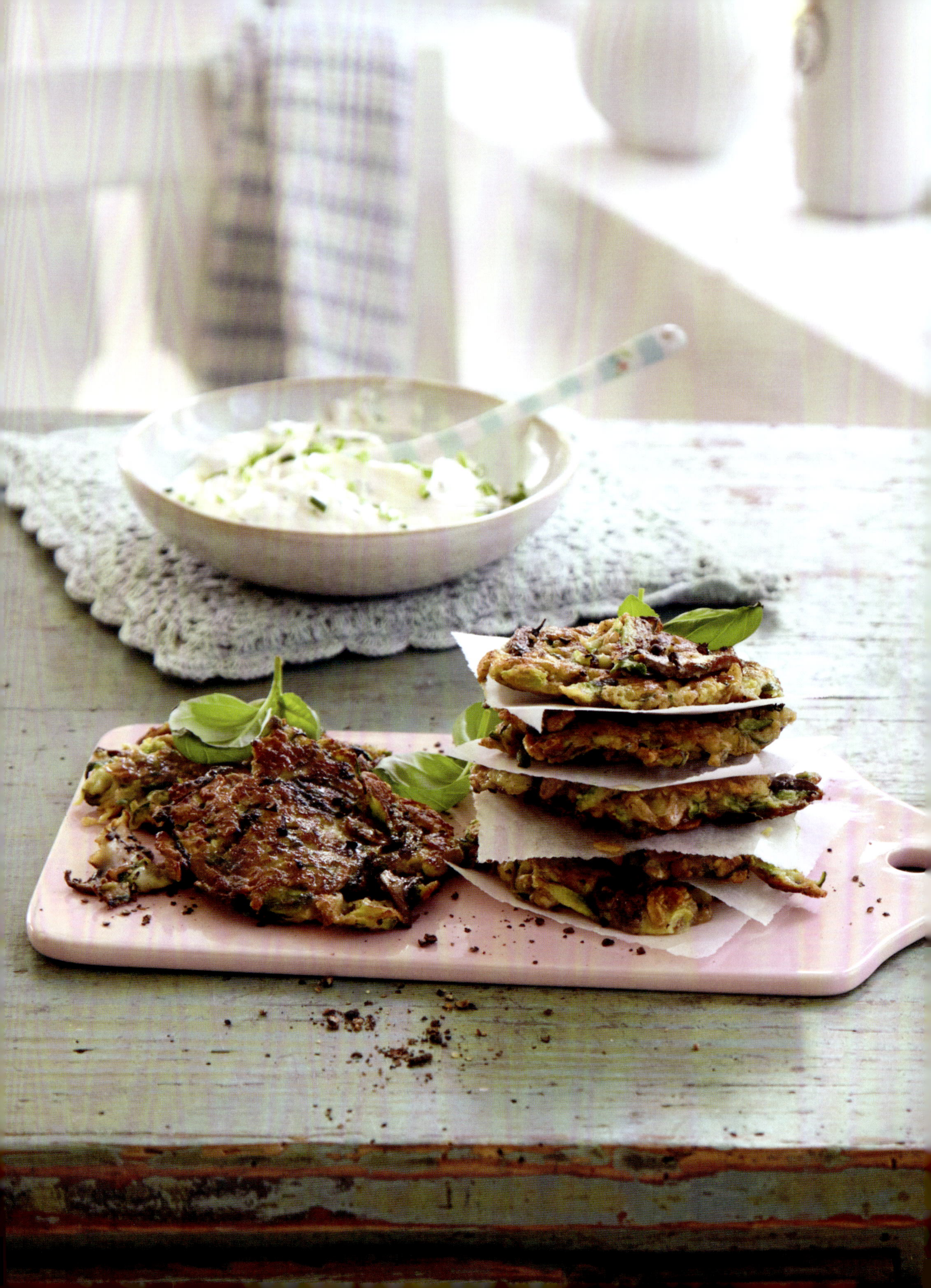

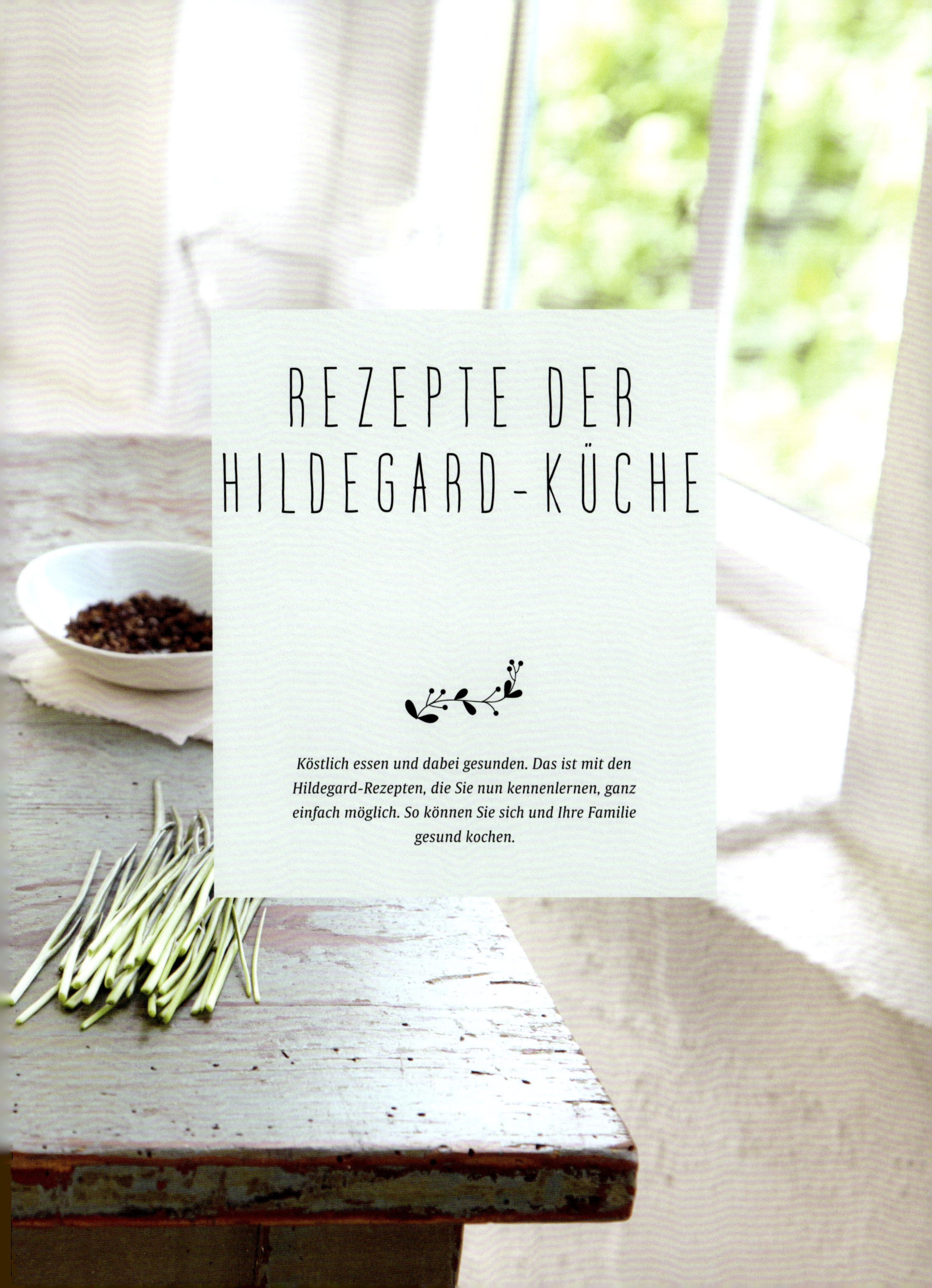

REZEPTE DER HILDEGARD-KÜCHE

Köstlich essen und dabei gesunden. Das ist mit den Hildegard-Rezepten, die Sie nun kennenlernen, ganz einfach möglich. So können Sie sich und Ihre Familie gesund kochen.

Heilsam genießen

Für Ihre individuelle Heilküche erhalten Sie nun einen reichen Rezeptfundus, aus dem Sie je nach Befinden und eventuellen Beschwerden schöpfen können.

Der Dinkel hat die absolute Schlüsselrolle in der Hildegard-Heilküche inne. Abgesehen von seiner guten Verträglichkeit und der Heilwirkung auf den menschlichen Organismus haben wir mit dem Dinkel ein optimales Backgetreide, das für buchstäblich alles verwendet werden kann. Aber Vorsicht ist geboten, denn Dinkel ist nicht gleich Dinkel. In den letzten Jahren wurde durch die steigende Nachfrage immer mehr Hybriddinkel angebaut. Die alten Sorten wie Oberkulmer oder Steiners Tiroler werden durch diese Hybridsorten verdrängt und müssen nachgekauft werden, was natürlich den Profit der Großkonzerne erhöht.

Es lohnt sich also unbedingt, seine Einkaufsquellen zu überprüfen. Gehen Sie doch einmal in eine Mühle in Ihrer Nähe und fragen Sie dort nach dem alten Dinkel, dem Urdinkel, der noch nicht mit Weizen gekreuzt wurde. Sollten Sie kein Glück haben, können Sie in Bioläden von Demeter den richtigen Dinkel bekommen. Ich selbst habe hier im Schwäbischen Oberland das Glück, dass es noch diverse Mühlen gibt, die die alten Sorten verarbeiten. Da hole ich dann mein Mehl zum Backen. Andere Dinkelprodukte wie Nudeln oder Backerbsen bekommt man unter anderem im dm-Markt oder in verschiedenen Läden wie Edeka oder Rewe. Diese haben häufig Produkte »aus der Region für die Region« und bieten häufig auch Dinkelnudeln an. Ich habe wegen der steigenden Nachfrage in der Zwischenzeit Dinkelreis oder Perldinkel und Dinkelgrieß sowie das Hildegard'sche Habermus gezielt in mein Produktangebot genommen. Dinkel in dieser Form wird bei speziellen Erkrankungen als Medizin eingesetzt.

An weiteren Trockenvorräten, die Sie immer im Haus haben sollten, sind neben dem Naturreis (Sorten, die noch nicht eingekreuzt wurden, nachfragen im Laden) auch Hülsenfrüchte als pflanzliche Eiweißlieferanten empfehlenswert. Sie liefern uns Vitamine, Spurenelemente und dienen als Fleischersatz. Eine alte Sorte, die man wiederentdeckt hat, sind die Alblinsen. Sehr zu empfehlen. Dann noch Mandelmilch, Kokosmilch oder Hafermilch etc. als Ersatz für Kuhmilch und natürlich Trockenhefe und Weinsteinbackpulver. Nicht zu vergessen Mandeln, Walnüsse, Sonnenblumenkerne und Kürbiskerne. Gemüse, Salat und Obst kaufen Sie am besten regional und saisonal auf dem Wochenmarkt oder im Bioladen.

Wie Sie nun wissen, hat Hildegard mit ihren Impulsen ganz spezielle Lebensmittel (Mittel zum Leben) und Kräuter genannt, die aufgrund ihrer Feinstofflichkeit, der Subtilität, einen positiven Einfluss auf unterschiedliche Krankheitsbilder haben. Auf den folgenden Seiten lernen Sie eine Fülle von Rezepten der Hildegard-Heilküche kennen, die Sie für die tägliche Ernährung, aber auch gezielt bei bestimmten Beschwerden oder Erkrankungen für sich nutzen können. Die eingesetzten Hildegard-Gewürze spielen dabei eine maßgebliche Rolle, wie ich an den Gewürzen Bertram, Ysop und Galgant verdeutlichen möchte.

Bertram darf zu jedem Essen

Wenn man beispielsweise davon ausgeht, dass Beschwerden wie Migräne gemäß Hildegard durch Darmgase verursacht werden, dann ist es doch herrlich, mit dem Bertramwurzelpulver sein Essen zu würzen. Gerade der Bertram, der ja laut der Klosterfrau über jedes Essen gestreut werden soll, regt ganz extrem die Verdauungsenzyme zur Tätigkeit an. Im Klartext heißt dies, dass alle Speisen restlos verdaut und die Nährstoffe dahin transportiert werden, wo ein Mangel herrscht. Durch dieses restlose Verdauen können also erst gar keine Darmgase entstehen und so hat der Bertram der Entstehung von Blähungen und in unserem Beispiel der Entstehung der Migräne den Nährboden entzogen.

Ysop blockt die Purine

Auch der Ysop ist ein wichtiges Küchengewürz, das immer zum Einsatz kommen sollte. Wissenschaftliche Studien haben bewiesen, dass der Ysop, wenn er gekocht wird, dafür sorgt, dass Purinee blockiert werden. Wenn wir einmal zu viel Fleisch essen, haben aber den Ysop zum Würzen verwendet, können uns die enthaltenen Säuren und Purine nicht schaden. Gerade die Vielzahl von tierischen Eiweißen, die wir täglich über unsere Nahrung zu uns nehmen, sind ja die Ursache – neben dem Stress – für die Zivilisationserkrankungen wie z. B. Herz-Kreislauf-Erkrankungen, Erkrankungen des Bewegungsapparates, Allergien etc.

Galgant: das Kreislaufmittel schlechthin

Dem Galgant werden Sie in den Rezepten ebenfalls immer wieder begegnen. Diese Wurzel hat ein so riesiges Anwendungsspektrum und so große Heilkräfte, dass soe in der Hildegard-Heilküche unverzichtbar geworden ist. Wenn man bedenkt, wie viele Menschen durch Bewegungsmangel oder auch sitzende Tätigkeiten über Krampfadern klagen oder an Durchblutungsstörungen leiden, so haben wir mit dem Galgantwurzelpulver ein probates Mittel, nicht nur unseren Speisen einen leicht scharfen Geschmack zu geben, sondern auch für eine gute Durchblutung zu sorgen und der Bildung von Krampfadern entgegenzuwirken. Für Herzpatienten ist der Galgant unverzichtbar, der nicht nur zum Würzen (vorbeugend), sondern auch im Akutfall für rasche Hilfe sorgt. Nicht umsonst wird er als Nitroglycerin der Pflanzenheilkunde bezeichnet, weil er ganz schnell die Gefäße öffnet und so das Blut wieder zum Herzen fließen kann und der Stau behoben wird.

Gehen Sie intuitiv ans Würzen Ihrer Speisen, denn unser Körper hat täglich andere Anforderungen. Ich wurde auch immer wieder gefragt, ob man nicht alle Gewürze zusammen mixen und so verwenden könne. Wie bereits erwähnt, hat jedes Gewürz eine spezielle Heilkraft. Erstens hilft viel nicht viel und zweitens wollen wir unserem Körper doch das geben, was er hier und heute speziell braucht.

Jeder Tag ist anders, und wenn Sie Gewürze und Kräuter und natürlich auch die anderen Nahrungsmittel wie Medizin einsetzen, nicht nur um den Magen zu füllen, spüren Sie mit der Zeit immer mehr deren wohltuende Wirkung. Denn das ist Dreh- und Angelpunkt der Hildegard-Heilküche. Verwenden Sie die Nahrungsmittel, Kräuter und Gewürze aufgrund ihrer Wirkung in Bezug auf den Menschen. So haben Sie ganz im Sinne Hildegards Ihr Essen wie eine Medikamenteneinnahme gestaltet, können so Defizite ausgleichen und Beschwerden positiv entgegenwirken.

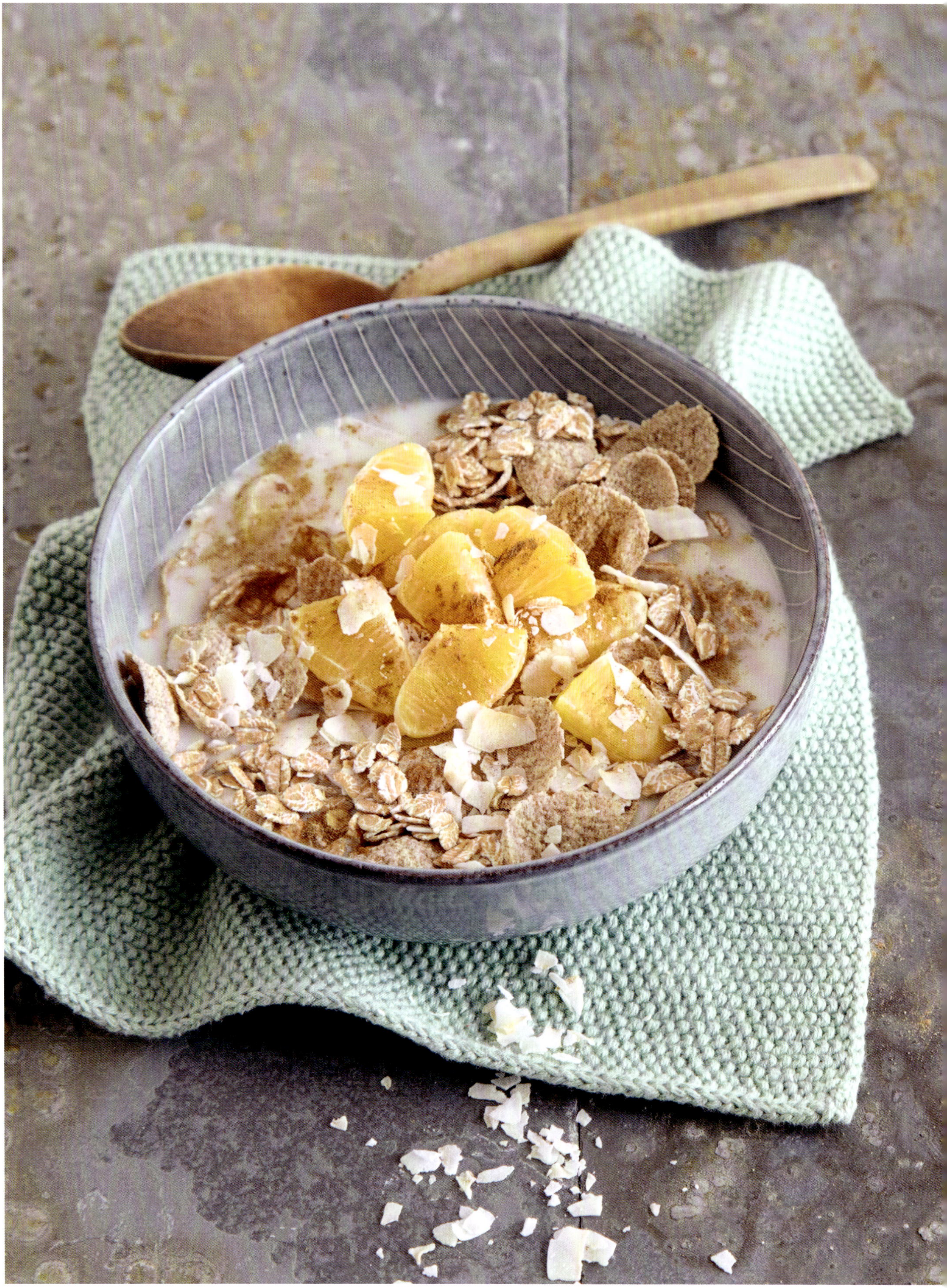

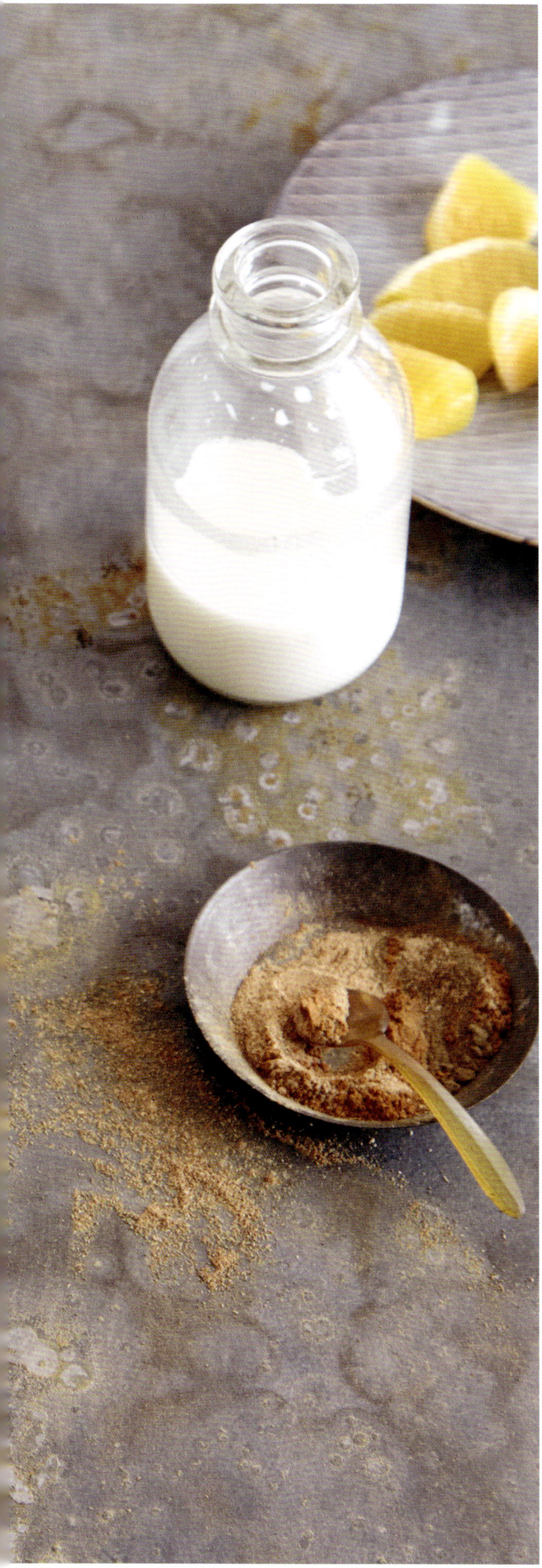

Müsli

Mit einem Müsli starten die meisten gerne in den Tag. Ein Müsli besteht aus einer perfekten Mischung aus bestem Getreide, Früchten und fettarmen Milch- bzw. Nussprodukten, die uns alles liefern, damit wir die nötige Power für einen langen Arbeitstag erhalten. Mit den Getreideflocken und Nüssen geben wir unserem Organismus wichtiges Eisen, B-Vitamine, Ballaststoffe sowie wertvolles pflanzliches Eiweiß, Kalium und ungesättigte Fettsäuren. Durch diesen klugen Mix erreichen wir alleine schon beim Frühstück, dass der Blutzuckerspiegel nur langsam ansteigt und lange konstant gehalten wird, was wiederum Diabetikern sehr zugutekommt.

Wir starten mit dem Habermus. Wie uns Hildegard bereits ans Herz gelegt hat, sollte die erste Mahlzeit des Tages möglichst sehr spät und gut zubereitet (warm) eingenommen werden. Bei diesem warmen Getreidebrei wird unsere Leber somit optimal unterstützt und auf alle Genüsse des Tages vorbereitet.

Flockenmüsli mit Kokos und Orange (Seite 175)

Express-Habermus

Für 2 Personen, 7 Min.

- 150–200 ml Mandelmilch oder Kokosmilch etc. oder Wasser
- 4–6 EL vom Dinkelflockenhabermus (je nach Appetit)
- 1 Apfel oder 1 Banane oder etwas Himbeeren nach Geschmack
- optional Honig, Rohrzucker oder Ahornsirup, falls es süßer werden soll

Die Mandelmilch in einen kleinen Topf füllen, das fertige Dinkelflockenhabermus dazugeben, gut verrühren und kurz aufkochen lassen.

Das gewünschte Obst zusammen mit dem fertigen Habermus in eine Müslischale geben und warm genießen. Honig, Rohrzucker oder Ahornsirup zugeben, falls es süßer werden soll.

WIRKUNG Das Express-Habermus ist besonders bei Bluthochdruck zu empfehlen.

TIPP Wer es etwas cremiger haben möchte, kann sein Müsli noch mit einem Esslöffel Sojajoghurt, Schafmilchjoghurt oder Quark anreichern.

Habermus (aus geschrotetem Dinkel)

Für 2 Personen, 15 Min.

- 1 Tasse geschroteter Dinkel
- je 1 Msp. Bertram, Galgant, Zimt
- 1 Apfel
- Saft einer ½ Zitrone
- 1 TL Honig
- 1 TL Flohsamen
- 1 TL Mandelblättchen

Den Dinkelschrot und den Flohsamen in der doppelten Menge Wasser oder Mandelmilch etc. erhitzen. Die Gewürze dazugeben und darunterrühren. Auf kleiner Flamme quellen lassen. Immer wieder gut umrühren.

In der Zwischenzeit den Apfel entkernen und klein schneiden. Unter das Habermus mischen und mit dem Zitronensaft und dem Honig abschmecken. Bei Bedarf noch etwas Flüssigkeit zugeben, denn der Flohsamen benötigt viel Flüssigkeit, damit er seine Quellstoffe für eine gute Darmpassage abgeben kann. Das fertige Habermus in eine Müslischale geben und die Mandelblättchen darüberstreuen.

Porridge mit Apfel

Für 2 Personen, 10 Min.

- 4 EL Haferschrot oder Haferflocken
- Mandelmilch oder Hafermilch
- Steinsalz, Galgant, Zimt
- Honig oder Rohrzucker
- 2 EL Rosinen
- 2 Äpfel
- 2 EL gehackte Mandeln

Die Haferflocken oder den Haferschrot in der doppelten Menge Wasser (oder halb Wasser, halb Mandel- oder Hafermilch) mit den Gewürzen, dem Süßungsmittel und den Rosinen aufkochen und kurz quellen lassen.

Die Äpfel entkernen und in mundgerechte Stücke schneiden. Das Porridge auf 2 Teller verteilen, die Apfelstücke darüberstreuen.

TIPP Wer gerne Haferflocken isst, kann sich das typisch englische Frühstück, das Porridge, machen. Statt Äpfel können Sie auch anderes saisonales Obst verwenden.

Flockenmüsli mit Kokos und Orange

Für 2 Personen, 10 Min.

- 4 EL Dinkelflocken
- 2 EL Kokosflocken
- 2 Orangen
- 300 ml Mandel- oder Kokosmilch
- je 1 Msp. Zimt, Bertram Galgant
- 2 EL Dinkelflakes oder Cornflakes

Dinkelflocken und Kokosflocken in einer Pfanne ohne Fett rösten und abkühlen lassen.

Die Orangen schälen und in Stücke schneiden. Saft auffangen. Die Orangenstücke und gerösteten Flocken in eine Müslischale geben. Orangensaft und Mandelmilch dazugießen. Die Gewürze daruntermischen. Zum Schluss die Cornflakes darüberstreuen.

Mandel trifft Mango

Für 2 Personen, 15 Min.

- 200 g Soja-, Ziegenmilch- oder Schafmilchjoghurt
- 2 TL Honig
- je 1 Msp. Bertram, Galgant, Zimt
- ca. 50 g Mandelstifte oder Mandelblättchen
- 1 reife Mango
- 4 EL Dinkelflocken

Joghurt mit Honig und Gewürzen gut vermischen und auf 2 Müslischalen verteilen. Mandeln ohne Fett in der Pfanne rösten.

Mangofruchtfleisch in Stücke schneiden und dazugeben. Dann werden die gerösteten Mandeln und die Dinkelflocken darübergestreut und fertig ist ein wunderbares, exotisches Frühstück.

Mango-Sesam-Müsli

Für 2 Personen, 15 Min.

- 1 reife Mango
- 1 EL Sesam
- ca. 300 g Soja-, Ziegen- oder Schafmilchjoghurt
- 1 EL Honig
- 1 Msp. Galgant
- 2 EL Dinkelflocken

Die Mango vorbereiten und in mundgerechte Stücke schneiden. Die Sesamkörner in einer Pfanne ohne Fett rösten, am besten mit Deckel, denn sie springen gerne hoch, wenn sie Temperatur bekommen.

Den Joghurt mit dem Honig und Galgant nach Geschmack würzen. Zuerst die Mango in die Müslischalen füllen, darüber den Joghurt geben und das Ganze mit den gerösteten Sesamkörnern und Dinkelflocken bestreuen.

Mandel trifft Mango

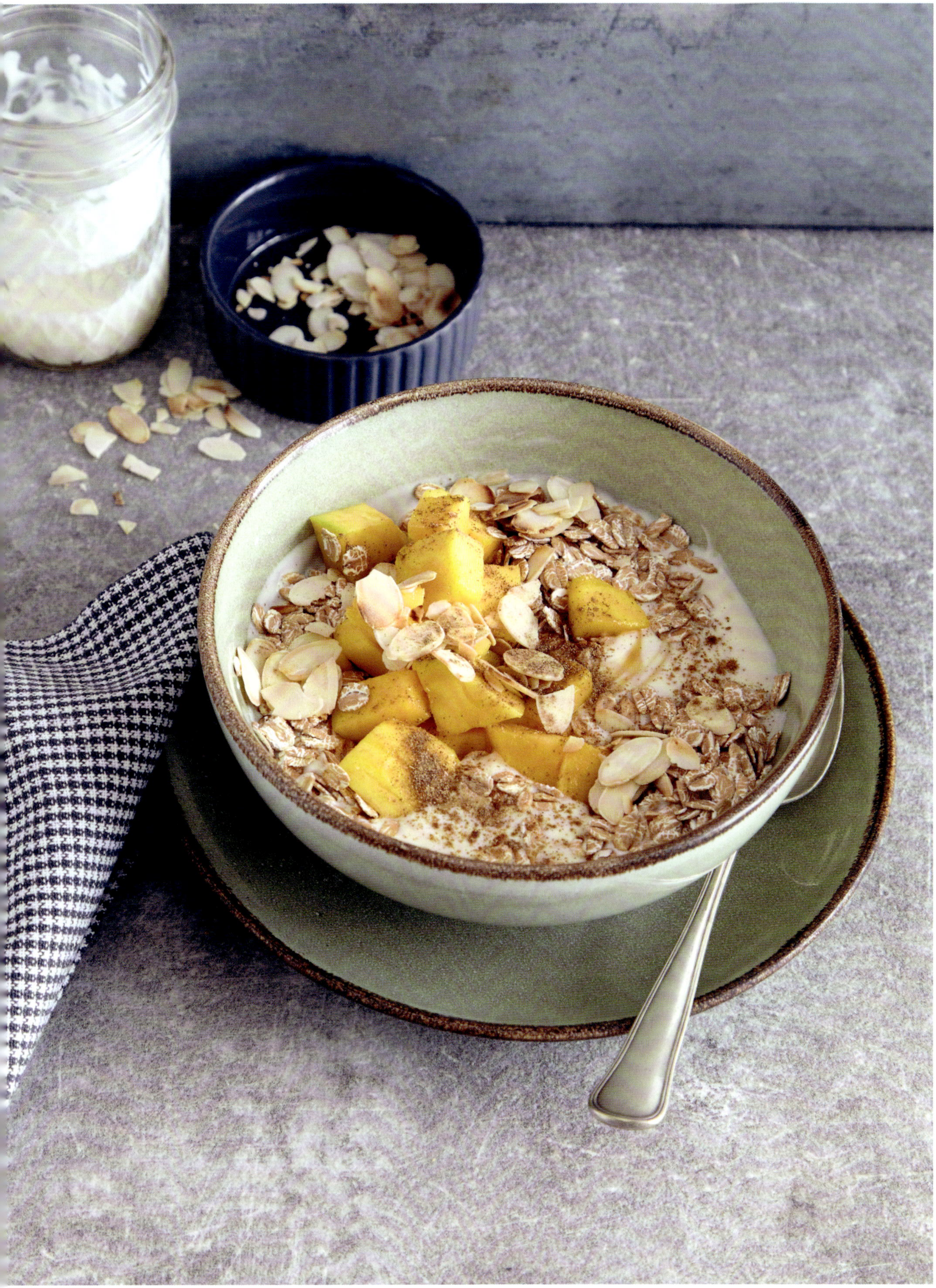

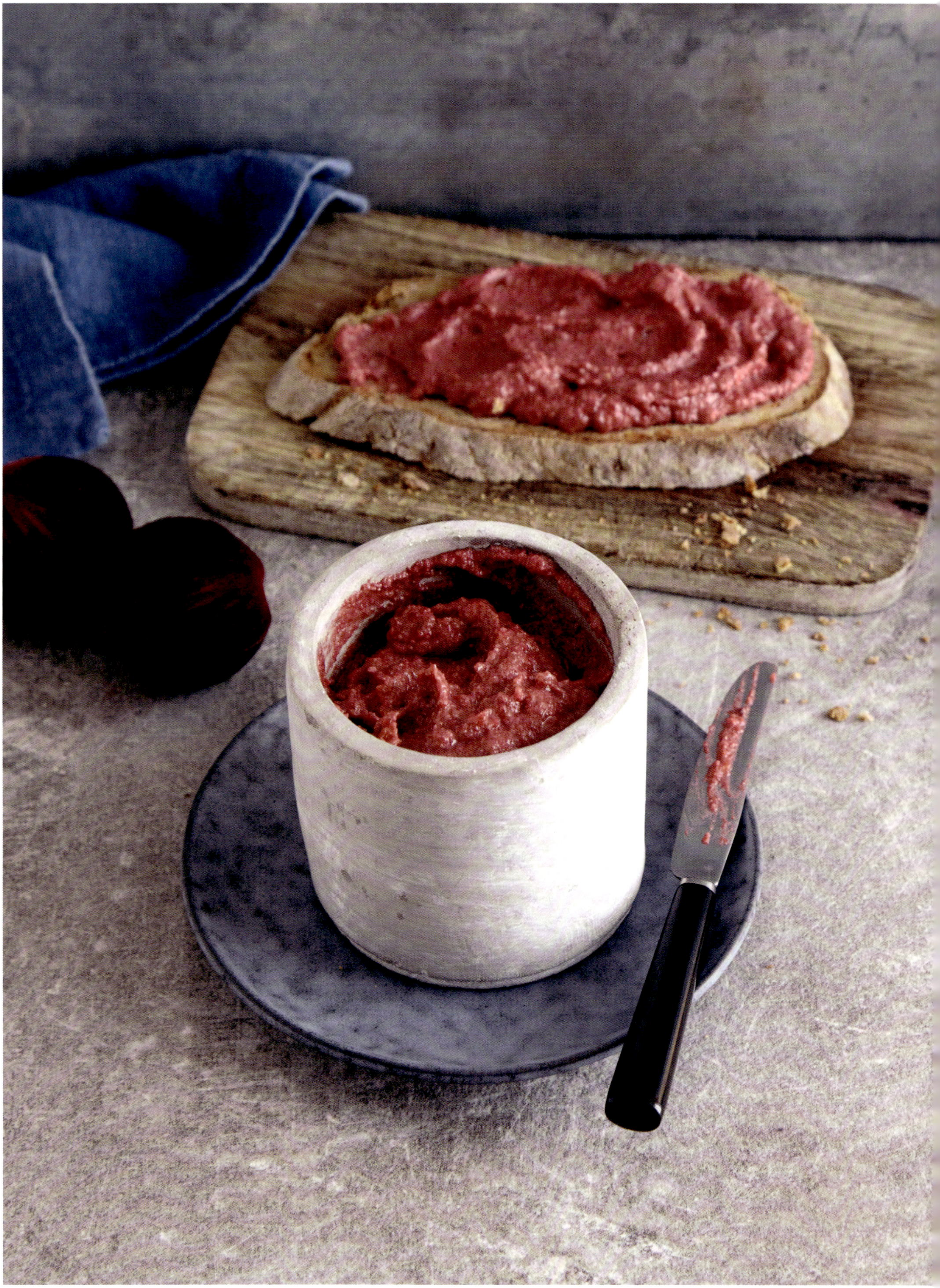

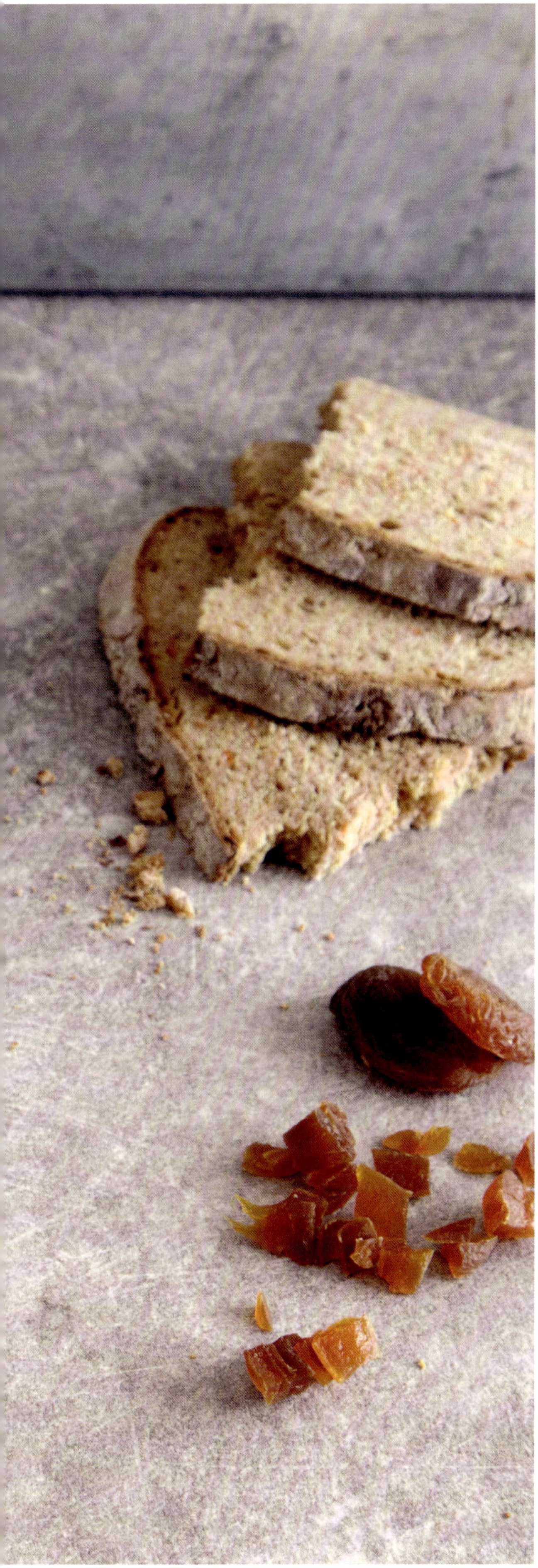

Brot und was drauf

Für viele Menschen gehört Brot zum Frühstück und zum Vesper, wie man in Schwaben zum Abendessen sagt, wie Ostereier zu Ostern oder das Amen zur Kirche. Ein Brot zu richten bzw. zu belegen, ist für die meisten Menschen die schnellste Art, gleich was zwischen die Zähne zu bekommen. Man muss nicht erst lange rumschnippeln. Sind wir mal ehrlich, wenn man einen Riesenhunger hat, ist eine Stulle natürlich die schnellste Variante. Brot war und ist das Grundnahrungsmittel Nummer eins. Ob ich mein Brot herzhaft oder süß belege, spielt keine Rolle. Wichtig ist, dass durch die Wahl der richtigen Zutaten mein Körper alle Nährstoffen bekommt, die er braucht und die lange satt machen. Für die Menschen, die morgens noch keinen Bissen herunterbekommen, bieten sich die Aufstrich-Rezepte auch wunderbar zum Mitnehmen zur Arbeit an. Doch zunächst lernen Sie das ultimative Hildegard-Brot kennen.

Fruchtiger Rote-Bete-Aufstrich (**Seite 188**)

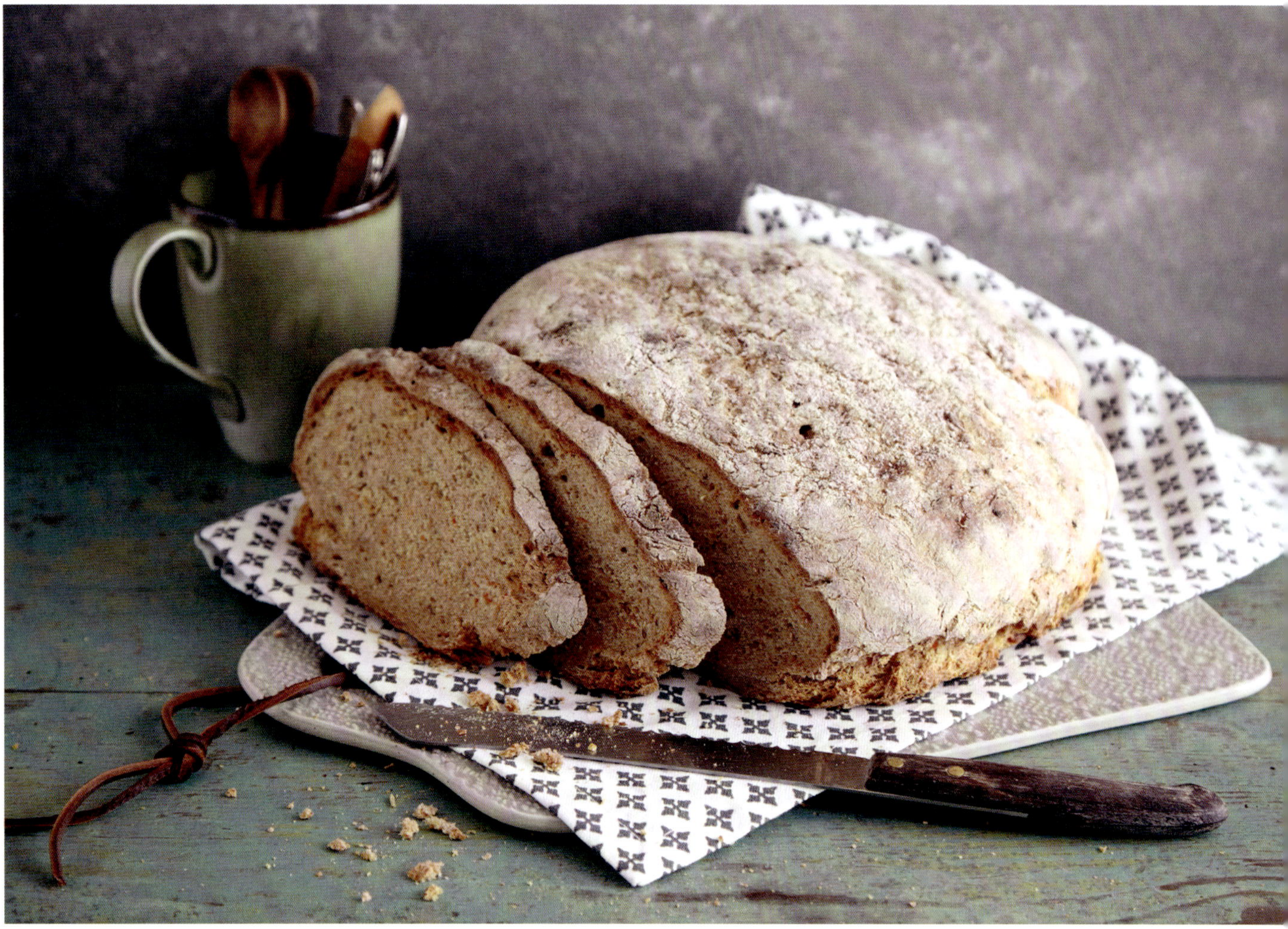

Sauerteigbrot mit Wurzelgemüse

Für 2 Personen, 2¼ Std.

- 750 g Dinkelvollkornmehl
- 250 g Roggenmehl
- 30–40 g Hefe
- 30–40 g Sauerteiggranulat
- ca. 500 ml lauwarmes Wasser
- 30 g Steinsalz
- 250 g grob geriebene Karotten und Pastinaken
- 2–3 EL Röstzwiebeln
- 1–2 TL Brotgewürz (Kümmel, Fenchel, Anis)

Mehl, Hefe, Sauerteiggranulat und Steinsalz gut vermischen und nach und nach das Wasser unter den Teig kneten. Abgedeckt an einem warmen Ort 30 Minuten gehen lassen.

Dann das Wurzelgemüse, Röstzwiebeln und Brotgewürz darunterkneten. Nochmals 30 Minuten gehen lassen. Den Brotlaib formen und mit Wasser bestreichen. Den Backofen auf 240 °C vorheizen. Dann das Brot auf der mittleren Schiene bei 220 °C ca. 45 Minuten backen.

Hildegardstangen

Für 2 Personen, 10 Min. + Teigkühlzeit + 35 Min. Backzeit

- 500 g Dinkelmehl Type 630
- ½ Pck. Trockenhefe
- 1 TL Steinsalz
- 1 TL Brotgewürz (Kümmel, Fenchel, Anis)
- 350 ml kaltes Wasser

Alle Zutaten in einer Rührschüssel zu einem glatten Teig verkneten. Dabei immer nur so viel Wasser zugeben, dass sich der Teig gut vom Schüsselrand löst. In eine Schüssel mit Deckel etwas Mehl streuen und die Teigkugel hineinlegen. Zugedeckt mehrere Stunden kaltstellen.

Backofen auf 240 °C vorheizen. Teig aus der Schüssel auf ein Backblech mit Dauerbackfolie stürzen, in 2 Portionen teilen und diese in die Länge ziehen. Backofen auf 220 °C zurückschalten und Hildegardstangen auf der mittleren Schiene ca. 35 Minuten backen.

TIPP Sie können die Stangen durch die Beigabe von Flohsamen, Sesam, Mohn, Kürbiskernen, Sonnenblumenkernen, Meersalz und Kümmel oder durch das Bestreichen mit Bäckerlauge (Apotheke) abwechslungsreich gestalten.

Schwyzer Bürli

Für 2 Personen, 10 Min. + Teigkühlzeit + 35 Min. Backzeit

- 300 g Dinkelmehl Type 1050
- 200 g Roggenvollkornmehl
- ½ Pck. Trockenhefe
- 1 TL Steinsalz
- 1 TL Brotgewürz (Kümmel, Fenchel, Anis)
- 350 ml kaltes Wasser

Alle Zutaten in einer Rührschüssel zu einem glatten Teig verkneten. Dabei immer nur so viel Wasser zugeben, dass sich der Teig gut vom Schüsselrand löst. In eine Schüssel mit Deckel etwas Mehl streuen und die Teigkugel hineinlegen. Zugedeckt mehrere Stunden kalt stellen.

Mit einem in Mehl getauchten Suppenlöffel Kugeln vom Teig abstechen und auf ein Backblech mit Dauerbackfolie setzen. Den Backofen auf 240 °C vorheizen. Dann Bürli bei 220 °C auf der mittleren Schiene ca. 35 Minuten backen.

TIPP Der erste Schritt beim Brotbacken ist das Herrichten aller Zutaten. Eine warme Küche ist der ideale Ort zum Brotbacken. Die Zutaten sollten auch alle Zimmertemperatur haben.

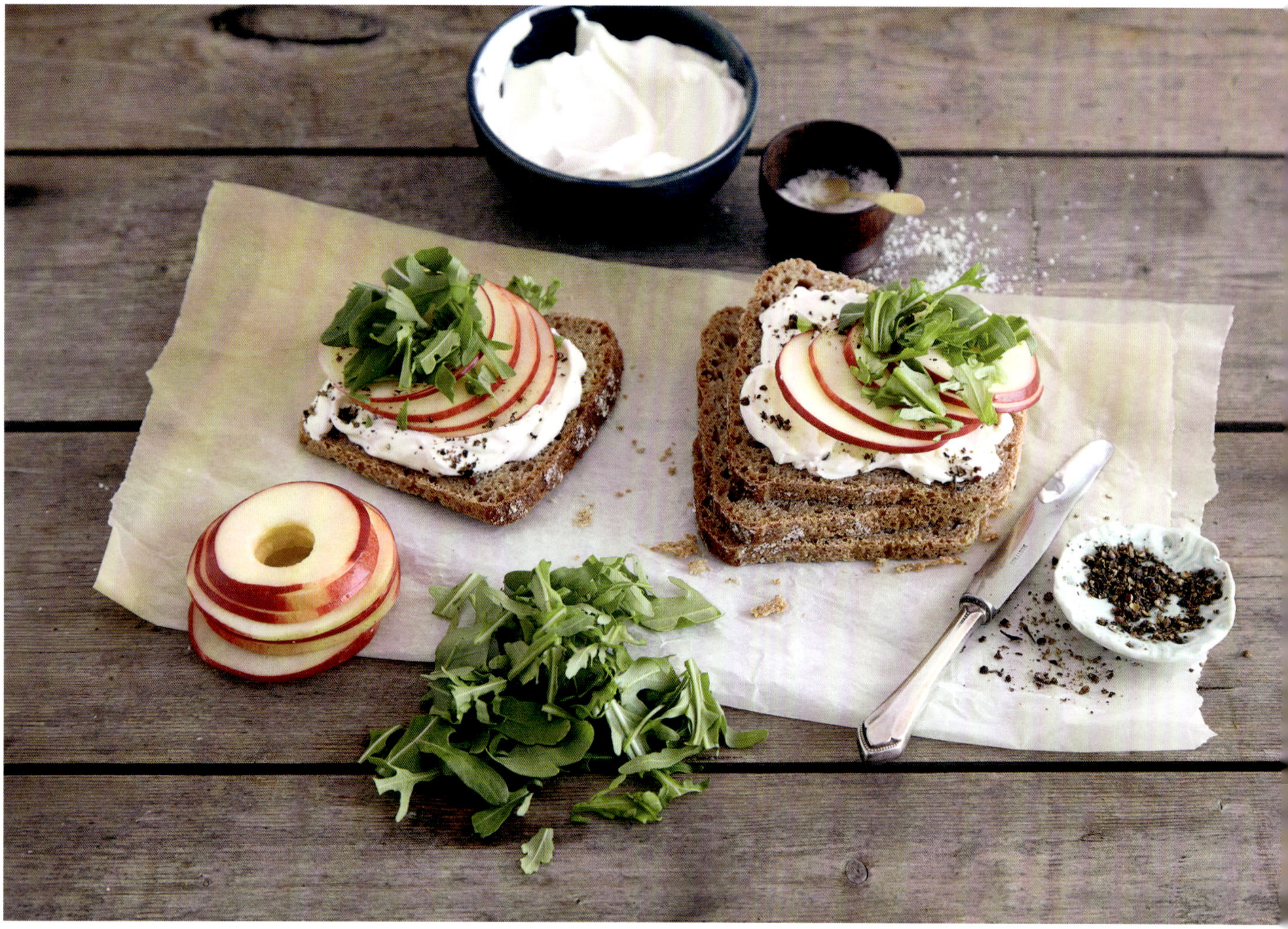

Rauke trifft Apfel

Für 2 Personen, 10 Min.

- 4 Scheiben Dinkelbrot
- Ziegenfrischkäse
- Steinsalz, Kubebenpfeffer
- 1 Apfel
- 2 EL Rauke oder Rucola

Die Dinkelbrotscheiben mit dem Ziegenfrischkäse bestreichen. Mit Salz und Pfeffer würzen. Den Apfel entkernen und in kleine Scheiben schneiden. Die Apfelscheiben darüberlegen und zum Schluss mit dem klein geschnittenen Rucola bestreuen.

WIRKUNG Diätetikum, unterstützt sanft die Leberreinigung.

TIPP Wenn man das Brot mitnehmen will, empfiehlt es sich, nur eine Scheibe zu belegen und die andere als Deckel zu benutzen.

Rendezvous von Lachs und Rettich

Für 2 Personen, 7 Min.

- 4 Scheiben Dinkelbrot oder 2 Dinkelseelen
- 2 EL Sahnemeerrettich (Glas)
- 4 Scheiben Räucherlachs
- ca. 200 g Rettich
- Dill, frisch oder tiefgefroren

Die Brotscheiben mit dem Sahnemeerrettich bestreichen. Auf jede Brotscheibe eine Scheibe Lachs legen. Den Rettich in dünne Scheiben schneiden und das Lachsbrot damit belegen. Mit Dill bestreuen.

Kiwi-Walnuss-Traum

Für 2 Personen, 5 Min.

- 200 g Frischkäse
- Galgant, Honig
- 2 Dinkelseelen oder 4 Dinkelbrotscheiben
- 2 Kiwis
- 2 EL Walnüsse, gehackt

Den Frischkäse mit dem Honig und Galgant nach Geschmack würzen. Mit dieser Mischung die Dinkelbrote bestreichen. Die Kiwis schälen und in Scheiben schneiden. Die Brote damit belegen und mit den gehackten Walnüssen bestreuen.

WIRKUNG Für starke Muskeln und Knochen.

Melone mit Schinken

Für 2 Personen, 7 Min.

- 4 Scheiben Dinkelbrot, getoastet
- 2 EL Frischkäse
- 4 Scheiben Rindersaftschinken
- 250 g Honig- oder Galiamelone
- Kubebenpfeffer

Die getoasteten Dinkelbrotscheiben mit dem Frischkäse bestreichen. Darüber den Schinken legen und mit den in Scheiben geschnittenen Melonen bedecken. Dann kräftig mit dem Kubebenpfeffer würzen.

WIRKUNG Für viel Energie und gute Konzentration.

TIPP Dieses Rezept gehört zu den italienischen Klassikern, wurde aber von den Zutaten her nach Hildegards Empfehlungen verbessert, d. h., wir nehmen keinen Parmaschinken, weil der vom Schwein ist, sondern einen Rindersaftschinken.

Ziegenbrie mit Trauben

Für 2 Personen, 5 Min.

- 2 Dinkelseelen
- Butter
- Ziegenbrie oder alternativ ein Camembert aus Kuhmilch
- Kubebenpfeffer
- Trauben

Die Dinkelseelen hauchdünn mit Butter bestreichen. Darauf den Ziegenbrie verteilen, etwas Kubebenpfeffer darübermahlen. Die Trauben dazu essen.

Dattelquark

Für 2 Personen, 5 Min.

- 4 Datteln
- 4 EL Schaf- oder Kuhmilchquark
- 2 Msp. Galgantwurzelpulver

Die Datteln entkernen und mit dem Quark pürieren. Mit dem Galgantwurzelpulver pikant abschmecken.

WIRKUNG Dieser und die weiteren Brotaufstriche sind eine super Alternative zu Wurst und Käse. So vermeiden wir eine Übersäuerung unseres Organismus, die nachweislich u. a. Erkrankungen des Bewegungsapparates wie Arthrose, Arthritis, Rheuma etc. begünstigt.

TIPP Für diese Brotaufstriche brauchen Sie als Handwerkszeug hauptsächlich einen Mixer, Zauberstab oder Thermomix.

Bananencreme mit Schoko

Für 4 Personen, 7 Min.

- 1 Banane
- ½ Tafel Zartbitter Schokolade (mit 50–70% Kakao)
- 6 EL Schaf- oder Kuhmilchquark
- 1 Zitrone
- Galgantwurzelpulver
- 4 EL Sesamsamen

Die Banane schälen. Die Hälfte der Schokolade auf einer Reibe grob raspeln. Die andere Hälfte der Schokolade zusammen mit dem Quark pürieren. Die Zitrone auspressen. Den Zitronensaft und die geraspelten Schokostreusel unter den Quark mischen und mit dem Galgant würzen. In einer Pfanne die Sesamsamen ohne Fett rösten (mit Deckel) und über die Bananencreme geben.

WIRKUNG Wirkt stimmungsaufhellend und sorgt für eine gute Durchblutung.

Apfelstrudelaufstrich

Für 2 Personen, 15 Min.

- 1 Apfel, leicht säuerlich (Boskop)
- Saft einer Zitrone
- 1 EL Rosinen
- ½ TL Zimt
- 1–2 Msp. Galgant
- 2 EL Honig
- 250 g Schaf- oder Kuhmilchquark
- 4–6 Mandelmakronen, zerbröselt

Den Apfel schälen und auf einer Reibe raspeln. Mit dem Zitronensaft übergießen. Geraspelten Apfel und die Rosinen mit allen Gewürzen und dem Honig gut vermischen, unter den Quark rühren und nochmals mit den Gewürzen abschmecken.

Zum Schluss die zerbröselten Mandelmakronen darunterheben. Passt hervorragend auf ein rustikales Dinkelbrot oder Dinkel-Kastanienbrot.

Maronicreme

Für 2 Personen, 20 Min.

- 200 g gegarte Esskastanien
- ½ Becher Sahne
- ½ Vanilleschote
- ½ TL Zimt
- 2 Msp. Galgantwurzelpulver
- 4 EL Noccino (Walnussschnaps) oder Sherry oder Cognac
- 2–3 Riegel Nussschokolade

Die Maronen klein schneiden und zusammen mit der Sahne in einen Topf geben. Die Vanilleschote aufschlitzen und das Mark herauskratzen. Mark, Vanilleschote, Zimt und Galgant in den Topf geben und alles gut verrühren. Aufkochen lassen und bei kleiner Hitze etwa 10 Minuten köcheln lassen.

Vanilleschote entfernen. Nun den Noccino, Cognac oder Sherry unterrühren und die Masse etwas abkühlen lassen. Ganz zum Schluss rühren wir die zerbrochene Schokolade darunter und lassen diese in der Restwärme schmelzen.

WIRKUNG Wirkt aufbauend bei körperlicher Entkräftigung und ist gut für das Gehirn.

TIPP Die Vanilleschote nicht wegwerfen, sondern in ein Glas mit Schraubverschluss geben, mit Rohrzucker auffüllen. So erhalten wir selbst gemachten Vanillezucker.

Bircher-Müsli-Aufstrich

Für 4 Portionen, 15 Min.

- 100 g Studentenfutter
- 2 EL Dinkel- oder Haferflocken
- 1 EL Sonnenblumenkerne
- 1 EL Pistazien
- 2 EL Honig
- Saft einer Bioorange
- 2 EL Schaf- oder Kuhmilchquark (bei Laktose-Intoleranz Schafmilchquark verwenden)
- 1 Apfel
- 100 g Himbeeren
- ½ TL Zimt
- 2 Msp. Galgant

Studentenfutter, Dinkelflocken, Sonnenblumenkerne, Pistazien, Honig, Orangensaft und Quark in ein hohes Rührgefäß geben und mit dem Zauberstab pürieren.

Den Apfel schälen, entkernen, grob klein schneiden und zusammen mit den Himbeeren in die Quarkmasse geben. Die Masse nochmals gut pürieren und dann mit den Gewürzen fein abschmecken.

WIRKUNG Fördert die Schaffenskraft und eine gute Durchblutung.

TIPP Statt Pistazien kann man auch Mandeln oder Walnüsse nehmen. Wer keine frischen Himbeeren hat, kann TK-Himbeeren nehmen. Dazu die Himbeeren ca. 15 Minuten antauen lassen.

Brombeer-Vanille-Aufstrich

Für 2 Personen, 15 Min.

- 150 g Brombeeren
- 1 Vanilleschote
- 150 g Schaf- oder Ziegenfrischkäse
- 50 g saure Sahne
- 2–3 EL Honig
- je 1 Msp. Zimt und Galgantpulver
- 40 g weiße Schokolade

Die Brombeeren waschen und gut abtropfen lassen. Die Vanilleschote aufschlitzen und das Mark herauskratzen. Ziegenfrischkäse, saure Sahne, Honig, Vanillemark und die Hälfte der Brombeeren in einer Schüssel gut pürieren.

Die andere Hälfte der Beeren unter die Frischkäsemasse heben. Auf einer Reibe die weiße Schokolade in grobe Späne reiben und nach Belieben über die Brombeercreme geben.

WIRKUNG Ist reich an Vitaminen.

TIPP Dieser Aufstrich kann auch mit Himbeeren, Johannisbeeren, Kornelkirschen oder Kirschen gemacht werden.

Brombeer-Vanille-Aufstrich

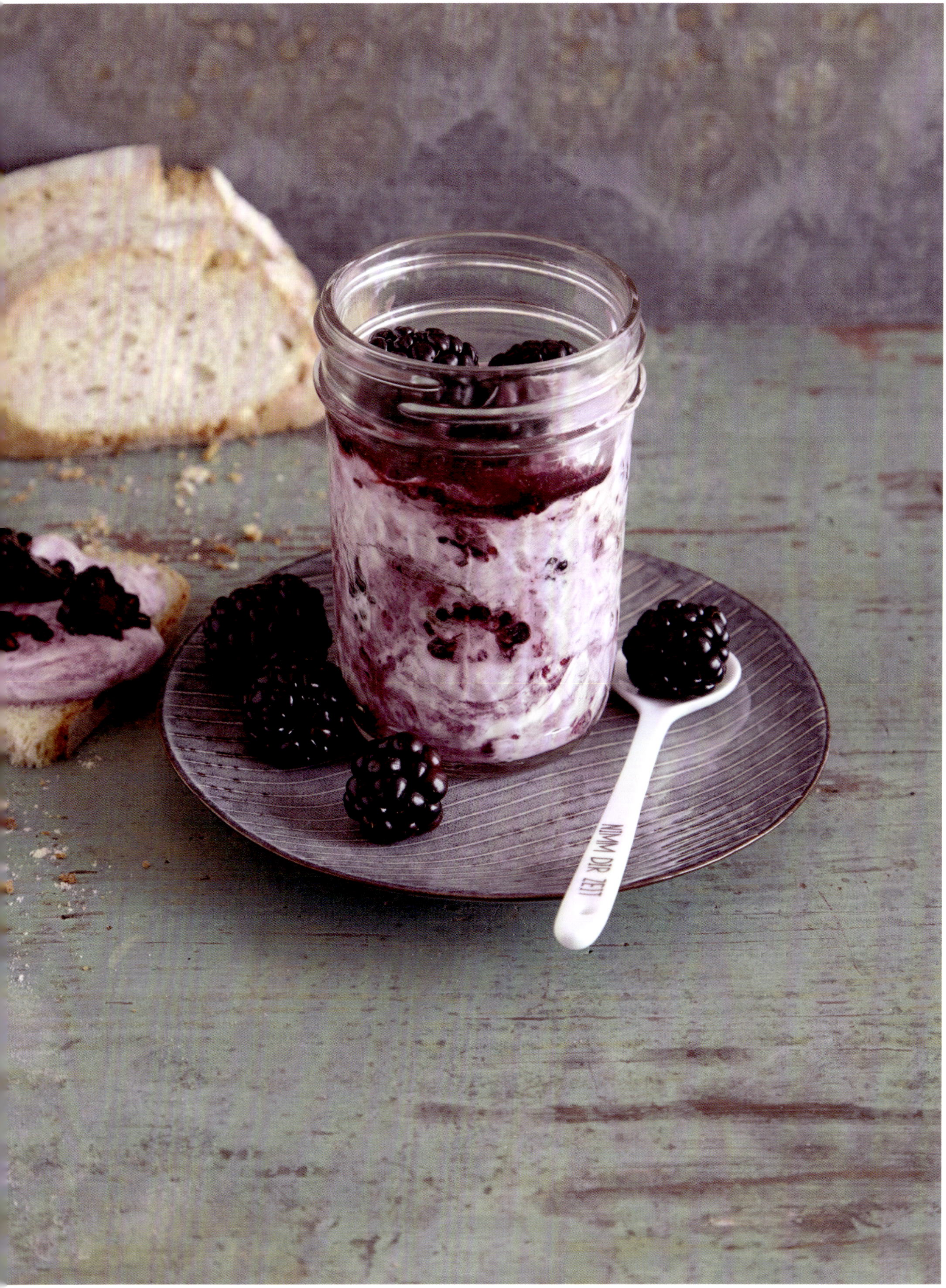
NIMM DIR ZEIT

Feldsalatcreme mit Ziegenfrischkäse

Für 2 Portionen, 15 Min.

- 100 g Feldsalat
- 2 Frühlingszwiebeln
- 50 g Sonnenblumenkerne
- ca. 120 g Ziegenfrischkäse
- 2 EL Orangensaft
- Steinsalz
- Kubebenpfeffer
- 1–2 TL frisch geriebener Meerrettich oder 1 EL Meerrettich vom Glas

Den Feldsalat putzen, waschen und trockenschleudern. Die Frühlingszwiebeln putzen und grob zerkleinern. Alle Zutaten in eine Schüssel geben und mit dem Mixstab pürieren. Mit den Gewürzen und dem frisch geriebenen Meerrettich pikant abschmecken.

TIPP Diese Aufstriche sind schnell gemacht. Alles, was Sie dazu brauchen, sind die entsprechenden Zutaten und Schraubgläser mit Deckel oder Weckgläser. Und natürlich einen Stabmixer oder Thermomix. Die Haltbarkeit dieser Aufstriche beträgt 2–3 Tage im Kühlschrank. Aber sie halten meist nicht so lange, weil sie so gut schmecken. Alle Aufstriche eignen sich auch hervorragend als Dipp zu gedämpftem Gemüse. So haben Sie jedes Mal eine andere Geschmacksnote.

Fruchtiger Rote-Bete-Aufstrich

Für 6 Portionen, 15 Min.

- ca. 100 g gekochte Rote Bete
- 1 frische oder 4 getrocknete Aprikosen (geht auch mit Mango)
- 50 g Feta (Schafmilchkäse)
- 4–5 EL gemahlene Mandeln
- 2 EL Orangensaft
- 2 EL Zitronensaft
- 2 EL Fruchtessig (wie Himbeeressig, Kornelkirschenessig)
- Steinsalz
- Galgant

Die gekochte Rote Bete sowie die Aprikosen oder Mangos grob zerkleinern. Alle Zutaten in eine Schüssel geben und mit dem Mixstab fein pürieren. Mit dem Steinsalz und Galgant würzig scharf abschmecken. Vorsicht, Suchtgefahr!

WIRKUNG Fördert eine schöne Haut.

Kichererbsenaufstrich

Für 4 Portionen, 15 Min.

- 1 Glas Kichererbsen (240 g Abtropfgewicht)
- 1 Knoblauchzehe
- Saft einer Biozitrone
- 3 EL saure Sahne
- 2 EL Olivenöl
- ½ Bund glatte Petersilie
- 2 TL Kreuzkümmel (Cumin)
- ½ TL Galgantwurzelpulver
- Steinsalz

Die Kichererbsen in ein Sieb schütten und gut abtropfen lassen. Die Knoblauchzehe schälen und fein hacken. Kichererbsen, Knoblauchzehe, Zitronensaft, saure Sahne, Öl und die Hälfte der Petersilie in eine Schüssel geben und mit dem Mixstab pürieren.

Mit den Gewürzen pikant abschmecken. Sollte die Paste zu trocken sein, etwas mehr Olivenöl dazugeben. Den Rest der Petersilie grob hacken und vor dem Servieren über die Creme streuen.

WIRKUNG Dieser Aufstrich ist gut fürs Herz und liefert viel Eiweiß.

TIPP Statt der sauren Sahne können Sie auch Sesammus verwenden. Verleiht dem Aufstrich einen nussigen Geschmack.

Räuchertofuaufstrich

Für 4 Portionen, 15 Min.

- 2–3 EL Mandelblättchen
- 200 g Räuchertofu
- ⅓ Salatgurke
- 2 EL Mandelmus
- 2 EL Sojasoße
- ½ TL Galgantpulver
- Steinsalz
- Saft einer halben Biozitrone
- 1 Frühlingszwiebel

Die Mandelblättchen ohne Fett in einer Pfanne rösten und zum Abkühlen beiseitestellen.

Den Tofu grob zerbröseln. Die Gurke schälen und etwas klein schneiden. Tofu, Gurke, Mandelmus und Zitronensaft in eine Schüssel geben und mit dem Mixstab pürieren. Mit den Gewürzen abschmecken. Die Frühlingszwiebel in feine Ringe schneiden und unter den Aufstrich rühren. Mit den Mandelblättchen bestreuen und servieren.

WIRKUNG Für ein gutes Gedächtnis.

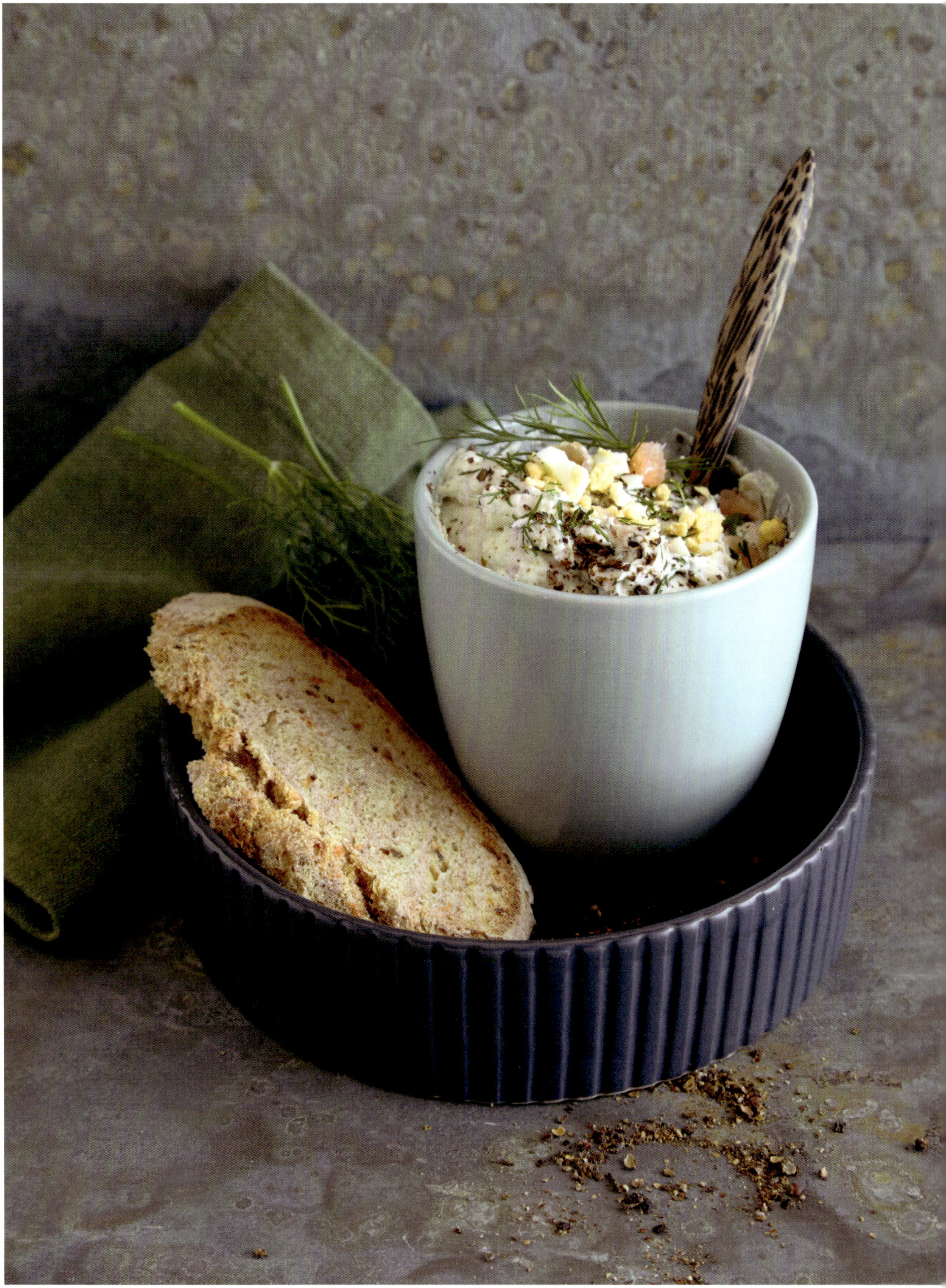

Pikante Lachscreme

Für 4 Portionen, 10 Min.

- 1 Schalotte
- ½ Bund Dill
- 50 g geräucherter Lachs
- 1 TL Sahnemeerrettich
- 1 TL Mayonnaise
- 100 g Frischkäse
- 100 g Schmand
- ½ TL Honig
- Saft einer halben Biozitrone
- Steinsalz, Kubebenpfeffer
- 1 Ei, hart gekocht, geschält

Die Schalotte schälen und in Würfel schneiden. Dill waschen und trockenschleudern. Bis auf einen Stiel den Dill grob zerschneiden.

Lachs etwas zerkleinern und alle Zutaten bis auf das Ei zusammen in eine Schüssel geben. Mit dem Mixstab pürieren. Das Ei grob hacken und unter die Lachscreme mischen. Mit dem Dillzweig garnieren.

Forellenaufstrich

Für 4 Portionen, 10 Min.

- 125 g Forellenfilet
- ca. 100 g Frischkäse
- 1 EL Crème fraîche
- 2 EL Kräuter, gehackt, frisch oder gefroren (Dill, Petersilie, Schnittlauch, Zitronenthymian etc.)
- Abrieb und Saft einer Biozitrone
- 1 Prise Steinsalz, Kubebenpfeffer

Alle Zutaten mit dem Mixstab fein pürieren.

Pikante Lachscreme

Apfel-Matjes-Aufstrich

Für 4 Portionen, 10 Min.

- 1 Schalotte
- 1 Apfel
- 100 g Matjesfilet
- 1 EL Mayonnaise, 1 EL Schmand
- Steinsalz, Kubebenpfeffer, ½ TL Rohrzucker
- 1 EL Sahnemeerrettich
- 2 EL Schnittlauchröllchen

Schalotte klein würfeln. Apfel schälen, entkernen und in kleine Würfel schneiden. Matjesfilet grob zerkleinern.

Alle Zutaten zusammen mit den Gewürzen in eine Schüssel geben und mit dem Mixstab pürieren. Zum Schluss die Schnittlauchröllchen unterheben.

Ziegenfrischkäse mit Trauben

Für 4 Portionen, 15 Min.

- 1 EL Pinienkerne
- 2 Stängel frischer oder gefrorener Estragon
- ½ TL frisch zerstoßener rosa Pfeffer
- 10 Weintrauben ohne Kerne
- 150–200 g Ziegenfrischkäse
- Steinsalz, Kubebenpfeffer

Die Pinienkerne in einer Pfanne ohne Fett rösten und beiseitestellen. Estragon waschen und trocken schleudern. Grob zerkleinern. Weintrauben, Estragon und Ziegenfrischkäse mit dem Mixstab pürieren.

Den rosa Pfeffer und die Pinienkerne unterheben. Mit Steinsalz und Kubebenpfeffer würzen.

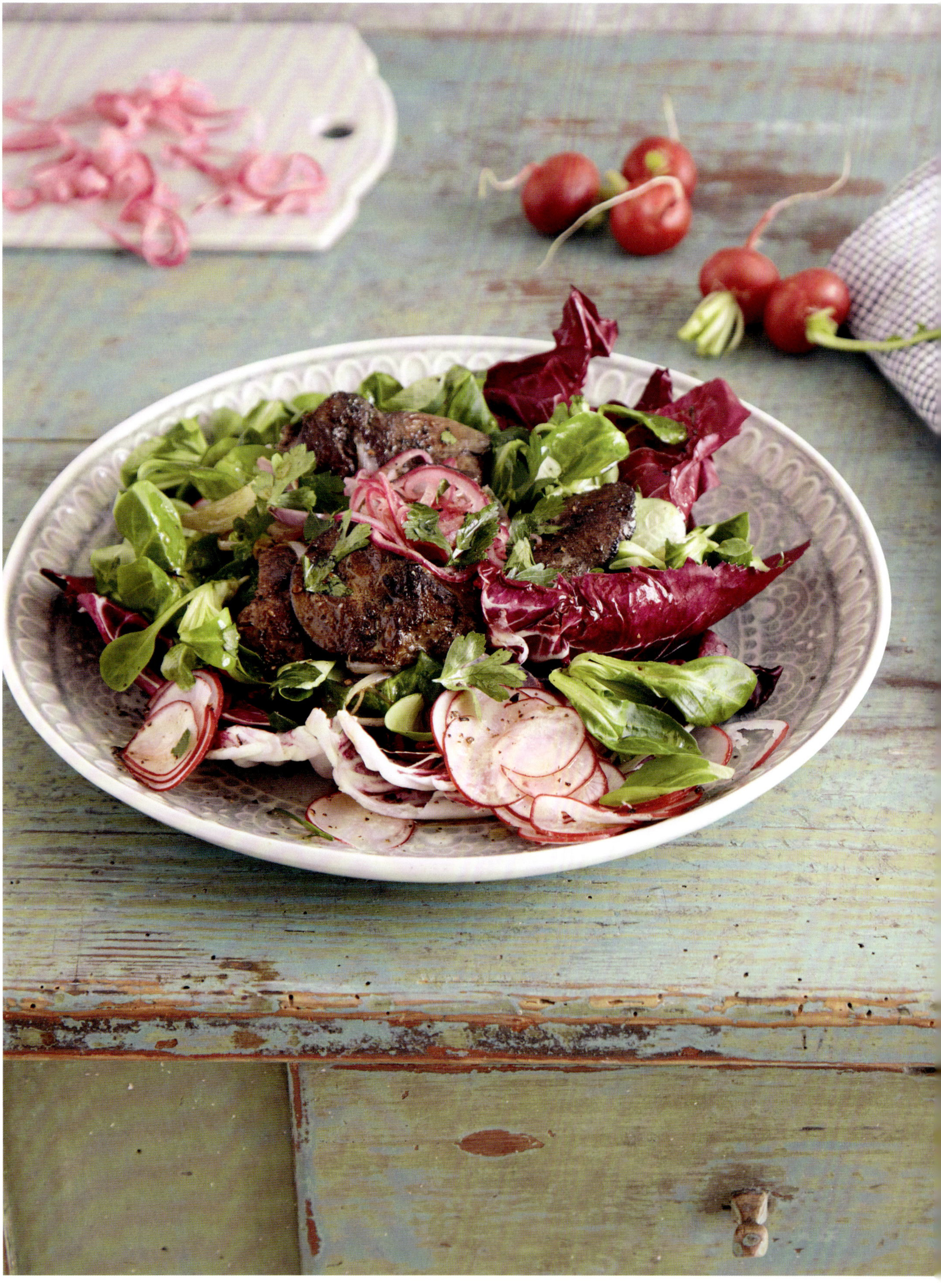

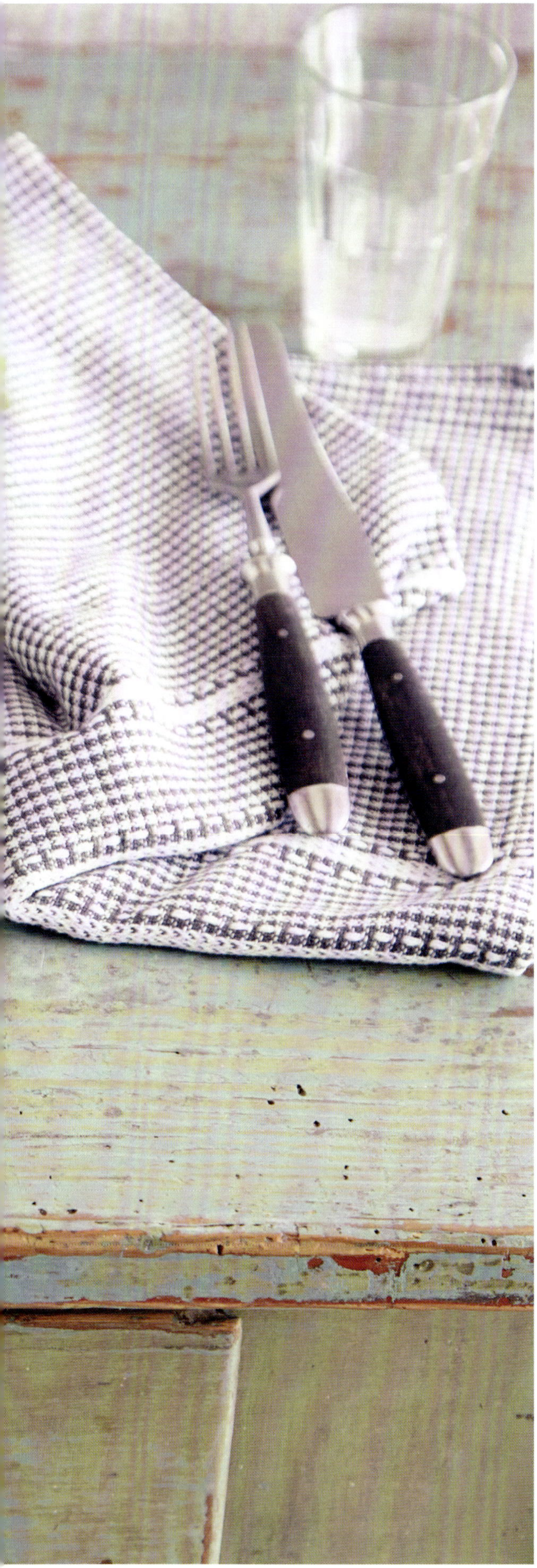

Salate

Ob Blattsalate oder Gemüsesalate. Hierbei haben wir es mit idealen Sattmachern zu tun, die unseren Organismus nicht beschweren, die nötigen Vitamine und Vitalstoffe liefern und als Beilage ebenso unentbehrlich sind wie als Hauptgerichte. Wichtig ist jedoch, dass wir uns an saisonalen und regionalen Angeboten orientieren.

Und natürlich die Salatsoße. Die gibt dem Ganzen ja erst den richtigen Kick. Der beste Salat schmeckt nicht ohne das Herzstück, die Salatsoße. Salatsoßen kann man sich gleich auf Vorrat herstellen. In einem Schraubglas mit Deckel sind diese Marinaden ein paar Tage im Kühlschrank haltbar. So ist das Essen schnell fertig, wenn die Zeit einmal knapp ist. Auch den Salat selber können Sie auf Vorrat machen. Gemüsesalate, die gedämpft werden, sind in einer Schüssel mit Deckel im Kühlschrank 3–4 Tage haltbar. Blattsalate, gewaschen, trockengeschleudert, und in eine Frischhaltebox gegeben oder in ein feuchtes Küchenhandtuch gewickelt, halten sich 2 Tage im Kühlschrank. In einem Arbeitsgang gleich für zwei Mahlzeiten gesorgt, spart Zeit und Energie. Achten Sie darauf, abends keine Blattsalate mehr zu essen. Unsere Verdauungsorgane gehen ab ca. 19 Uhr in die Ruhephase. Alles, was Sie danach noch essen, liegt unverdaut im Magen-Darm-Trakt und es entstehen Fäulnisgase, die zu Beschwerden führen. Dies gilt nicht für Gemüsesalate, die Sie als leichte Abendmahlzeit ohne Reue genießen können.

Feldsalat mit gebratener Hühnerleber (Seite 197)

Basis-Salatsoße

Für 4 Portionen, 5 Min.

- 1 gestrichener TL Steinsalz
- 2 TL Rohrzucker
- Kubebenpfeffer nach Geschmack
- 3 EL Weinessig
- 4 EL Sonnenblumenöl
- 1 EL Schnittlauchröllchen

Alle Zutaten in eine Salatschüssel geben und gut vermischen. Bei Bedarf etwas Wasser dazugeben.

Ersetzen Sie den Weinessig durch Himbeeressig oder Kornelkirschenessig. Wenn Sie Essige selber herstellen, dann können Sie beispielsweise auch Lavendelessig oder Kräuteressige verwenden. Sehr gut eignen sich auch Balsamico-Essige.

Wer es mediterran mag, nimmt Olivenöl. Vegetariern und Veganern empfehle ich das Leindotteröl, weil es sehr viele Omega-3-Fettsäuren enthält und so eine optimale Alternative zu Fischmahlzeiten ist. Für die nußige Variante stehen Mandelöl, Walnussöl oder Kürbiskernöl zur Verfügung.

Statt Salatöl kann auch saure Sahne, Crème fraîche oder Schmand verwendet werden. (Da es sich um tierisches Eiweiß handelt, auf die Menge achten, damit es nicht zur Übersäuerung kommt.)

Sie können Salate auch mit Nüssen anreichern. Besonders lecker sind die Nüsse, wenn sie ohne Fett in einer Pfanne geröstet und dann über den Salat gegeben werden, wie beispielsweise Mandeln, Pinienkerne, Walnüsse, Kürbiskerne oder Sonnenblumenkerne.

Geben Sie durch diverse Kräuter Ihrem Salat eine besondere Geschmacksnote. Neben den Standardkräutern wie Schnittlauch und Petersilie können Sie mit Wildkräutern wie der Knoblauchsrauke oder Bärlauch (saisonal) dem Salat einen feinen Geschmack nach Knoblauch geben. Zitronenthymian oder Minze bringen die nötige fruchtig feine Frische. Einfach ausprobieren.

Brotreste können optimal zu knusprigen Croûtons verarbeitet werden. Dazu schneiden wir das Brot in kleine Würfel und rösten es unter Beigabe von etwas Öl (Mandelöl, Sonnenblumenöl etc.) in der Pfanne. Leicht salzen und über den fertigen Salat geben.

Spargelsalat mit Himbeeren

Für 2 Personen, 20 Min.

- 500 g grüner Spargel
- etwas Butterschmalz
- 200 g Hähnchenbrustfilet
- 1 gestrichener TL Steinsalz
- Kubebenpfeffer
- 100 ml Gemüsebrühe
- Saft einer halben Limette oder Zitrone
- 1 EL Walnussessig oder Sherryessig
- 1 EL Walnussöl oder Kürbiskernöl
- ½ Bund Rucola
- 2 Frühlingszwiebeln
- 100 g Himbeeren
- 1 EL Walnusskerne

Den Spargel waschen, die trockenen Enden abschneiden. Spargel in mundgerechte Stücke schneiden. Das Butterschmalz in einer Pfanne erhitzen. Das Hähnchenbrustfilet in kleine Würfel schneiden, in der Pfanne leicht anrösten. Die Spargelstücke dazugeben und auch etwas dünsten. Mit dem Steinsalz und Kubebenpfeffer würzen. Die Gemüsebrühe dazugießen und noch ca. 1 Minute leicht köcheln lassen.

Spargel und Hähnchenbrustfilet in eine Salatschüssel geben. Zitronensaft mit Essig und Öl vermischen und darübergießen. Den Rucola und die Frühlingszwiebel waschen und trockenschleudern. Die Frühlingszwiebel in feine Röllchen schneiden. Himbeeren vorsichtig waschen, in einem Sieb abtropfen lassen. Den Rucola in Portionen auf 2 Teller verteilen, Spargelsalat darüber anrichten und zum Schluss mit den Himbeeren und den Walnusskernen bestreuen. Kubebenpfeffer darübermahlen.

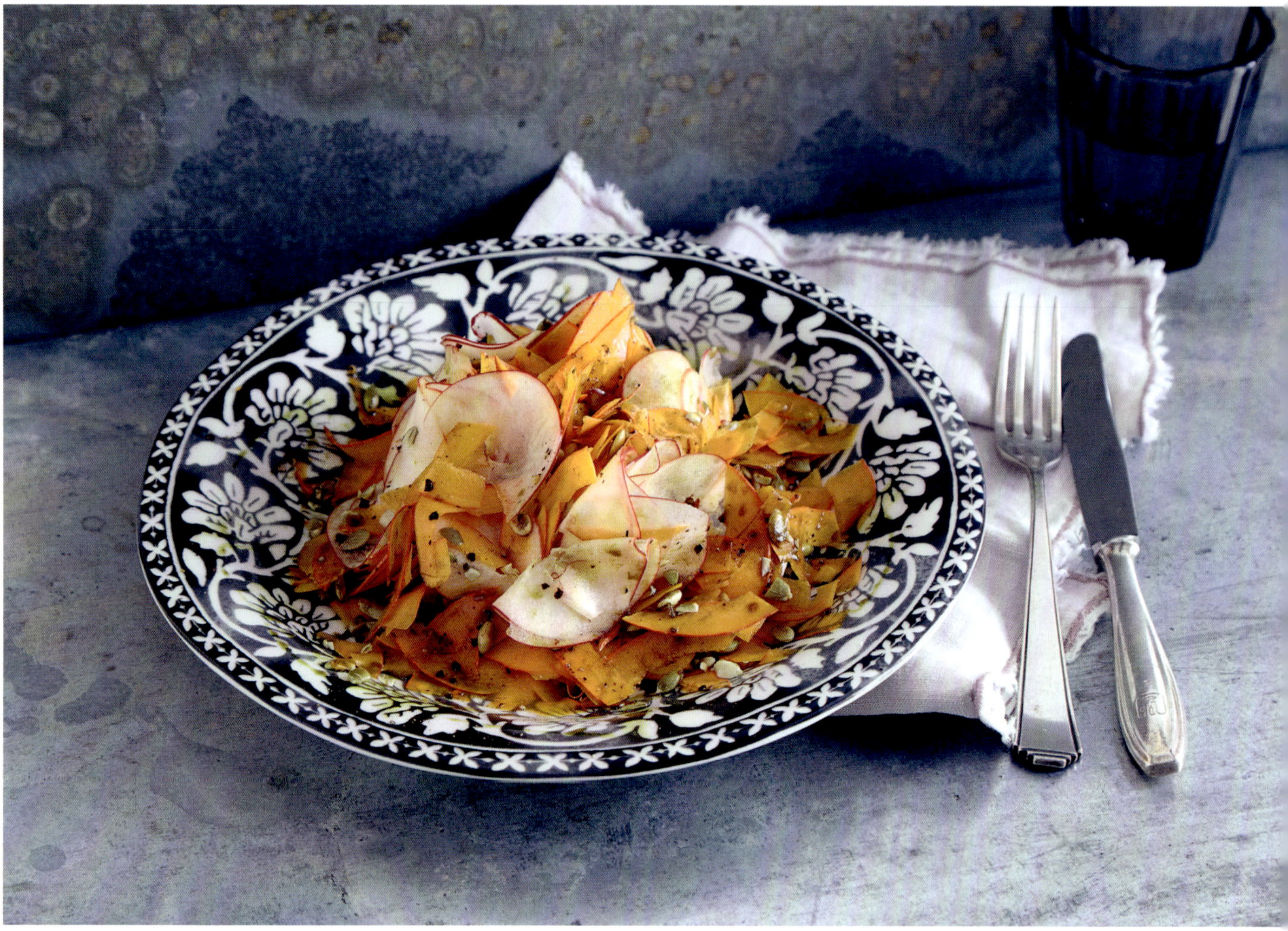

Kürbis-Apfel-Salat

Für 2 Personen, 15 Min. + 30 Min. Ziehzeit

- Saft einer halben Biozitrone
- 2 EL Kürbiskernöl oder Walnussöl
- 3 EL Apfelsaft
- ½ TL Steinsalz,
- Kubebenpfeffer
- 400 g Kürbis (Hokkaido oder Butternut)
- 1 Apfel
- 50 g Kürbiskerne

Aus dem Zitronensaft, dem Kürbiskernöl, Apfelsaft und den Gewürzen eine Marinade bereiten.

Kürbis schälen und entkernen. Kürbisfleisch mit einer Küchenreibe raspeln und in die Marinade geben. Gut mischen. Apfel entkernen, in Viertel schneiden und in Stifte hobeln. Apfelstifte und Kürbiskerne untermischen. Vor dem Servieren eine gute halbe Stunde ziehen lassen.

WIRKUNG Hilft zur Vorbeugung gegen Prostatabeschwerden.

Feldsalat mit gebratener Hühnerleber

Für 2 Personen, 20 Min.

Für den Salat:

- 150 g Feldsalat
- 50 g Radicchio
- 1 Bund Radieschen
- 1 rote Zwiebel
- ½ Bund glatte Petersilie
- 200 g Hühnerleber
- 1 Schalotte
- 1 TL Butterschmalz
- Galgantwurzelpulver
- Quendelkrautpulver
- Steinsalz

Für die Marinade:

- 1 Knoblauchzehe
- 1 gestrichener TL Steinsalz
- Kubebenpfeffer
- Leindotteröl
- Balsamicoessig
- 1 TL Honig

Feldsalat und Radicchio putzen, waschen und trockenschleudern. Die Radieschen putzen, waschen und in Scheiben schneiden. Die rote Zwiebel schälen und in Ringe schneiden. In einem Topf mit etwas Wasser die Zwiebelringe kurz blanchieren. Beiseitestellen.

Die Petersilie waschen, trockenschleudern und hacken. Nun die Hühnerleber von Sehnen befreien und in mundgerechte Stücke schneiden. Die Schalotte schälen und in Streifen schneiden. Das Butterschmalz in einer Pfanne erhitzen und die Hühnerleber mit den Schalottenstreifen darin anbraten. Mit Galgantpulver und Quendelkrautpulver bestäuben. Erst zum Schluss salzen, damit die Leber nicht hart wird.

Die Knoblauchzehe schälen und die Salatschüssel damit ausreiben. Die Marinade in dieser Schüssel zubereiten, dazu Salz, Kubebenpfeffer, Essig, Öl und Honig gut mischen.

Den Salat und die Radieschen mit der Marinade vermischen. Den Salat portionsweise auf 2 Teller verteilen, die gebratene Hühnerleber darauf anrichten und mit den roten Zwiebelringen und der gehackten Petersilie bestreuen.

WIRKUNG Unterstützt die Leber und ist reich an Omega-3-Fettsäuren.

TIPP Statt der Hühnerleber kann man diesen Salat auch mit gebratenen Pilzen machen.

Dinkelcouscous-Salat mit Feta

Für 2 Personen, 25 Min. + 2 Std. Ziehzeit

- 1 Schalotte
- 100 ml Gemüsebrühe
- ca. 50 g Dinkelcouscous
- 1 Limette
- ½ Bund Minze
- ½ Bund glatte Petersilie
- 6 schwarze Oliven ohne Stein
- ⅓ Salatgurke
- 2 EL Olivenöl
- Steinsalz, Kubebenpfeffer
- 1 Frühlingszwiebel
- 40 g Feta-Schafskäse

Schalotte putzen, würfeln und in den Topf zur Gemüsebrühe geben. Gemüsebrühe zum Kochen bringen und Dinkelcouscous einrühren. Topf vom Herd nehmen und Couscous quellen lassen.

Limettensaft unter den fertigen Couscous mischen. Jeweils die Hälfte der Kräuter fein hacken.

Oliven in Scheiben schneiden. Die Salatgurke schälen, längs halbieren, entkernen und in feine Würfel schneiden.

Aus Olivenöl, Steinsalz und Kubebenpfeffer die Marinade herstellen. Frühlingszwiebel in feine Ringe schneiden. Zusammen mit dem Couscous unter die Marinade mischen. Zirka 2 Stunden durchziehen lassen. Eventuell noch etwas Limettensaft und Gewürze zugeben. Den Couscoussalat auf Tellern anrichten. Den Feta zerbröseln und mit den Minzeblättchen und der Petersilie über den Couscous streuen.

Erbsen-Minze-Salat

Für 2 Personen, 20 Min.

- 150 g TK-Erbsen
- 1 kleine Salatgurke (ca. 300 g)
- 1 Schalotte
- ½ Bund Minze
- ½ Biozitrone
- 2 EL Olivenöl
- 1 TL Senf
- 1 TL Honig
- ½ TL Steinsalz
- Kubebenpfeffer
- 80 g Ziegenfrischkäse

Erbsen auftauen lassen oder kurz blanchieren. Abtropfen lassen. Salatgurke schälen, längs halbieren, entkernen und klein schneiden. Schalotte würfeln und blanchieren.

Für die Marinade Zitronensaft und -schalenabrieb mit Olivenöl, Senf, Honig, Salz und Kubebenpfeffer verrühren.

Gurke, Erbsen, Schalotte und Minzeblättchen gut mit der Marinade vermischen. Den Salat auf 2 Tellern anrichten und den Ziegenfrischkäse darauf verteilen.

TIPP Wenn der Salat nicht gleich gegessen wird, sollten die Gurken erst gesalzen werden und noch eine Weile stehen bleiben, damit die Flüssigkeit entzogen wird und der Salat nicht verwässert.

Wildkräutersalat mit Käsenocken

Für 2 Personen, 1½ Std.

- 30 g Butter
- 1 Ei
- ca. 40 g Dinkelgrieß
- Steinsalz
- Kubebenpfeffer
- ½ Bund Schnittlauch
- 150 g Babyspinat, Rucola, Basilikum, Löwenzahn und Radicchio
- 30 g Kapuzinerblüten oder Schnittlauchblüten oder Monardenblüten (es gehen alle essbaren Blüten, auch Gänseblümchen, Veilchen etc.)
- 1 Schalotte
- ½ TL Steinsalz
- 3 EL Balsamico
- 4 EL Leindotteröl oder Sonnenblumenöl
- 2 EL Apfelsaft
- ½ TL Rohrzucker
- ca. 30 g geriebener Bergkäse

Butter, Ei, Grieß, Gewürze gut verkneten und 1 Stunde ruhen lassen (so kann der Dinkel aufquellen).

Den Schnittlauch in der Zwischenzeit waschen und in feine Röllchen schneiden. Die Wildkräuter putzen, waschen und trockenschleudern.

Die Marinade zubereiten. Dazu die Schalotte schälen, würfeln und in wenig Wasser blanchieren. Zwiebel samt Flüssigkeit in eine Schüssel geben. Steinsalz, Essig, Öl, Apfelsaft und Rohrzucker gut vermischen und abschmecken.

Nun den geriebenen Bergkäse und die Schnittlauchröllchen unter die Nockenmasse geben. Einen Topf mit Salzwasser aufsetzen und zum Kochen bringen. 8 Nocken mit einem Teelöffel abstechen und im Salzwasser bei reduzierter Hitze ca. 10 Minuten ziehen lassen. Die Nocken mit einer Schaumkelle herausholen und gut abtropfen lassen (Küchenkrepp).

Die Wildkräuter mit der Marinade gut vermischen, portionsweise auf Tellern anrichten, die Käsenocken darauf verteilen und mit den Blüten garnieren.

WIRKUNG Besonders für Diabetiker geeignet.

Panzanella

Für 2 Personen, 25 Min.

- 300 g grüner Spargel
- 1 EL Butterschmalz
- ½ Bund Basilikum
- ca. 100 g Dinkelbrot, in Würfel geschnitten
- 1 EL Olivenöl
- Kräutersalz
- 30 g Hartkäse
- 100 ml Gemüsebrühe
- 1 TL Senf
- ½ TL Steinsalz
- Kubebenpfeffer
- 1 EL Balsamicoessig
- 2 EL Olivenöl

Das untere Drittel des Spargels schälen, holzige Enden abschneiden. Stangen schräg in mundgerechte Stücke schneiden. Butterschmalz in einer Pfanne erhitzen und die Spargelstücke kurz anbraten. Abkühlen lassen.

Brotwürfel in der Pfanne mit dem Olivenöl rösten und salzen. Käse in dünne Scheiben hobeln.

Für die Marinade die Gemüsebrühe in eine Schüssel geben. Senf, Gewürze, Essig und Öl mit dem Schneebesen unterschlagen.

Spargel zur Marinade geben und für ca. 15 Minuten ziehen lassen.

Kurz vor dem Servieren Brotwürfel, Käse und klein gezupftes Basilikum daruntermischen.

Schwarzwurzelsalat mit Orangen

Für 2 Personen, 20 Min. + 1 Std. Ziehzeit

- 1 rote Zwiebel
- 500 g Schwarzwurzeln
- 2 EL Weinessig
- 1 TL Butterschmalz
- 2 EL Leindotteröl oder Sonnenblumenöl
- 1 Bioorange
- 2 Stängel Minze
- ½ Bund Schnittlauch
- Steinsalz, Kubebenpfeffer, Muskat

Zwiebel schälen und in feine Streifen schneiden. Schwarzwurzeln schälen, in mundgerechte Stücke schneiden und in eine Schüssel mit Wasser und 1 EL Essig legen.

In einer Pfanne das Butterschmalz erhitzen und die Schwarzwurzeln etwas 3–4 Minuten unter Rühren anbraten. Zwiebelstreifen dazu geben. Glasig werden lassen und mit dem restlichen Essig ablöschen.

Pfanne beiseitestellen und Schwarzwurzeln kalt werden lassen. Orange in Filets schneiden. Den Saft auffangen.

Kräuter klein schneiden. Nun die Orangenfilets, den Saft und das Leindotteröl unter die Schwarzwurzeln mischen. Mit den Gewürzen pikant abschmecken. Zum Schluss die Kräuter unterrühren und den Salat vor dem Servieren mindestens eine Stunde gut durchziehen lassen.

Schwarzwurzelsalat mit Orangen

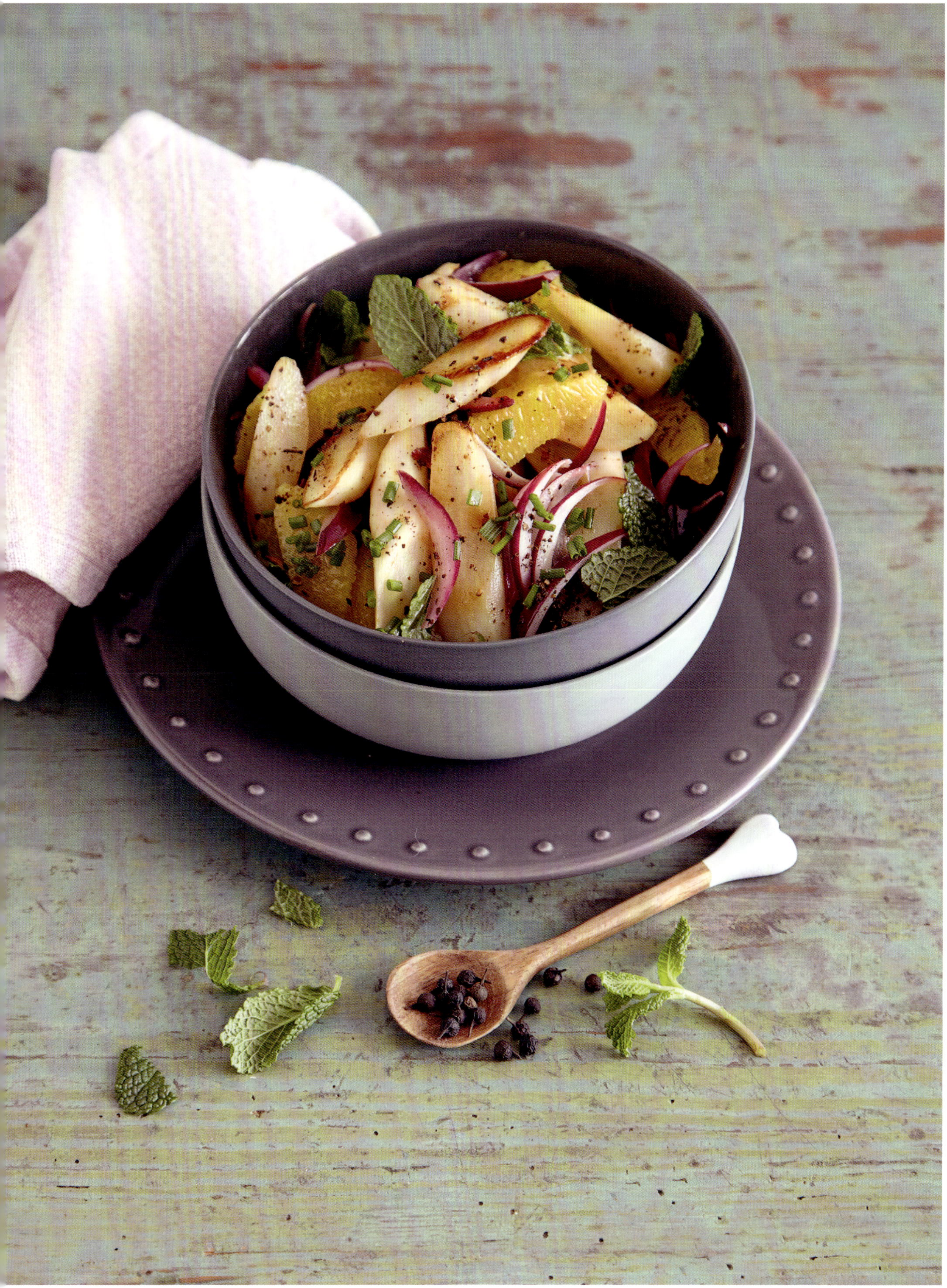

Grüne-Bohnen-Salat mit Feta

Für 2 Personen, 20 Min.

- 400 g grüne Bohnen (Stangenbohnen)
- 3 EL Balsamicoessig
- 2 EL Leindotteröl oder Sonnenblumenöl
- ½ TL Steinsalz
- Kubebenpfeffer
- 1 kleine rote Zwiebel
- 3 EL gehackte glatte Petersilie
- 50 g Feta
- 6 schwarze Oliven

Bohnen putzen, waschen, klein schneiden und ca. 10 Minuten dampfgaren oder bissfest blanchieren.

Aus Essig, Öl, Salz und Pfeffer die Marinade bereiten und die Bohnen darin gut mischen. Durchziehen lassen.

In der Zwischenzeit die rote Zwiebel pellen und in feine Ringe schneiden. Die Zwiebelringe in einem kleinen Topf mit etwas Wasser kurz blanchieren. Herausnehmen.

Die Petersilie mit der Zwiebel unter den Bohnensalat mischen. Nochmals mit den Gewürzen abschmecken. Zum Schluss den Feta über den Salat bröseln und die Oliven darüberstreuen.

WIRKUNG Reguliert den Insulinspiegel.

Melonensalat mit Hähnchenbrust

Für 2 Personen, 30 Min.

- 1 Honigmelone oder Galiamelone
- Saft einer Bioorange
- 2 EL Biozitronensaft
- 2 Frühlingszwiebeln
- 6 Stängel Basilikum
- 150 g Hähnchenbrust
- 1 TL Butterschmalz
- 1 Msp. Galgantwurzelpulver
- ½ TL Quendelkrautpulver
- ½ TL Currypulver
- Kubebenpfeffer

Melonenfruchtfleisch würfeln. Die Hälfte des Safts der Orange und Zitrone mit den Melonenstücken mischen. Frühlingszwiebeln in feine Ringe schneiden.

Hähnchenfleisch in feine Streifen schneiden. Butterschmalz in einer Pfanne erhitzen und Filetstreifen darin von allen Seiten anbraten. Mit Galgantpulver, Quendelkrautpulver und Currypulver würzen. Mit dem restlichen Orangen- und Zitronensaft ablöschen. Unter Rühren das Hähnchenfleisch fertig braten.

Die Melonen auf 2 Tellern anrichten und die Hähnchenfiletstreifen darüber verteilen. Mit den Frühlingszwiebeln und in Streifen geschnittenem Basilikum garnieren. Dazu passt Dinkelbaguette.

Wildkräutersalat mit Topinambur

Für 2 Personen, 20 Min.

- 1 dickes Bund verschiedener Kräuter (z. B. Petersilie, Schnittlauch, Löwenzahnblätter, Sauerampferblätter, Schafgarbe, Minze, Gundelrebe)
- 1 Frühlingszwiebel
- 2 EL Walnussöl oder Mandelöl
- 2 EL Zitronensaft
- ½ TL Steinsalz
- 1 TL Rohrzucker
- Kubebenpfeffer
- 300 g Topinambur

Die Wildkräuter putzen, waschen, trockenschleudern und fein hacken. Die Frühlingszwiebel putzen, waschen und in feine Ringe schneiden. Kräuter und Frühlingszwiebel in einer Schüssel mischen und mit dem Öl, Zitronensaft, Salz, Zucker und Pfeffer kräftig würzen.

Die Topinamburknollen gründlich abbürsten oder schälen. In feine Scheiben schneiden oder mit einer Reibe in Stifte raspeln. Topinambur unter die Wildkräuter mischen.

WIRKUNG Vitaminbombe

Fenchel-Beeren-Salat

Für 2 Personen, 20 Min.

- 150 g schwarze und rote Johannisbeeren
- 1 TL brauner Rohrzucker
- 2 Fenchelknollen
- 100 g Schafskäse (Feta)
- 1 EL Himbeersirup
- 1 EL Balsamicoessig
- 2 EL Olivenöl
- ½ TL Steinsalz
- Kubebenpfeffer
- ½ TL Quendelkrautpulver
- 100 g Mais
- 1 frischer Zweig Thymian

Die Johannisbeeren von den Rispen streifen, verlesen und waschen. Mit dem Zucker mischen und stehen lassen. Die Fenchelknollen vom Strunk befreien, äußere Blätter entfernen und den Fenchel in feine Streifen hobeln.

Feta in Würfel schneiden. Himbeersirup, Balsamicoessig, Öl und Gewürze in einer Schüssel gut mischen und Johannisbeeren, Fenchel und Mais sowie den Feta in dieser Marinade vorsichtig mischen.

Den Salat auf 2 Tellern anrichten. Den Thymianzweig waschen, trockenschleudern, Blättchen vorsichtig abzupfen und den fertigen Salat damit garnieren.

WIRKUNG Hilft gegen Gicht.

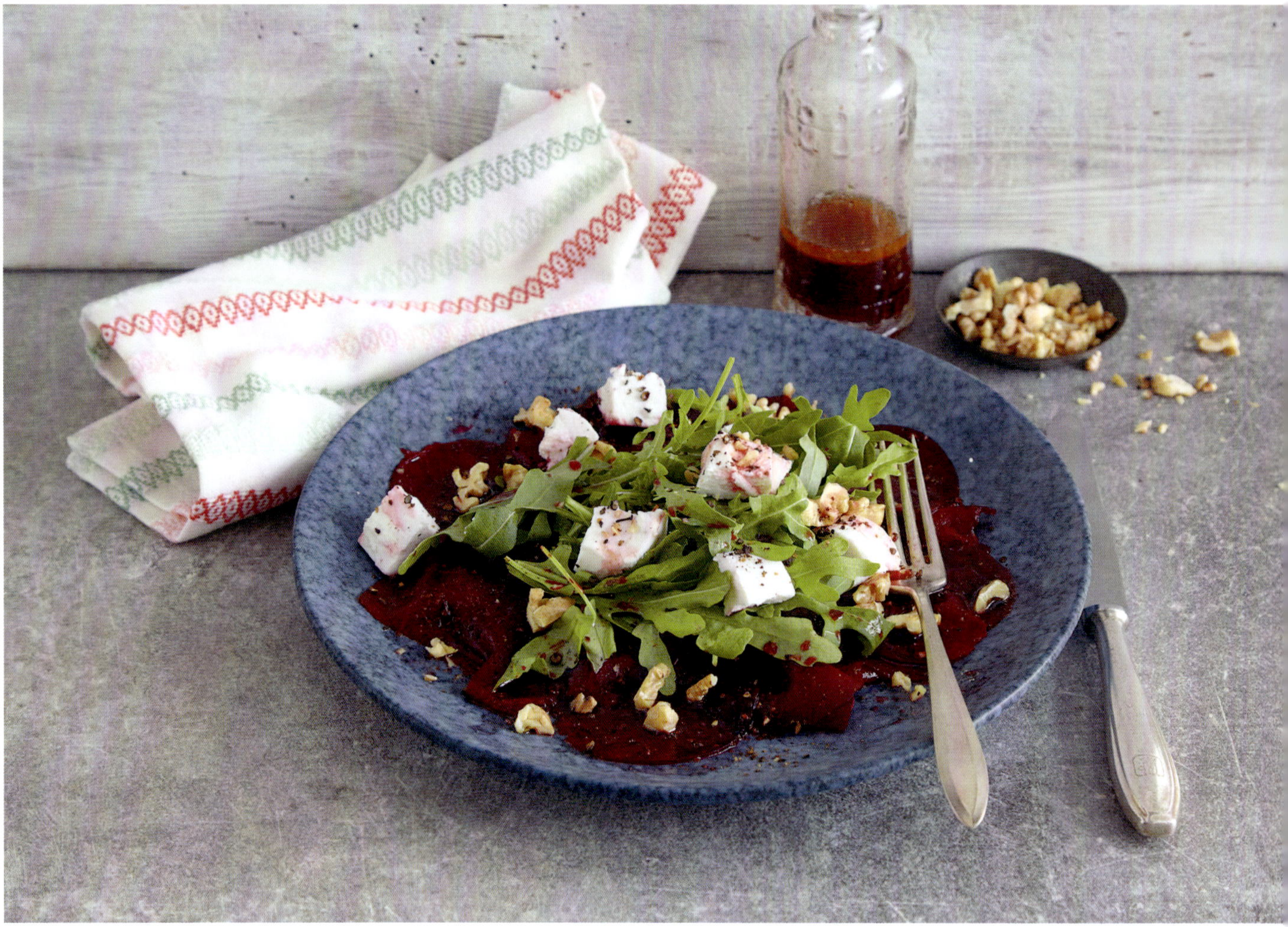

Rote-Bete-Carpaccio mit Ziegenfrischkäse

Für 2 Personen, 20 Min.

- ca. 4 gegarte Rote-Bete-Knollen
- 1 TL Steinsalz
- Kubebenpfeffer
- 6 EL Leindotteröl oder Sonnenblumenöl
- 4 EL Balsamicoessig
- 1 Bund Rucola
- 1 Ziegenkäsetaler
- Walnüsse, Mandeln oder Pinienkerne

Rote Bete in feine Scheiben schneiden und 2 Teller damit überlappend belegen. Aus Steinsalz, Kubebenpfeffer, Öl und Essig eine Marinade bereiten.

Rucola über der Roten Bete verteilen. Mit der Marinade beträufeln. Ziegenkäse zerbröseln und auch darüber verteilen. Nüsse ohne Fett in der Pfanne rösten und zum Schluss über das Carpaccio streuen.

WIRKUNG Für eine schöne Haut. Hilft bei Eisenmangel.

Babyspinatsalat mit Flädle

Für 2 Personen, 20 Min.

Für den Salat

- 200 g Babyspinat oder junger Spinat
- 150 g Kürbis
- 2 Frühlingszwiebeln
- 2 EL Balsamicoessig
- 2 EL Kürbiskernöl
- ½ TL Steinsalz
- Kubebenpfeffer
- 2 EL gehackte glatte Petersilie
- 2 EL Kürbiskerne

Für die Flädle

- 2 Eier
- ca. 5 EL Dinkelmehl
- ½ TL Steinsalz
- etwas Wasser
- 1 TL Butterschmalz

Den Spinat putzen, waschen und trockenschleudern. Das Kürbisfleisch in kleine Würfel schneiden. Die Frühlingszwiebeln putzen, waschen und in feine Ringe schneiden.

Aus Essig, Öl, Salz, Pfeffer und Petersilie eine Marinade bereiten und die Kürbiswürfel darin schwenken.

Für die Flädle aus den Eiern, dem Mehl, dem Salz und etwas Wasser einen zähflüssigen Teig bereiten.

Das Butterschmalz in einer Pfanne erhitzen und Pfannkuchen ausbacken. Auskühlen lassen.

Pfannkuchen aufrollen und in feine Streifen schneiden. Nun den Spinat zusammen mit den Kürbiswürfeln und Frühlingszwiebeln gut vermischen.

Auf 2 Tellern anrichten und mit den Flädlestreifen sowie Kürbiskernen bestreuen. Wer mag, kann die Kürbiskerne vor dem Servieren noch ohne Fett in einer Pfanne anrösten.

WIRKUNG Hilft bei Eisenmangel.

TIPP Den Salat können Sie gut einplanen, wenn Sie Reste von Pfannkuchen haben. Als Alternative zu einer Flädlesuppe.

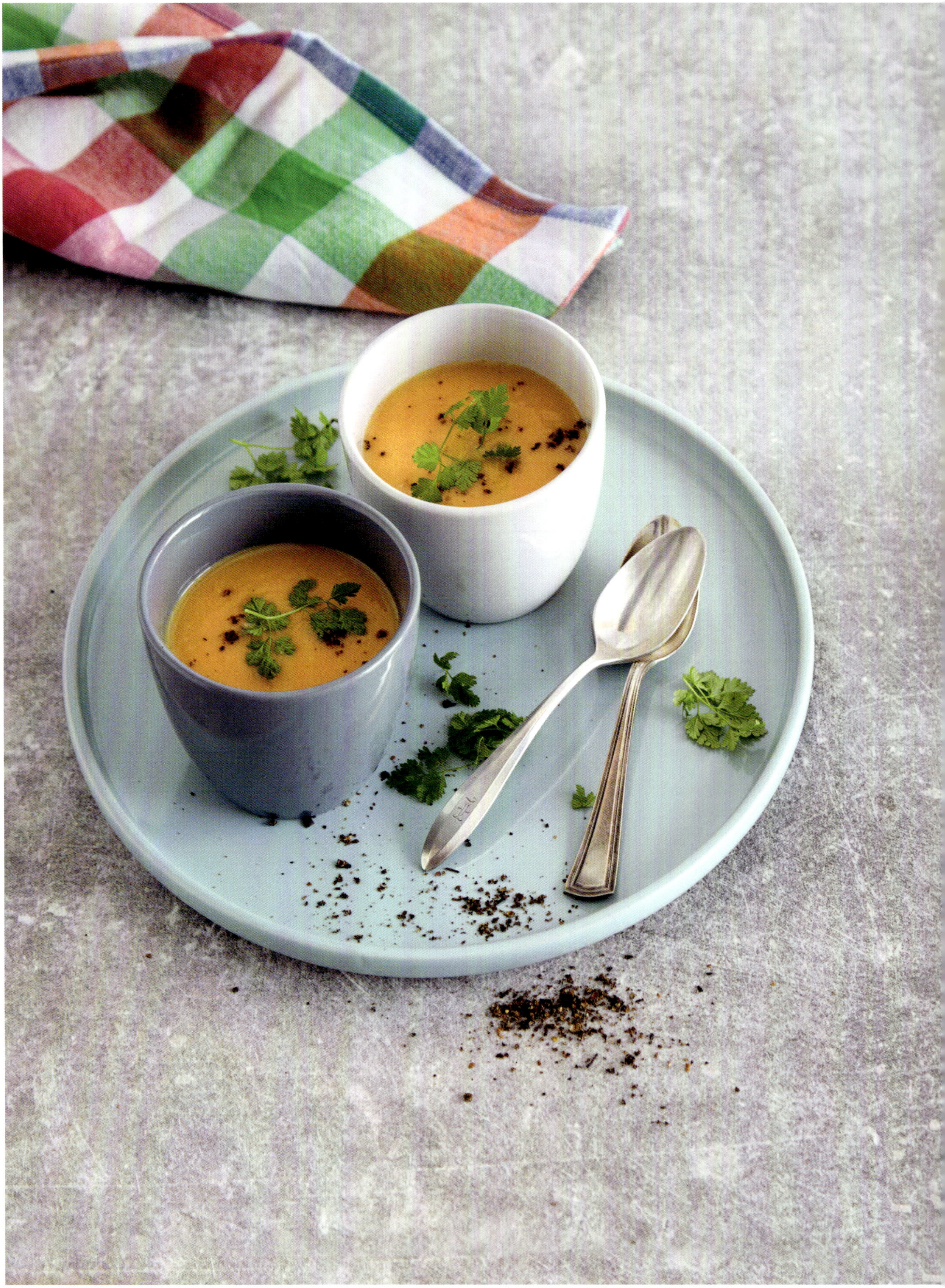

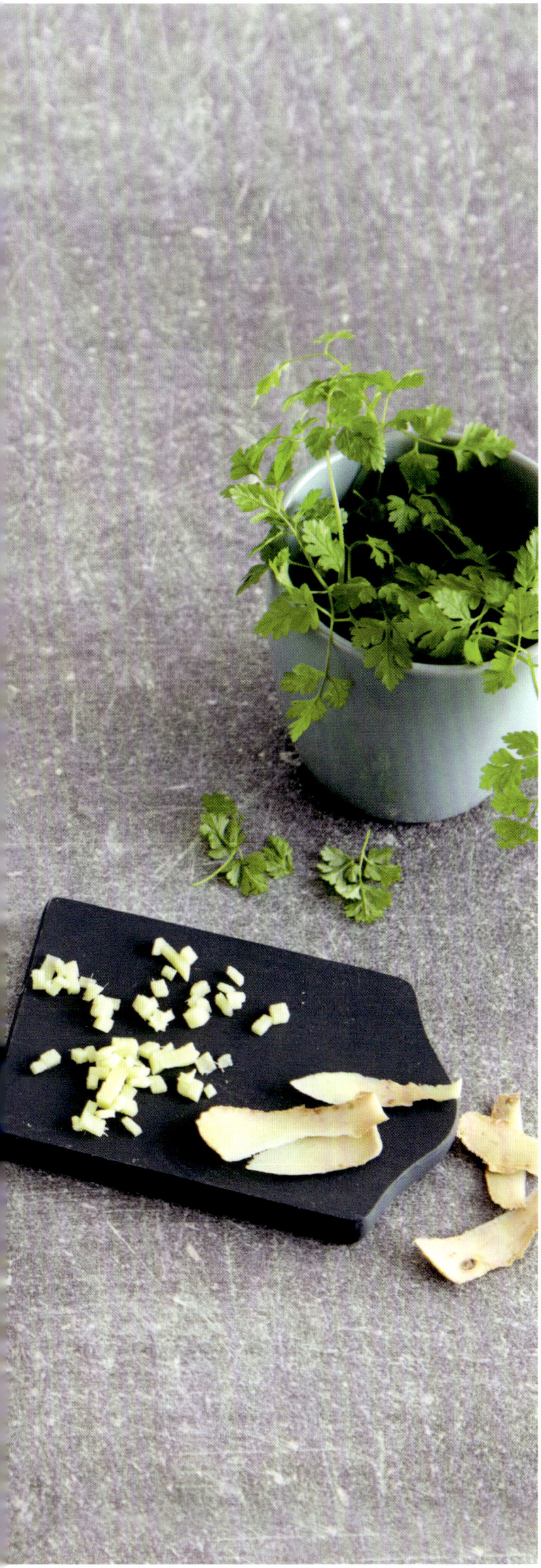

Suppen

In der Traditionellen Chinesischen Medizin werden Kraftbrühen gegessen, um das Chi zu stärken, unsere Lebensenergie. Vor der Französischen Revolution wurden in den Garküchen Bouillons angeboten, die den Namen »Restaurant« hatten, was »wiederherstellend« bedeutet. So gehen die Menschen auch heute noch in Restaurants, um Suppe, sprich Bouillon, zu essen und um sich wiederherstellen zu lassen. Starköche verwenden eine Consommé, weil diese in hoher Konzentration pure Natur enthält. Die enthaltenen Nährstoffe dieser Kraftbrühe wurden nämlich durch eine Art von Osmose den Gemüsen, Fleischstücken und Gewürzen entzogen. Daher sind sie voller Aromen, Eiweißbausteine, Mineralstoffe und vielerlei Vitalstoffe, die unseren Gaumen kitzeln. Löffel für Löffel öffnen sie den Magen und bereiten uns wohlig warme Genüsse. Bereits unsere Großmütter wussten um die gute Suppe als Medizin und Kräftigungsmittel. Darum heißt es auch so schön speziell in Schwaben: »E guate Supp hot em a dumme Kerle noch nie geschadt.«

Süßkartoffelsuppe mit Ingwer (Seite 208)

Kichererbsensuppe mit Spinat

Für 2 Personen, 30 Min.

- 1 Zwiebel
- 1 Knoblauchzehe
- 2 EL Olivenöl
- 500 g Gemüsebrühe
- 350 g Kichererbsen (Glas, Abtropfgewicht 220 g)
- 130 g Spinat
- ½ Bund glatte Petersilie
- Steinsalz
- Kubebenpfeffer
- 2 EL Saft einer Biozitrone

Zwiebel und Knoblauch schälen und fein würfeln. In einem Topf das Öl erhitzen, Zwiebel und Knoblauch darin andünsten und mit der Gemüsebrühe ablöschen. Kichererbsen dazugeben und 15 Minuten in der Brühe weich kochen lassen.

Spinat verlesen, waschen, und etwas klein schneiden. Petersilie hacken. Spinat in die Suppe geben und mit den Gewürzen und dem Zitronensaft fein abschmecken. Die Suppe auf die Teller verteilen und mit der Petersilie bestreuen.

TIPP Wenn Sie getrocknete Kichererbsen verwenden, müssen diese 12 Stunden in Wasser eingeweicht und dann 1½ Stunden gekocht werden.

Süßkartoffelsuppe mit Ingwer

Für 2 Personen, 25 Min.

- 1 Zwiebel
- 1 Stück Ingwer (Größe eines 5-Cent-Stücks)
- ca. 200 g Süßkartoffeln
- 1 EL Butterschmalz
- 400 g Gemüsebrühe
- 100 ml Sahne oder Hafersahne
- Steinsalz
- Kubebenpfeffer
- 2 Stängel Kerbel oder glatte Petersilie

Zwiebel und Ingwer schälen und in kleine Würfel schneiden. Die Süßkartoffel schälen und auch klein würfeln. Das Butterschmalz in einem Topf erhitzen und darin Ingwer, Zwiebel und Süßkartoffel dünsten.

Die Gemüsebrühe dazugießen und die Suppe etwa 15 Minuten köcheln lassen. Mit dem Stabmixer die Suppe pürieren. Die Sahne unterrühren und die Suppe mit Salz und Kubebenpfeffer würzen. Auf Teller verteilen und mit Kerbel oder Petersilie garnieren.

Selleriesuppe mit Apfel

Für 2 Personen, 30 Min.

Für die Suppe

- ca. 300 g Knollensellerie
- 1 Apfel
- 2 EL Butterschmalz
- 50 ml Apfelwein
- 500 ml Gemüsebrühe
- 1 Becher Sahne

Für die Einlage

- 1 Stange Stangensellerie
- 1 Apfel
- Steinsalz, Kubebenpfeffer
- Saft einer ½ Zitrone
- 1 EL Olivenöl
- ½ EL Rohrzucker

Für die Suppe Sellerie und Apfel schälen, würfeln um im Butterschmalz andünsten. Mit dem Apfelwein ablöschen. Gemüsebrühe und Sahne zugießen. Suppe ca. 20 Minuten köcheln lassen.

Für die Einlage den Stangensellerie putzen und in schmale Streifen schneiden. Den Apfel waschen, entkernen und in mundgerechte Stücke schneiden. Mit Steinsalz, Kubebenpfeffer und Zitronensaft die Apfelstücke kräftig würzen. Das Öl in einer Pfanne erhitzen und die Apfelstücke und Stangensellerie darin anbraten. Mit dem Zucker karamellisieren.

Suppe mit dem Stabmixer pürieren, in 2 Suppenteller füllen und mit der Apfel-Stangensellerie-Mischung als Einlage servieren.

WIRKUNG Wirkt unterstützend bei Gicht.

Gemüsesuppe ruck zuck

Für 2 Personen, 15 Min.

- 1 Pastinake oder Petersilienwurzel
- 1 Karotte
- 1 Frühlingszwiebel
- 1 Selleriestange
- 500 ml Gemüsebrühe
- Steinsalz, Kubebenpfeffer
- je ½ TL gehacktes Maggikraut (Liebstöckel), Petersilie, Schnittlauch

Pastinake und Karotte schälen und in Stifte hobeln. Frühlingszwiebel schälen, in feine Ringe schneiden. Die Selleriestange putzen und in feine Scheibchen schneiden.

Gemüsebrühe zum Kochen bringen und das Gemüse darin etwa 5 Minuten kochen lassen. Mit Steinsalz und Kubebenpfeffer würzen. Die gehackten Kräuter kurz vor dem Servieren an die Suppe geben.

WIRKUNG Ist reich an Vitaminen.

TIPP Sie können statt der Pastinake auch Erbsen, einen jungen Kohlrabi oder ein paar Brokkoliröschen nehmen. Wer es etwas gehaltvoller mag, kann Dinkelsuppennudeln, -reis oder -flädle in die Suppe geben.

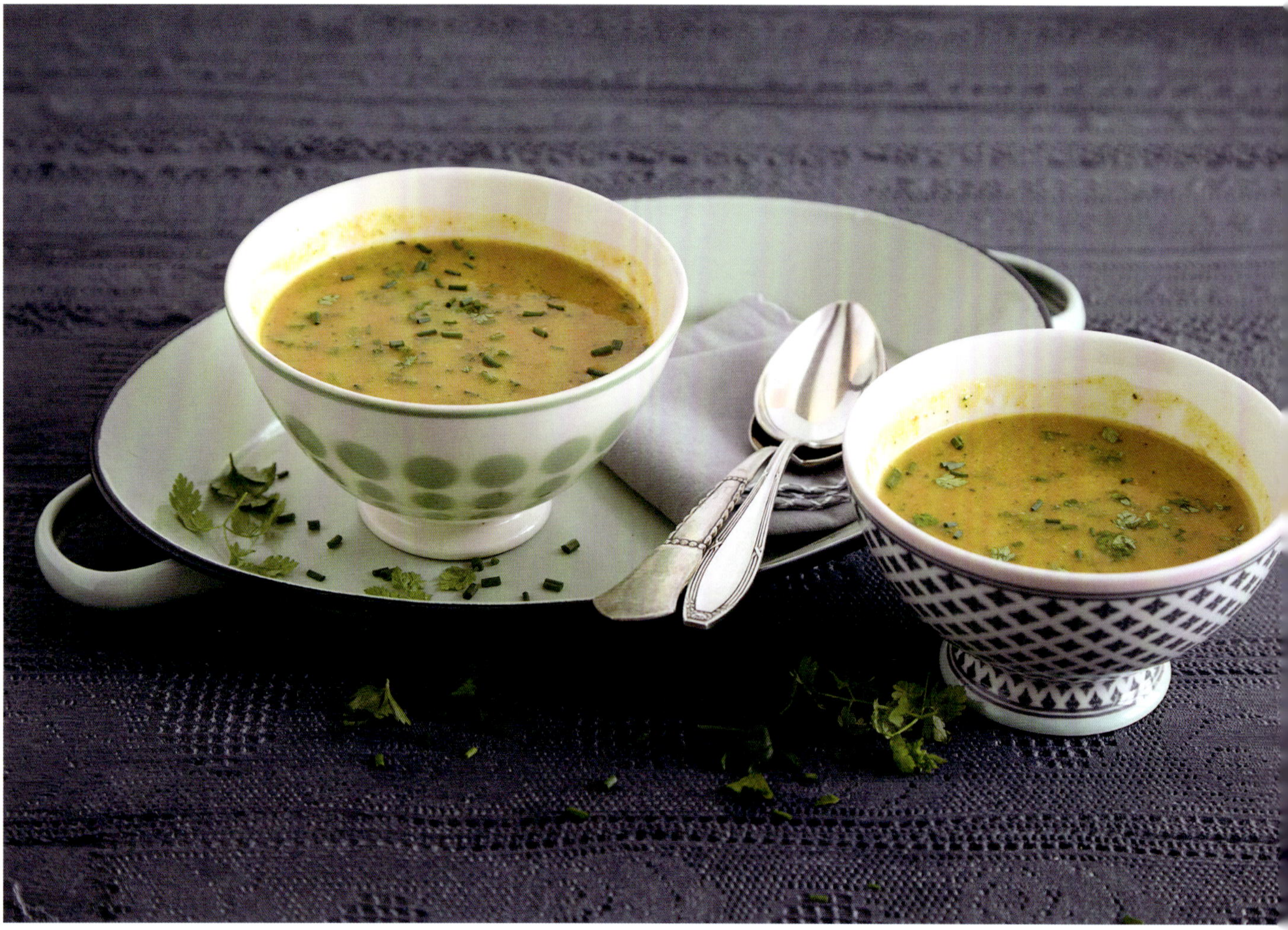

Dinkelgrießsuppe mit Gemüse

Für 2 Personen, 20 Min.

- 150 g Gemüse (Fenchel, Sellerie, Karotten, Kürbis, Zucchini oder Pastinake)
- 500 ml Wasser
- ½ TL Steinsalz
- je ½ TL Bertram, Galgant, Quendel, Muskat
- 1 EL Dinkelgrieß
- 2 EL gehackte Kräuter (Petersilie, Schnittlauch, Gundelrebe, Liebstöckel, Kerbel)

Gemüse putzen und klein schneiden. In einem Topf das Wasser erhitzen, Salz und das Gemüse dazugeben und ca. 10 Minuten kochen lassen.

Mit dem Stabmixer pürieren. Die Suppe mit den Gewürzen abschmecken und den Dinkelgrieß einrieseln lassen. Noch ein paar Minuten auf kleiner Flamme köcheln lassen.

WIRKUNG Dies ist eine klassische Fastensuppe nach Hildegard.

Grasgrüne Suppe mit Lachs

Für 2 Personen, 20 Min.

- 1 Frühlingszwiebel
- 500 ml Gemüsebrühe
- Schale einer halben Biozitrone
- 200 g TK-Spinat
- Muskatnuss
- 2 TL Zitronensaft
- Poleiminzepulver
- Steinsalz, Kubebenpfeffer
- 1 Lachsfilet (150 g)
- 1 EL gehackte Petersilie
- 1 Zweig Minze

Frühlingszwiebel in kurze Stücke schneiden. Gemüsebrühe erhitzen, Frühlingszwiebel, Zitronenschale und Spinat zugeben. Mit Muskatnuss würzen und bei geschlossenem Deckel etwa 7 Minuten kochen lassen.

Suppe mit pürieren. Mit Zitronensaft, Poleiminzepulver nach Geschmack, Salz und Pfeffer abschmecken. Lachsfilet in kleine Stücke schneiden, in die Suppe geben und bei kleiner Hitze etwa 5 Minuten gar ziehen lassen.

Suppe in Teller füllen und mit der Petersilie bestreuen. Jeweils ein paar Minzeblättchen zum Garnieren darauf verteilen.

WIRKUNG Versorgt Sie mit Omega-3-Fettsäuren.

Rote-Linsen-Suppe

Für 2 Personen, 30 Min.

- 1 Zwiebel, 1 Knoblauchzehe
- 1 Karotte
- ca. 50 g Knollensellerie
- 1 TL Butterschmalz
- 150 g rote Linsen
- 400 ml Gemüsebrühe
- 100 ml Sahne oder Hafersahne
- ½ TL Galgantwurzelpulver
- Steinsalz, Kubebenpfeffer
- 1 EL Balsamicoessig

Zwiebel und Knoblauch schälen, in kleine Würfel schneiden. Karotte und Sellerie putzen, schälen und auch in kleine Würfel schneiden. Butterschmalz in einem Topf erhitzen und Zwiebel, Knoblauch und Gemüsewürfel darin anschwitzen. Die Linsen dazugeben. Die Gemüsebrühe angießen und das Ganze ca. 20 Minuten bei kleiner Hitze gar kochen lassen.

Eine Schöpfkelle voll vom Gemüse als Einlage aus der Suppe nehmen. Die Sahne zur Brühe gießen. Mit den Gewürzen und dem Essig die Suppe abschmecken und mit dem Stabmixer pürieren. Die Suppe auf Teller verteilen und mit dem abgeschöpften Gemüse servieren.

WIRKUNG Diese Suppe ist eine Eiweißbombe.

Kastanien-Zwiebelsuppe

Für 2 Personen, 40 Min.

- 1 Zwiebel
- 300 gekochte Kastanien
- 1 EL Olivenöl
- 1 EL frische Thymianblättchen oder 1 TL Quendelkrautpulver
- Steinsalz, Kubebenpfeffer
- 100 ml Rotwein
- 500 ml Gemüsebrühe oder Hühnerbrühe
- 100 ml Sahne
- Nussöl

Zwiebel schälen und in kleine Würfel schneiden. Kastanien klein hacken. In einer Pfanne das Olivenöl erhitzen und Zwiebelwürfel sowie Kastanien darin anbraten. Mit dem Quendelpulver, Salz und Kubebenpfeffer würzen.

Mit Rotwein ablöschen und kurz köcheln lassen. Die Brühe dazugießen und bei schwacher Hitze köcheln lassen, bis die Kastanien weich sind. Die Suppe pürieren.

Sahne steif schlagen. Kastaniensuppe auf 2 Teller verteilen, jeweils einen Klacks Sahne zur Suppe geben und mit Nussöl beträufeln. Wer will und hat, kann noch ein paar Thymianblättchen darüberstreuen.

WIRKUNG Gibt Kraft und Energie.

Kürbissuppe Steiermark

Für 2 Personen, 30 Min.

- ca. 350 g Hokkaido-Kürbis
- 1 Zwiebel, 1 Knoblauchzehe
- 1 EL Butterschmalz
- 500 ml Gemüsebrühe
- Steinsalz, Kubebenpfeffer
- 100 ml Sahne oder Hafersahne
- 1 EL Kürbiskerne
- Kürbiskernöl zum Garnieren

Kürbis gut abwaschen, Kerne herausschaben, das Fruchtfleisch mit der Schale in kleine Stücke schneiden. Zwiebel und Knoblauch schälen und würfeln.

Butterschmalz in einem Topf erhitzen und Zwiebel, Knoblauch und Kürbisstücke darin andünsten. Mit der Gemüsebrühe ablöschen und ca. 10 Minuten köcheln lassen.

Mit den Gewürzen abschmecken, Sahne zugießen und mit dem Stabmixer fein pürieren. Kürbiskerne ohne Fett in einer Pfanne anrösten. Die Suppe auf 2 Teller verteilen. Die Kürbiskerne darüberstreuen und mit etwas Kürbiskernöl verfeinern.

WIRKUNG Beugt Prostatabeschwerden vor.

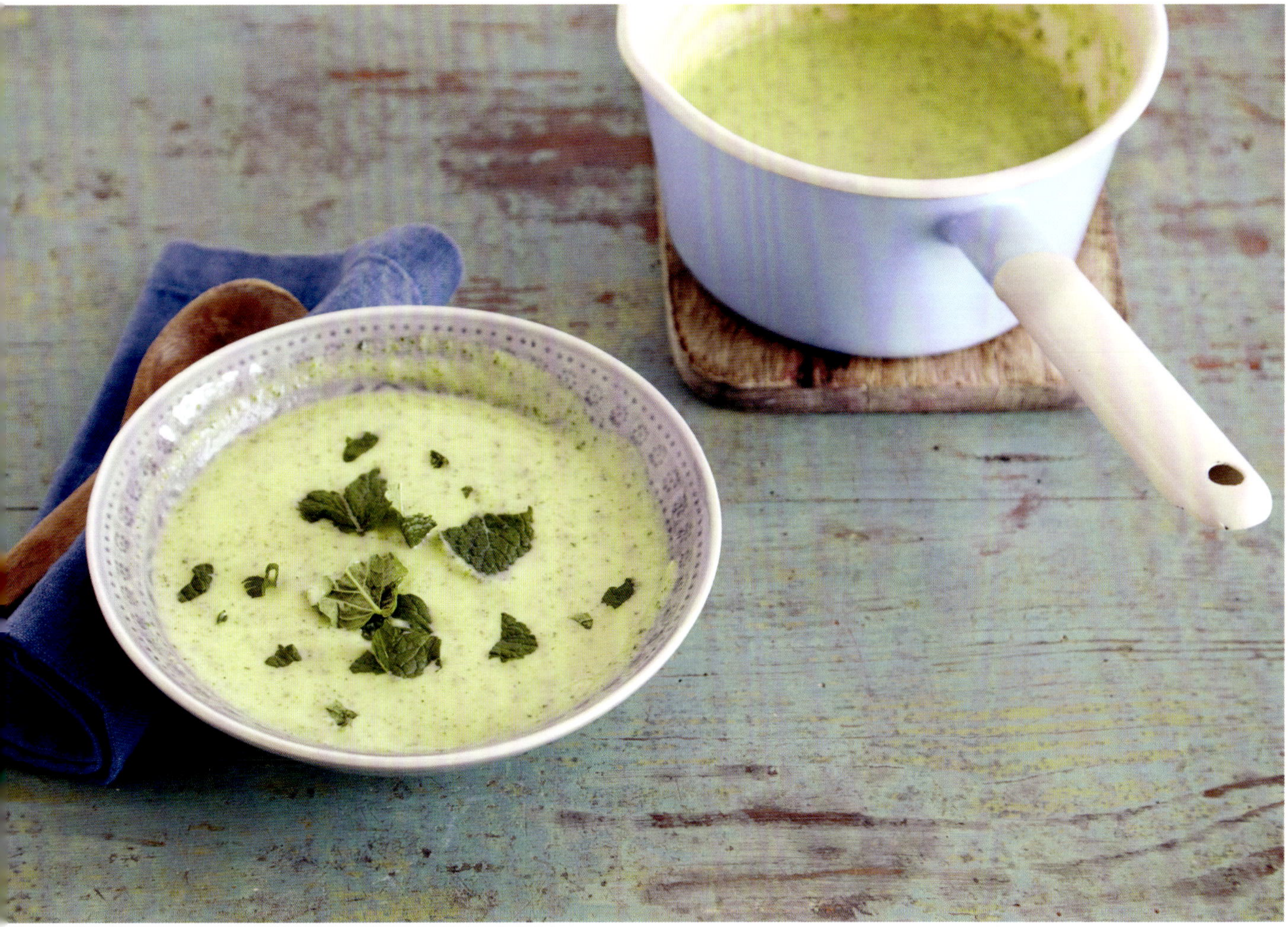

Zucchini-Minze-Suppe

Für 2 Personen, 20 Min.

- 1 Zwiebel, 1 Knoblauchzehe
- 2 mittelgroße Zucchini
- 1 TL Butterschmalz
- 500 ml Gemüsebrühe
- 1 EL frisch gehackte Minze oder 1 TL Poleiminze
- Kubebenpfeffer
- 50 g Ziegenfrischkäse

Zwiebel und Knoblauch schälen und in kleine Würfel schneiden. Zucchini waschen, putzen und in Würfel schneiden. In einem Topf das Butterschmalz erhitzen, Zwiebel, Knoblauch und Zucchiniwürfel kurz darin andünsten und mit der Gemüsebrühe ablöschen. Zirka 15 Minuten köcheln lassen.

Suppe mit Minze und Pfeffer pikant abschmecken. Ziegenfrischkäse darunterrühren. Suppe pürieren, nochmals abschmecken, auf Teller verteilen und mit Minzeblättchen garnieren.

WIRKUNG Hilft bei Irritationen im Magen oder Darm.

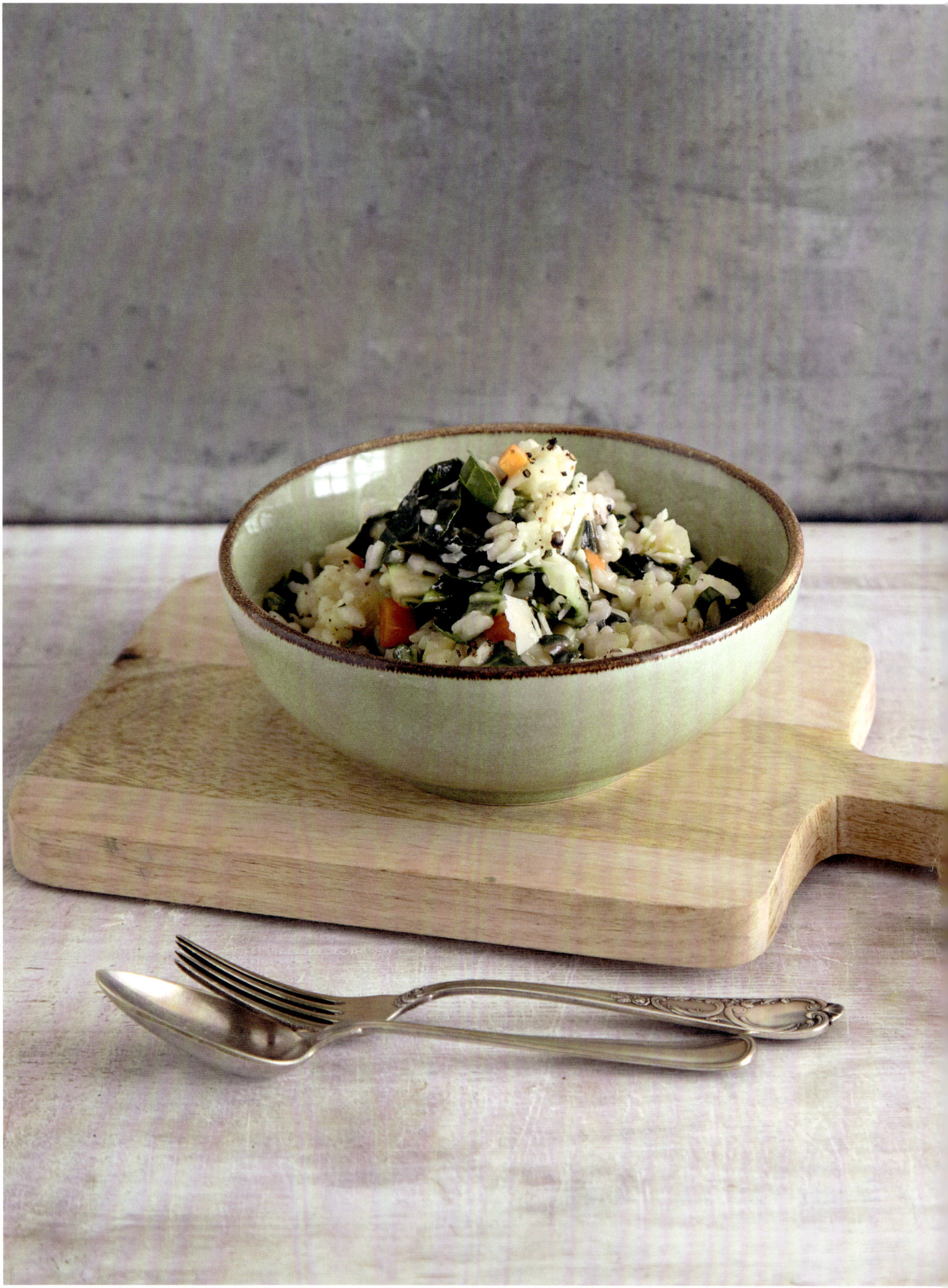

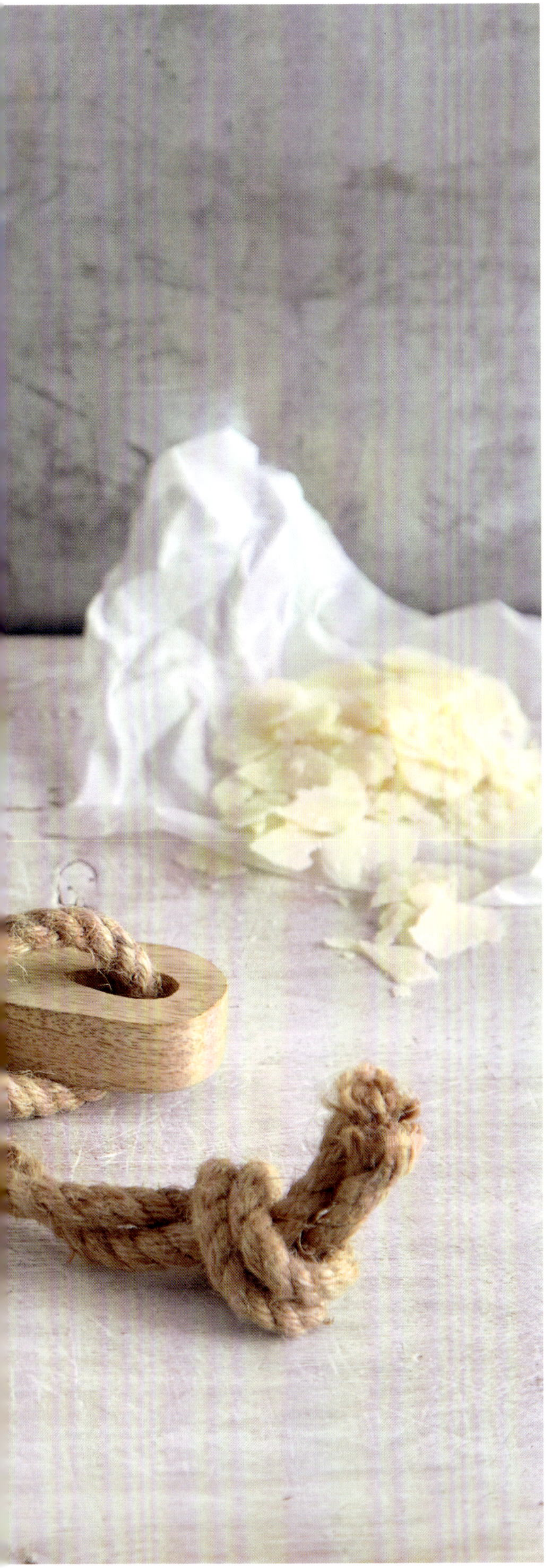

Gemüse

Die Vielfalt der Gemüsegerichte bringt so richtig Abwechslung auf den Tisch. In Verbindung mit Dinkelnudeln, Dinkelreis, Naturreis, Tofu und Kräutern bekommt unser Organismus alles, was er braucht.
Gemüse ist eine wichtige Quelle für Vitamine, vor allem Vitamin C. Grüne Gemüsesorten enthalten viele Vitamine der B-Gruppe. Karotten und auch dunkelgrüne Gemüsesorten haben viel Karotin, das der Körper zur Produktion von Vitamin A benötigt. Gemüse ist für uns auch eine gute Quelle für Mineralstoffe, vor allem Kalzium, Eisen, Magnesium und Kalium.
Viele Gemüsesorten sind seit Langem aufgrund ihrer gesundheitsfördernden Eigenschaften bekannt. Bei Ernährungsexperten gelten diese als Medizin zum Essen. Sie können aufgrund ihrer Inhaltsstoffe prophylaktisch wie Medizin eingesetzt werden. Gemüsegerichte mit Hülsenfrüchten, Dinkelprodukten oder auch Reis bieten den Vorteil, nur wenig Fette, vor allem wenig gesättigte Fette, zu enthalten, aber dafür reich an komplexen Kohlenhydraten und Ballaststoffen zu sein. Und Fleisch kann man bei dem reichhaltigen Angebot glatt vergessen.

Mangoldrisotto (Seite 217)

Zucchinipuffer mit Kräuterschmand

Für 2 Personen, 40 Min.

- 250 g Zucchini
- 80 g Champignons
- 2 Eier
- 80 g Dinkelflocken oder Haferflocken
- Steinsalz, Kubebenpfeffer
- 2 EL fein geschnittene Basilikumblätter
- etwas Dinkelmehl
- Butterschmalz
- 100 g Schmand
- 1 EL Schnittlauchröllchen

Zucchini waschen, die Hälfte mit der Reibe fein raspeln, die andere Hälfte grob raspeln. Champignons waschen, putzen und in feine Scheiben schneiden.

Eier, Dinkelflocken, 1 TL Steinsalz, Pfeffer und das Basilikum zu den Zucchini geben und gut mischen. So viel Mehl dazugeben, dass es eine gebundene Masse gibt und nicht zu nass ist.

Butterschmalz in einer Pfanne erhitzen und kleine Puffer ausbacken. Diese auf einem Küchenkrepp abtropfen lassen.

Schnittlauchröllchen zum Schmand geben und mit Salz und Pfeffer abschmecken. Zucchinipuffer auf 2 Teller verteilen und den Schmand als Dipp dazu reichen.

WIRKUNG Wirkt erwärmend und kräftigend.

Gebackene Pastinaken in Orangensoße

Für 2 Personen, 40 Min.

- 250 g Pastinaken
- 1 EL Olivenöl
- Saft einer Bioorange
- 2 EL Wasser
- ½ TL Kräutersalz

Den Backofen auf 200 °C vorheizen. Die Pastinaken schälen und längs in Stücke schneiden.

Eine Auflaufform mit dem Öl einpinseln und die Pastinaken hineinlegen. Orangensaft, Wasser und Kräutersalz mit dem restlichen Öl mischen und über die Pastinaken gießen. Zirka 40 Minuten backen.

Falls die Pastinaken zu trocken werden, noch etwas Wasser oder Orangensaft nachgießen.

WIRKUNG Schützt vor Erkältungen.

TIPP In dieser Menge ist es eine herrliche Beilage zu etwas Kurzgebratenem. Sie können es aber auch mit der doppelten Menge als Hauptgericht essen.

Spargelquiche

Für 2 Personen, 1½ Std.

Für den Teig:

- 200 g Dinkelmehl
- 100 g Butter
- 1 Ei
- ½ TL Steinsalz

Für den Belag:

- 600 g grüner Spargel
- 2 Eier
- 100 g geriebener Gouda
- 1 Becher saure Sahne
- Kubebenpfeffer

Teigzutaten rasch verkneten, dabei 2–3 EL eiskaltes Wasser zugeben, sodass ein fester, glatter Teig entsteht. 30 Minuten kalt stellen.

Vom Spargel das untere Drittel schälen und den Spargel in leicht gesalzenem Wasser etwa 10 Minuten blanchieren. Abgießen, das Spargelwasser beiseitestellen (kann für eine Suppe verwendet werden). Spargel abkühlen lassen.

Backofen auf 200 °C vorheizen. Den Teig ausrollen. Eine eingefettete Springform mit ⅔ des Teiges auslegen. Mehrfach einstechen und 10 Minuten vorbacken. Aus dem Rest des Teiges eine Schlange bilden und damit den Rand formen. Mit dem Spargel den Teigboden bedecken. Eier mit Käse und Sahne verquirlen, mit Salz und Pfeffer würzen und die Masse über den Spargel geben. Die Quiche in 25 Minuten goldgelb backen.

Mangoldrisotto

Für 2 Personen, 60 Min.

- 100 g Mangold (oder Blattspinat)
- Suppengrün (1 kleine Karotte, 1 Stängel Sellerie, 1 Schalotte)
- 1 Knoblauchzehe
- ½ Biozitrone
- Butterschmalz
- 200 g Risottoreis
- 125 ml Weißwein
- 500 ml Gemüsebrühe
- 1 TL Kapern
- 2 EL geriebener Parmesan
- Steinsalz, Kubebenpfeffer

Mangold waschen und klein schneiden. Suppengrün sowie den Knoblauch putzen und in kleine Würfel schneiden. Zitrone fein abschälen. Etwas Butterschmalz in einen Topf geben und erhitzen. Suppengrün und Knoblauch darin anbraten. Reis dazugeben und unter Rühren andünsten.

Mangold dazugeben und auch mit dünsten. Wein und Brühe mischen und etwa ein Viertel davon in den Topf geben.

Zitronenschale und Kapern hinzufügen und die Flüssigkeit unter ständigem Rühren verkochen lassen. Dann den Rest der Wein-Brühe-Mischung Zug um Zug immer wieder dazugießen, unter Rühren verkochen lassen.

Bei kleiner Flamme den Reis noch ca. 20 Minuten garen lassen. Dabei immer wieder umrühren. Parmesan dazugeben und mit Salz und Pfeffer würzen.

Kürbis-Gnocchi

Für 2 Personen, 40 Min.

- 300 g Hokkaido-Kürbis
- ca. 80 g Gemüsebrühe
- Steinsalz
- ca. 80 g Dinkelmehl
- 1 Ei
- 60 g frisch geriebener Parmesan
- Muskatnuss, Kubebenpfeffer, Majoran

Backofen auf 160 °C vorheizen. Kürbis waschen, klein schneiden und in Gemüsebrühe ca. 15 Minuten weich kochen lassen. Dann auf Küchenkrepp abtropfen und anschließend im Backofen bei Umluft etwa 5 Minuten trocknen lassen.

Kürbisstücke durch eine Kartoffelpresse drücken und mit Mehl, Ei, Parmesan sowie den Gewürzen zu einem glatten Teig verarbeiten.

Mit 2 Teelöffeln die Gnocchi formen und in kochendes Salzwasser geben. Bei schwacher Hitze etwa 10 Minuten ziehen lassen, bis sie zur Oberfläche aufsteigen. Mit der Schaumkelle herausholen und warmhalten.

TIPP Eine köstliche Beilage zu kurz gebratenem Fleisch oder auch als Hauptgericht mit Salbeibutter und Pilzen wie dem Judasohr.

Bohnen-Erbsen-Gemüse mit Käse

Für 2 Personen, 35 Min.

- 250 g grüne Bohnen, breit
- 1 EL Olivenöl
- 1 TL Bohnenkraut oder 3 Stängel frisches Bohnenkraut
- ca. 200 ml Gemüsebrühe
- Steinsalz, Kubebenpfeffer
- 150 g Erbsen, enthülst oder TK
- 100 g Gorgonzola
- 1 EL Biozitronensaft
- 2 EL geriebenen Parmesan
- 100 g Sahne
- 2 EL frisch gehackte Petersilie

Bohnen waschen, putzen und schräg in feine Streifen schneiden. Bohnen in Öl mit dem Bohnenkraut ein paar Minuten anraten. Mit Gemüsebrühe ablöschen und mit Salz und Pfeffer nach würzen.

Bohnen zugedeckt bei kleiner Hitze ein paar Minuten garen lassen. Erbsen dazugeben und weitere 5 Minuten bei schwacher Hitze garen lassen.

Gorgonzola in Würfel schneiden. Zitronensaft, Gorgonzolawürfel und Parmesan sowie die Sahne unter das Gemüse mischen und schmelzen lassen. Immer wieder umrühren. Zum Schluss die gehackte Petersilie darüber streuen.

TIPP Passt hervorragend zu Dinkelreis.

Kürbis-Gnocchi

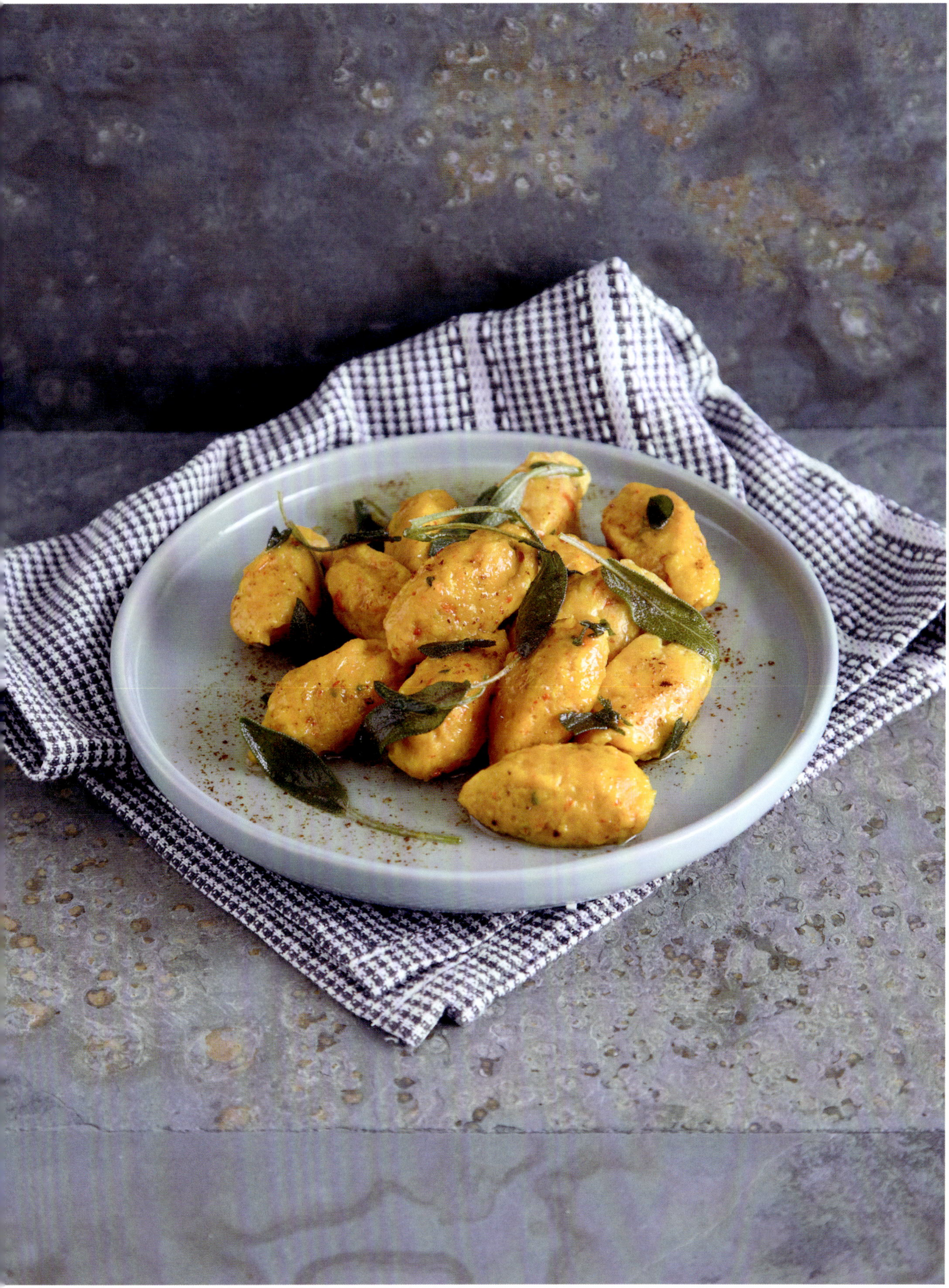

Gefüllte Süßkartoffel

Für 2 Personen, 50 Min.

- 2 Süßkartoffeln (je ca. 200 g)
- 1 Bioorange
- 50 ml Kokosmilch
- 2 Msp. Muskatnuss
- Steinsalz,
- Poleiminzepulver
- etwas Butter

Süßkartoffeln waschen und in einem Topf mit reichlich Wasser ca. 35 Minuten gar kochen. Orange heiß abwaschen, abtrocknen und die Schale abreiben.

Süßkartoffeln abgießen, längs halbieren und bis auf einen Rand das Fruchtfleisch mit einem Löffel aus der Süßkartoffel herauskratzen. Den Backofengrill vorheizen.

Das Fruchtfleisch zusammen mit der Kokosmilch und der Orangenschale zu Püree zerstampfen und mit den Gewürzen fein abschmecken. Das Püree in die ausgehöhlten Süßkartoffeln füllen und die Butter in Flöckchen obendrauf setzen. Im Grill ca. 5 Minuten goldbraun überbacken.

WIRKUNG Hilft bei empfindlichem Magen.

TIPP Dieses Gericht eignet sich optimal als Beilage zu gebratenen Lammlachsen oder Hühnerbrustfilet.

Kastanien mit Gemüse und Dinkel

Für 2 Personen, 45 Min.

- 100 g Dinkelreis
- 4 Karotten
- 100 g Knollensellerie
- 2 Frühlingszwiebeln
- 2 EL Olivenöl
- 100 g Zwiebeln
- 250 g gekochte Esskastanien
- 1 gestr. TL Galgantpulver
- Steinsalz
- 1 EL Kelpamare oder Sojasoße

Dinkelreis in reichlich Wasser zum Kochen bringen und ca. 20 Minuten bei kleiner Hitze garen und quellen lassen. Karotten und Sellerie schälen. In feine Stifte hobeln. Frühlingszwiebel (als Ersatz für Lauch) klein schneiden.

In einem Topf oder Wok das Öl erhitzen und das Gemüse darin ca. 5 Minuten dünsten. Kastanien klein schneiden. Den fertig gegarten Dinkelreis sowie die Kastanien dazugeben und weitere 2–3 Minuten rührbraten. Mit den Gewürzen fein abschmecken.

WIRKUNG Sorgt für starke Knochen und entwässert.

Kürbis-Kastanien-Ragout

Für 2 Personen, 45 Min.

- ca. 700 g Muskat- oder Hokkaido-Kürbis
- 1 Zwiebel, 1 Knoblauchzehe
- 2 EL Olivenöl
- 300 g Esskastanien, gegart
- 4 EL Rosinen
- 1 TL Currypulver, ½ TL Galgantpulver
- 1 TL Quende
- 1 Msp. Kurkuma
- 1 Msp. Muskatnuss
- 200 ml Gemüsebrühe
- ca. 50 ml Weißwein
- Steinsalz
- 250 g Dinkelbandnudeln

Kürbis schälen und in kleine Stücke schneiden. Zwiebel schälen und in feine Streifen schneiden. Knoblauch fein hacken. Zwiebeln und Knoblauch im Olivenöl andünsten. Kürbiswürfel, Kastanien und Rosinen dazugeben und kurz mitdünsten lassen.

Gewürze darüberstreuen und mit der Gemüsebrühe und dem Weißwein ablöschen. Bei kleiner Hitze schmoren lassen, bis der Kürbis weich ist.

Dinkelnudeln in reichlich Salzwasser weich kochen (al dente) und abgießen. Nudeln mit dem Kürbis-Kastanien-Ragout vermischen.

WIRKUNG Kräftigt und erwärmt den Organismus.

Kürbis-Zucchini-Couscous

Für 2 Personen, 30 Min.

- 2 Karotten, 1 Zucchini
- 200 g Kürbis
- 250 g Dinkelcouscous
- 1 EL Olivenöl
- 600 ml Gemüsebrühe
- 1 TL Cumin, gemahlen (Mutterkümmel)
- 1 TL Koriander, gemahlen
- 1 Prise Kurkuma
- 1 Biozitrone
- 30 g Butter
- 1 Zimtstange, halbiert
- 1 EL Honig
- ca. 80 g Rosinen
- Steinsalz, Kubebenpfeffer

Karotten, Zucchini und Kürbis waschen, schälen und würfeln. Dinkelcouscous in der doppelten Menge Wasser mit etwas Steinsalz aufkochen und ausquellen lassen.

Karotten in Öl kurz anbraten, Gemüsebrühe angießen und mit den Gewürzen abschmecken. Nach ca. 15 Minuten Kürbis und Zucchini sowie Zitronenschalenabrieb und -saft dazugeben und nochmals aufkochen lassen. Bei kleiner Temperatur das Gemüse etwa 10 Minuten garen lassen.

Butter unter den Couscous mischen. Gemüsebrühe abgießen und in einem Extratopf die Brühe mit der Zimtstange und dem Honig nochmals aufkochen und abschmecken.

Couscous mit dem Gemüse auf Tellern anrichten. Soße separat dazu reichen.

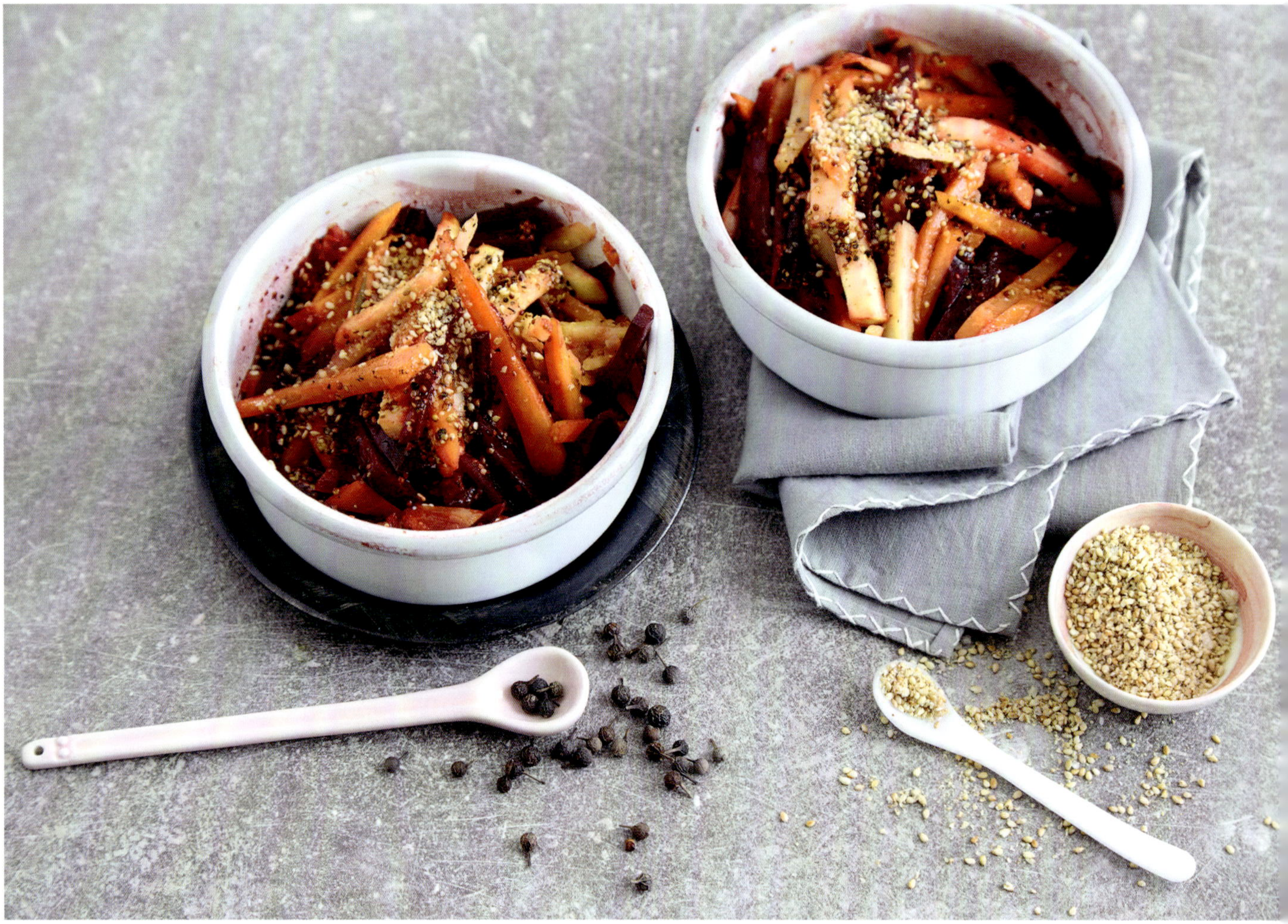

Wintergemüse aus dem Ofen

Für 2 Personen, 30 Min.

- 300 g Wurzelgemüse wie Pastinaken, Karotten, Petersilienwurzel, Rote Bete oder Süßkartoffel
- 1 EL Sonnenblumenöl
- 1 TL Ahornsirup oder Honig
- 1 TL grober Senf
- Gomasio (gerösteter Sesam)
- ½ TL Steinsalz
- Kubebenpfeffer

Backofen auf 200 °C vorheizen. Wurzelgemüse putzen und in feine Stifte hobeln.

Eine Auflaufform mit dem Öl auspinseln. Ahornsirup und Senf vermischen. Gemüse in die Form geben und die Mischung darüber verteilen. Gut vermengen und mit Alufolie abdecken. Zirka 25 Minuten backen. Mit Gomasio, Steinsalz und Pfeffer würzen. Heiß servieren.

Spinat mit Rosinen

Für 2 Personen, 25 Min.

- 500 g frischer Blattspinat
- 25 g Rosinen
- 1 EL Pinienkerne
- 1 Knoblauchzehe
- 2 EL Olivenöl
- 1 EL Butter
- Steinsalz
- Kubebenpfeffer

Rosinen in Wasser einweichen. Blattspinat waschen und tropfnass in einen Topf geben, erhitzen und so kurz zusammenfallen lassen.

Öl in einem großen Topf mit der Butter erhitzen. Knoblauchzehe schälen, klein hacken und im Öl knusprig anbraten. Herausnehmen und die Spinatblätter und Rosinen darin anbraten. Mit Salz und Kubebenpfeffer würzen. Ca. 10 Minuten den Spinat sanft braten. Auf Tellern anrichten und mit den Pinienkernen und dem gebratenen Knoblauch bestreut servieren.

WIRKUNG Hilft gegen Eisenmangel.

Kichererbsen mit Aprikosen

Für 2 Personen, 15 Min.

- 1 kleines Glas Kichererbsen (350 g)
- 1 kleine Zwiebel, 1 Knoblauchzehe
- etwa 150 g Hokkaido-Kürbis
- 80 g getrocknete Aprikosen, ungeschwefelt
- 2 EL Olivenöl
- Steinsalz, Galgantpulver
- Oregano
- 200 ml Gemüsebrühe
- 1 EL Zitronensaft
- 2 EL frisch gehackte Petersilie

Kichererbsen abgießen und abtropfen lassen. Zwiebel und Knoblauch schälen und fein hacken. Den Kürbis waschen und in kleine Stücke schneiden. Die Aprikosen klein schneiden.

Olivenöl in einer Pfanne erhitzen und die Zwiebeln goldgelb darin anbraten. Knoblauch, Kürbiswürfel, Kichererbsen und Aprikosen dazugeben und unter Rühren gut anbraten. Mit den Gewürzen fein abschmecken.

Gemüsebrühe angießen und alles zusammen auf kleiner Hitze köcheln lassen, bis die Aprikosen- und Kürbisstücke weich sind. Die Soße sollte sämig sein.

Mit Zitronensaft, Steinsalz und Galgantpulver nochmals fein abschmecken. Mit der gehackten Petersilie bestreut servieren.

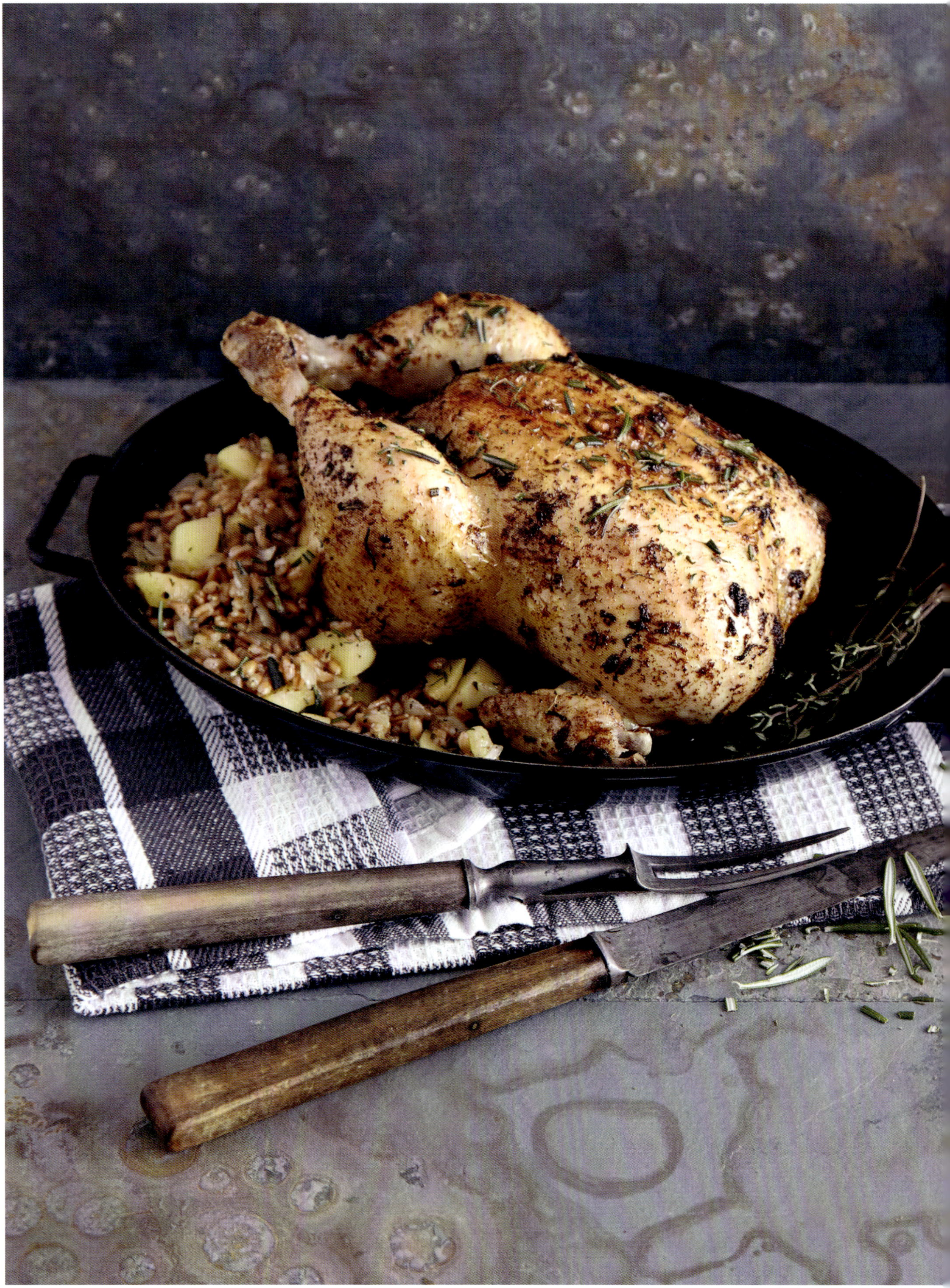

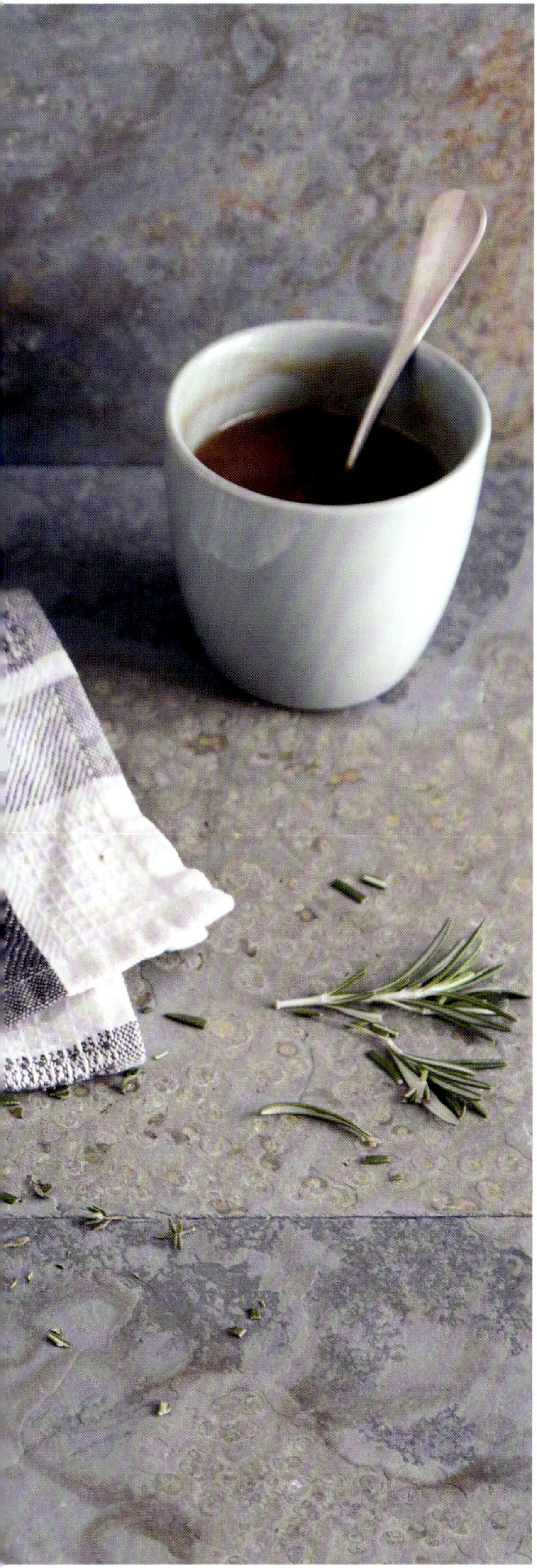

Fleisch- und Fischgerichte

Hildegard hat in ihren Schriften genau beschrieben, wie die diversen Fleisch- und Fischarten auf den menschlichen Organismus wirken. Wildfleisch, besonders vom Reh, eignet sich laut der Klosterfrau besonders als Diätfleisch bei Menschen mit Magen-Darm-Problemen. Hühnchen, Pute, Straußenfleisch, Ente und Gans – jeweils ohne Haut – sind gut bekömmlich und daher auch für Krankenkost bestens geeignet. Auch hat Hildegard vom Lebensraum eines Tieres auf die Auswirkungen auf den menschlichen Organismus geschlossen. So hat sie beispielsweise geschrieben, dass Fische, die in fließendem Gewässer leben, gut für den Menschen zu essen, wohingegen Fische, die im sumpfigen und trüben Wasser leben, dem Menschen nicht zuträglich sind. Wenn wir Fleisch so selten essen wie früher den berühmte Sonntagsbraten, sind wir auf der richtigen Spur, unseren Organismus nicht zu übersäuern, und beugen daher diversen Erkrankungen vor. Die Menge macht halt doch noch immer das Gift. Also wenig Fleisch, dafür aber in bester Qualität aus artgerechter und biologischer Haltung verwenden.

Gefülltes Hähnchen mediterrane Art (Seite 226)

Gefülltes Hähnchen mediterrane Art

Für 2 Personen, 1½ Std.

- 1 (ehemals glückliches und freilaufendes) Huhn
- Steinsalz
- Ysop, Quendel, Rosmarin
- 2 Äpfel
- 1 Zwiebel
- 2 Tassen fertig gegarten Dinkelreis
- 1 EL Butter
- Innereien des Huhns
- Kubebenpfeffer
- Schalotte

Den Backofen auf 200 °C vorheizen. Das Huhn innen und außen abwaschen und trocken tupfen. Mit Steinsalz und den Kräutern innen und außen gut einreiben.

Äpfel und Zwiebel schälen, entkernen und in kleine Würfel schneiden. Unter den fertigen Dinkelreis mischen und mit den allen Gewürzen abschmecken. Das Huhn mit dem Reis füllen und entweder mit kleinen Zahnstochern oder mit einem Bindfaden die Öffnung verschließen.

Das Huhn in die Bratpfanne legen. Die Butter zerlassen und das Huhn damit bestreichen. Bratpfanne in den Ofen schieben.

Währenddessen die Innereien in einem Topf mit etwas Wasser und Salz sowie der in Würfel geschnittenen Schalotte erhitzen, mit Steinsalz, Kubebenpfeffer, Ysop, Quendel und Rosmarin würzen und etwas kochen lassen.

Das Huhn immer wieder mit der flüssigen Butter bestreichen. Nach etwa einer Stunde das Huhn in der Bratpfanne wenden, mit dem ausgetretenen Fleischsaft begießen und gar und knusprig werden lassen.

Das fertige Huhn auf eine Fleischplatte legen und tranchieren. Die Füllung als Beilage separat in eine Schüssel geben. Den Bratensaft mit dem Fleischsaft der Innereien ablöschen und durch ein Sieb schütten.

Bei Bedarf mit den Gewürzen nochmals abschmecken und zu den Fleischstücken und dem Dinkelreis servieren. Köstlich schmeckt dazu Apfelmus und ein kräuterfrischer Salat.

WIRKUNG Wirkt reinigend für Leber und Lunge und ist ein Schlankmacher.

TIPP Durch die Füllung sparen wir uns die Zubereitung einer Beilage. Der Dinkelreis ist durchtränkt von den Gewürzen und dem Fleischsaft des Huhns. Einfach nur lecker.

Hühnerbrustfilet

Für 2 Personen, 15 Min.

- 1 Hühnerbrustfilet
- Galgantpulver
- 1 Zwiebel
- 1 EL Butterschmalz
- Steinsalz
- Kubebenpfeffer

Hühnerbrustfilet von beiden Seiten mit Galgantpulver bestreuen. Zwiebel schälen und in feine Streifen schneiden.

Fett in der Pfanne erhitzen und darin die Zwiebelstreifen goldgelb anbraten. Zwiebeln herausnehmen und das Hühnerbrustfilet von beiden Seiten scharf anbraten. Etwas Wasser angießen und bei kleiner Hitze abgedeckt etwa 5 Minuten schmoren lassen.

Zwiebel wieder hineingeben. Hühnerbrustfilet herausholen und quer in 4 Scheiben schneiden. Fleischsaft in der Pfanne samt den Zwiebeln über die Scheiben verteilen und mit Steinsalz und frisch gemahlenem Kubebenpfeffer würzen.

TIPP Passt zu verschiedenen Gemüsegerichten oder auch als Beilage zu einem knackigen Salat.

Putengeschnetzeltes mit Orangen

Für 2 Personen, 30 Min.

- 2 Putenschnitzel
- 1 Zwiebel
- 1 Knoblauchzehe
- 1 Orange
- 1 EL Butterschmalz
- Steinsalz, Kubebenpfeffer, Currypulver
- Sahne

Putenschnitzel in mundgerechte Stücke schneiden. Zwiebel und Knoblauch schälen und in kleine Würfel schneiden. Orange schälen und das Fruchtfleisch in Würfel schneiden. Den Orangensaft auffangen.

Butterschmalz in einer Pfanne erhitzen, die Putenstreifen darin anbraten, dann Zwiebel und Knoblauch dazugeben und auch anbraten. Pikant mit den Gewürzen abschmecken. Orangenstücke daruntermischen, den aufgefangenen Orangensaft und evtl. noch etwas Wasser zugeben.

Fleisch ca. 10 Minuten bei mittlerer Hitze schmoren lassen. Zum Schluss noch Sahne unterrühren und nochmals abschmecken. Dazu Dinkelreis oder Dinkelbandnudeln servieren.

WIRKUNG Verbessert die Konzentrationsfähigkeit.

Wildschweingulasch mit Selleriepesto

Für 4 Portionen, 2 Std. + 24 Std. Marinierzeit

Für das Gulasch:

- ca. 600 g Wildschweingulasch
- 100 g Bundmöhren
- 100 g Staudensellerie
- 100 g Zwiebeln
- 1 Thymianzweig
- 1 Lorbeerblatt
- 1 TL Wacholderbeeren
- 500 ml bester Rotwein
- 1 Likörglas Grappa
- 1 EL Butterschmalz
- Steinsalz
- Kubebenpfeffer
- Dinkelmehl
- Zimt

Für das Pesto:

- 25 g glatte Petersilie
- 25 g Sellerieblätter
- 1 Knoblauchzehe
- 25 g Mandeln
- 100 ml Olivenöl
- 2 EL Zitronensaft
- 25 g Parmesan

Das Wildschweingulasch in eine Schüssel geben. Bundmöhren, Selleriestangen und Zwiebeln putzen und grob würfeln. Zum Fleisch in die Schüssel geben. Thymianzweig, Lorbeer und Wacholderbeeren auch dazugeben und mit dem Rotwein und Grappa übergießen. 24 Stunden im Kühlschrank marinieren lassen.

Gemüse vom Fleisch trennen und durch ein Sieb gießen. Marinade auffangen. Fleisch in Butterschmalz scharf anbraten, salzen und pfeffern und mit Zimt bestäuben. Öfters wenden. Dann mit Dinkelmehl bestäuben und eine weitere Minute rösten lassen. Mit etwas Wasser ablöschen und leicht einkochen lassen. Gemüse und Marinade zugeben und ca. 1,5–2 Stunden bei mittlerer Temperatur schmoren lassen.

In der Zwischenzeit für das Pesto Sellerieblätter und Petersilie grob schneiden. Knoblauch pellen und klein schneiden. Mandeln grob hacken. Zusammen mit dem Öl und Zitronensaft mit dem Stabmixer pürieren. Den geriebenen Parmesan kurz vor dem Servieren daruntermischen.

Das Fleisch aus der Soße nehmen. Das Wildschweingulasch zusammen mit dem Pesto servieren.

WIRKUNG Fleischgenuss ohne Reue bei Knochenproblemen.

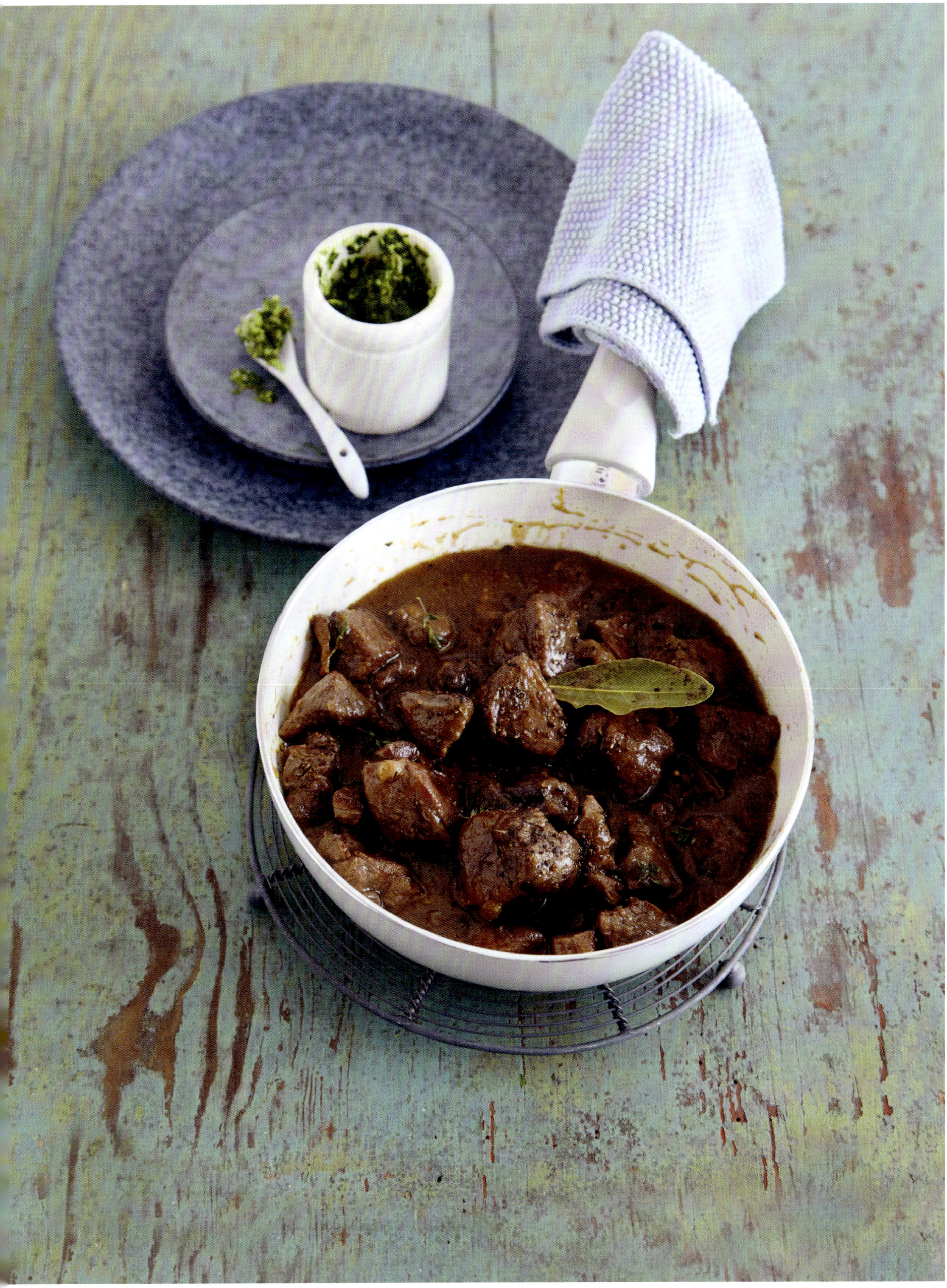

Kalbsleber mit Apfelscheiben

Für 2 Personen, 20 Min.

- 2 Scheiben Bio-Kalbsleber
- 2 EL Dinkelmehl
- 1 Zwiebel
- 1 Apfel
- 1 EL Butterschmalz
- Steinsalz, Quendel, Galgant

Die Kalbsleber mit einem Küchentuch trocken tupfen und mit Mehl von beiden Seiten gut bestäuben. Die Zwiebel schälen und in Ringe schneiden, den Apfel schälen, Kerngehäuse ausstechen und in Scheiben schneiden.

In einer Pfanne das Fett erhitzen und darin die Kalbsleber von beiden Seiten sowie die Zwiebelringe und Apfelscheiben ca. 3 Minuten scharf anbraten. Herdplatte ausschalten und weitere 2–3 Minuten stehen lassen.

Dann erst werden die Leberscheiben mit den Gewürzen fein bestreut und mit den Zwiebelringen und Apfelscheiben garniert serviert. Probieren Sie dazu einmal die gefüllte Süßkartoffel oder den Blattspinat mit Rosinen.

WIRKUNG Hilft bei Schwächezuständen.

TIPP Leber immer erst nach Garende salzen, da sie sonst hart wird.

Wildbraten mit Preiselbeeren

Für 4 Personen, 2 Std.

- 500 g Rehbraten (oder Hirsch oder Wildschwein)
- Steinsalz, Wildgewürz
- Butterschmalz
- 1 Bund Suppengemüse (Karotte, Sellerie, Zwiebellauch, Zwiebel) geputzt und klein gewürfelt
- 100 ml Wasser, 100 ml Kirschsaft
- 50 ml Wildfond
- Dinkelmehl zum Binden
- 1 EL Preiselbeeren (Glas)

Braten mit Salz und Wildgewürz einreiben und in Butterschmalz von allen Seiten kräftig anbraten. Temperatur etwas reduzieren und das Suppengemüse (Röstgemüse) etwas 10 Minuten mitbraten. Nach und nach Wasser und Kirschsaft dazugießen und die Flüssigkeit etwas reduzieren. Wildfond zugeben, alles kurz aufkochen lassen und bei 180 °C den Braten mit Deckel in den vorgeheizten Ofen schieben und ca. 90 Minuten garen lassen.

Braten herausnehmen, Röstgemüse pürieren und die Soße mit dem Dinkelmehl, aufgelöst in etwas kaltem Wasser, binden. Mit Wildgewürz und Preiselbeeren fein abschmecken. Braten in Scheiben schneiden und mit der Soße servieren.

WIRKUNG Hilft bei Magenproblemen.

TIPP Dazu passen Edelkastanienspätzle und überbackener Fenchel.

Lammhaxe mit Rosmarinsoße

Für 2 Personen, 2 Std.

- 2 Lammhaxen
- Steinsalz, Kubebenpfeffer
- frischer oder gemahlener Rosmarin
- 1 Karotte, 1 Stück Knollensellerie
- 1 Zwiebel, 1 Knoblauchzehe
- 200 ml Fleischbrühe
- 200 ml Rotwein

Lammhaxen mit Salz, Pfeffer und Rosmarin einreiben. Karotte, Sellerie (Röstgemüse), Zwiebel und Knoblauchzehe schälen, klein schneiden und in eine Auflaufform geben. Die Lammhaxen darauflegen, Rotwein und Fleischbrühe dazugeben und im Backofen bei 160 °C 1½ Stunden garen lassen. Zwischendurch einmal umdrehen.

Lammhaxen herausnehmen und auf eine Platte legen. Fleischsaft samt Röstgemüse in einen kleinen Topf umfüllen, erhitzen, ggf. noch etwas Rotwein dazugeben und mit pürieren. Nochmals mit allen Gewürzen abschmecken und die Soße separat zu den Lammhaxen, beispielsweise mit Dinkelnudeln und Bohnen als Beilage, servieren.

WIRKUNG Hilft bei Bindegewebsschwäche und Krampfadern.

Ragout vom Zicklein

Für 2 Personen, 1½ Std.

- 500 g Ziegenfleisch von Brust, Hals oder Schulter
- 1 Karotte, 1 Zwiebel
- 1 EL Butterschmalz
- Steinsalz, Galgant, Kubebenpfeffer, Zimt
- ca. 1 TL Dinkelmehl
- 1 Lorbeerblatt
- 150 ml Wasser
- Saft einer halben Biozitrone
- etwas Sahne

Fleisch in Würfel schneiden. Karotte und Zwiebel schälen und klein würfeln. Fleischwürfel im heißen Butterschmalz scharf anbraten. Mit dem Dinkelmehl bestäuben und weiter braten, dabei immer wieder wenden.

Zwiebel- und Karottenwürfel zugeben und weiter braten. Mit Steinsalz, Galgant, Kubebenpfeffer und Zimt würzen. Lorbeerblatt dazugeben. Mit Wasser ablöschen und das Ragout ca. 1 Stunde bei reduzierter Hitze schmoren lassen.

Am Ende der Garzeit die Soße mit dem Zitronensaft und den Gewürzen nochmals abschmecken, ggf. etwas Wasser dazugießen und mit Sahne nach Geschmack verfeinern.

WIRKUNG Gut bei Bindegewebsschwäche.

Rinderschmorbraten alla Toscana

Für 4 Portionen, 30 min. + 2 Std. Bratzeit + 24 Std. Marinierzeit

- 1 kg Rinderbraten (Hüftdeckel)
- 80 g Zwiebeln
- 100 g Karotten
- 100 g Staudensellerie
- ½ Knoblauchzehe
- 1 Lorbeerblatt
- 12 Kubebenpfefferkörner
- 500 ml bester Rotwein (wer es ganz klassisch möchte, sollte einen Brunello di Montalcino verwenden)
- 1 EL Butterschmalz
- Steinsalz
- Zimt

Das Fleisch von Sehnen und Häuten befreien. Die Zwiebel schälen und in Ringe schneiden. Karotte und Stangensellerie schälen und in Scheiben schneiden. Die Knoblauchzehe schälen und grob zerkleinern. Das Fleisch mit dem Gemüse, Lorbeerblatt, Pfefferkörnern und Knoblauch in eine flache Form legen und mit dem Wein übergießen. 24 Stunden im Kühlschrank marinieren lassen.

Dann wird das Fleisch aus der Marinade geholt und mit einem Küchentuch trocken getupft. Das Butterschmalz in einer Kasserolle erhitzen und das Fleisch von beiden Seiten kräftig anbraten. Den Backofen auf 160 °C vorheizen. Die Marinade durch ein Sieb streichen und die Flüssigkeit auffangen. Gemüse und Gewürze aus der Marinade zum Fleisch geben und auch kurz mitbraten lassen. Das Fleisch kräftig salzen, pfeffern und mit Zimt bestäuben.

Die Marinadeflüssigkeit zugießen und die Kasserolle abdecken. Den Braten im Ofen ca. 2 Stunden bei dieser niedrigen Temperatur garen lassen. Dann den Braten aus der Kasserolle nehmen, in Scheiben schneiden und auf einer vorgewärmten Platte anrichten. Die Bratensoße durch ein Sieb streichen, das Gemüse gut ausdrücken und diese Soße in einem Topf nochmals aufkochen. Nochmals abschmecken und zum Braten servieren.

TIPP Perfekt dazu passen Edelkastanienspätzle oder Dinkel-Semmelknödel.

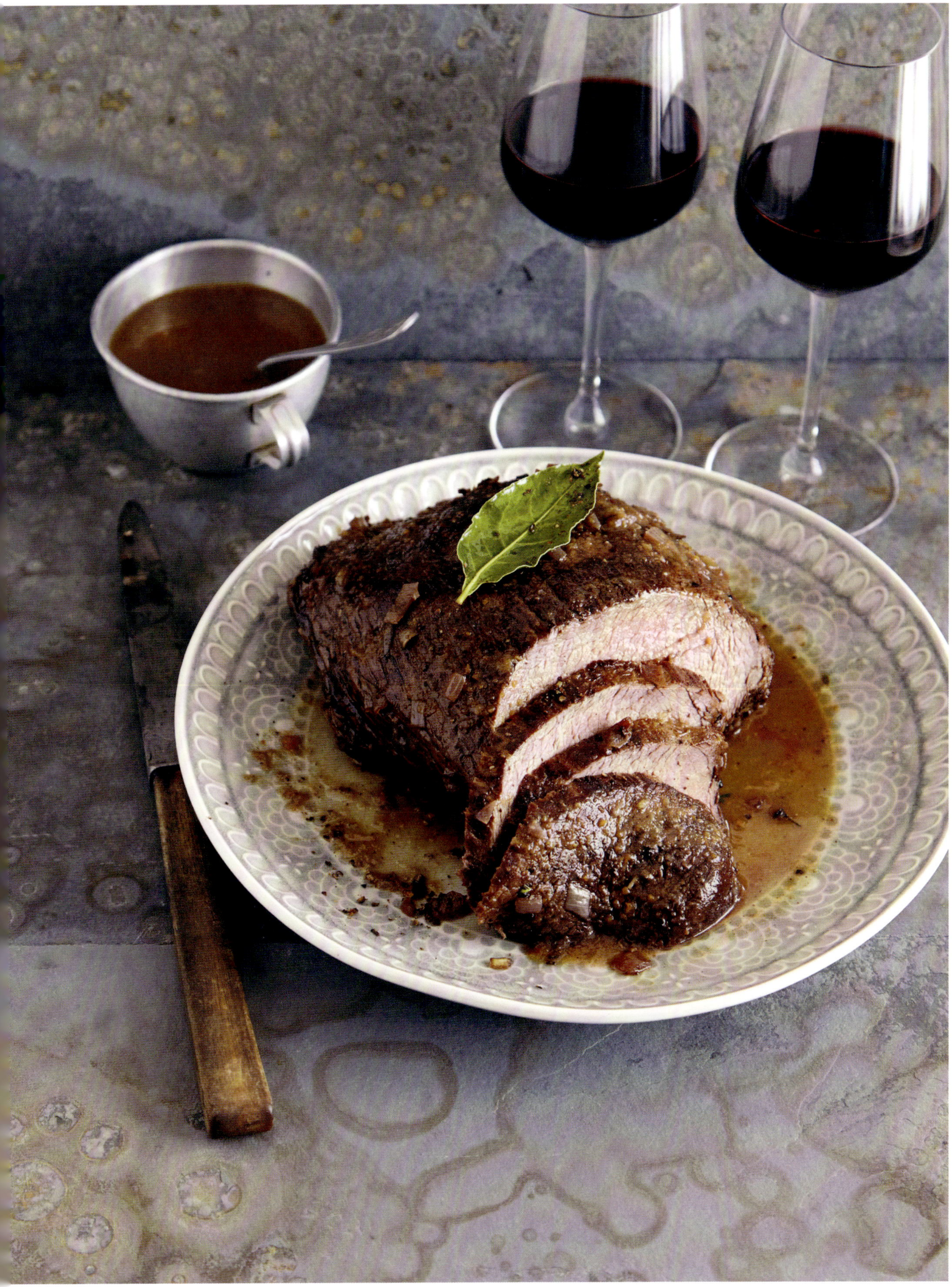

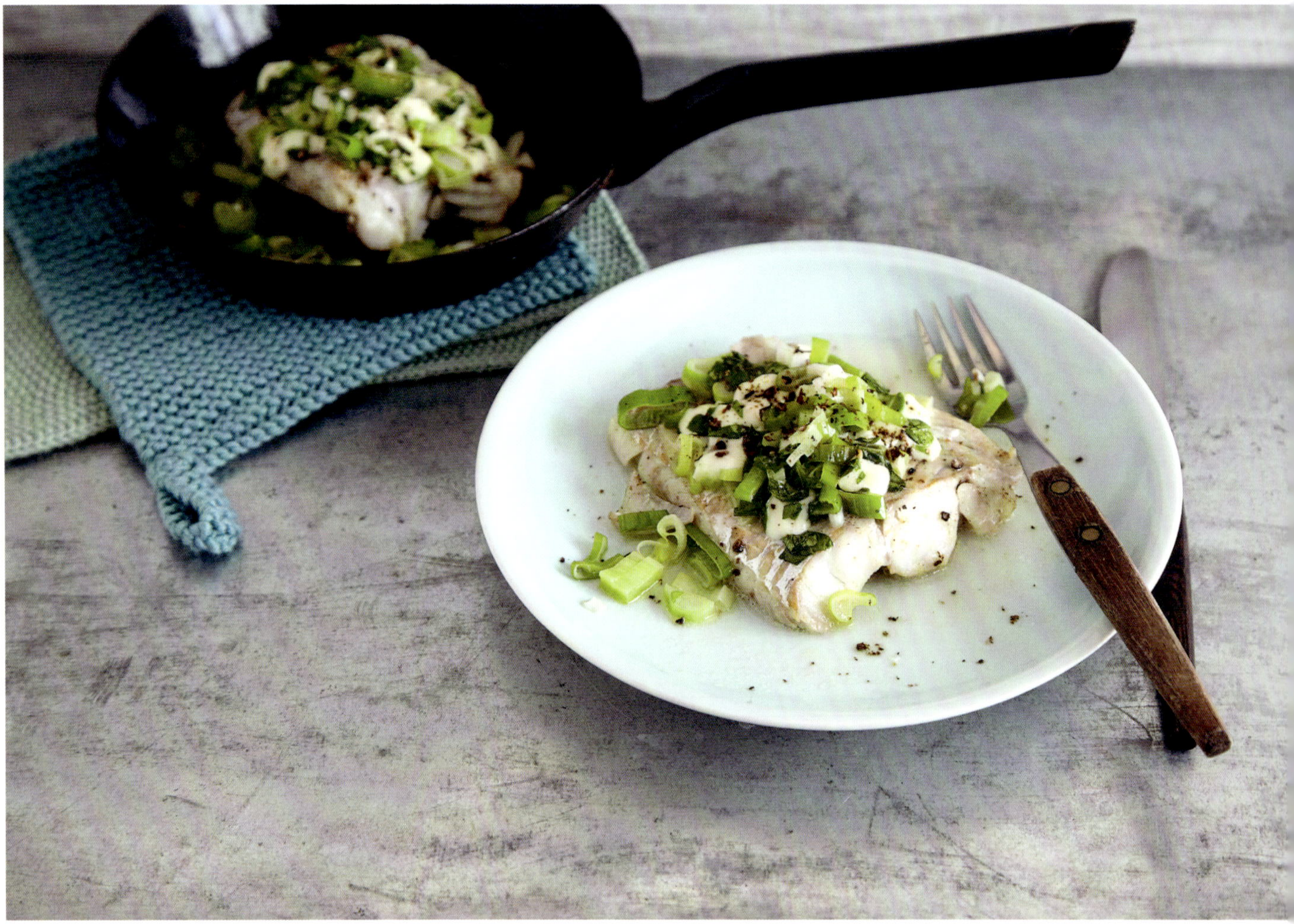

Seelachsfilet mit Mozzarellahaube

Für 2 Personen, 20 Min.

- 60 g Mozzarella
- 1 Frühlingszwiebel
- 3 Zweige Basilikum
- 300 g Seelachsfilet
- 1 TL Zitronensaft
- Steinsalz, Kubebenpfeffer
- 1 TL Olivenöl

Mozzarella klein würfeln, Frühlingszwiebel in dünne Ringe schneiden, Basilikumblätter hacken und alles vermischen.

Fischfilets mit Zitronensaft beträufeln und mit Salz und Pfeffer würzen. Olivenöl in einer Pfanne erhitzen und die Fischfilets darin kurz anbraten, dann wenden und die Käse-Kräuter-Mischung darauf verteilen. Abgedeckt bei mittlerer Hitze ca. 6 Minuten garen lassen. Nochmals mit Salz und Pfeffer würzen und servieren.

TIPP Passt sehr gut als leichtes Abendessen zu Feldsalat oder Wildkräutersalat.

Doradenfilet mit Kräuterkruste

Für 2 Personen, 30 Min.

- 4 Doradenfilets
- Steinsalz, Kubebenpfeffer
- 1 EL Dinkelmehl
- 1 EL Butterschmalz
- 50 g Kürbis
- 4 Minzeblättchen
- 6 Basilikumblätter
- 1 EL Dinkelschrot
- 60 g Gorgonzola
- ½ TL Quendelkrautpulver
- 5 Anissamen

Die Doraden waschen, trocken tupfen und die Haut kreuzweise einschneiden. Salzen und mit Kubebenpfeffer bestreuen und in Dinkelmehl wälzen.

Von jeder Seite in heißem Butterschmalz scharf anbraten. Den Kürbis grob reiben. Minze- und Basilikumblätter klein schneiden. Dinkelschrot, Minze- und Basilikumblättchen, Kürbis, Gorgonzola sowie Anissamen gut vermischen.

Diese Mischung auf 2 der Doradenfilets auftragen und diese auf ein mit Backpapier ausgelegtes Backblech legen und kurz vor dem Servieren ca. 3 Minuten überbacken. Dann die Doraden überlappend auf einem Teller anrichten.

WIRKUNG Für schöne Haut, Omega-3-Fettsäuren-Spender.

TIPP Dazu passen die Pastinaken in Orangensoße.

Zanderfilet mit Basilikum-Käse-Soße

Für 2 Personen, 1 Std.

- 200 g Kürbis
- 100 g Zucchini
- 1 Knoblauchzehe
- 100 g Raclette-Käse
- 1 EL Olivenöl
- 300 g Zanderfilet (oder Forellenfilets)
- Steinsalz, Kubebenpfeffer
- etwa 150 ml Fischfond (Glas)
- 1 TL Dinkelmehl
- ½ Bund Basilikum

Backofen auf 180 °C erhitzen. Kürbis und Zucchini schälen und in dünne Scheiben bzw. feine Streifen schneiden. Knoblauchzehe schälen und fein hacken. Raclette-Käse grob raffeln.

Eine Auflaufform mit Olivenöl auspinseln. Zanderfilets mit Kürbisscheiben und Zucchinistreifen in die Form schichten. Mit Steinsalz und Kubebenpfeffer würzen und mit dem Knoblauch bestreuen. 30 Minuten im Backofen garen.

Für die Soße Fischfond erhitzen. Dinkelmehl in etwas kaltem Wasser anrühren und in den heißen Fischfond einrühren, aufkochen lassen. Die Basilikumblätter grob hacken und in die Soße geben. Soße pürieren. Dann Raclette-Käse unterziehen. Die Soße sofort mit dem Zander servieren.

Lachsforellenfilets auf Petersilienwurzel

Für 2 Personen, 45 Min.

- 250 g Petersilienwurzel mit dem Grün
- 1 Schalotte
- 1 EL Butterschmalz
- 100 ml Weißwein
- Steinsalz, Kubebenpfeffer
- ½ TL Rohrzucker
- 2 Lachsforellenfilets ohne Haut
- 100 g saure Sahne

Petersilienwurzel schälen und in ca. 4 cm lange, dünne Stifte schneiden. Grün klein schneiden. Schalotten schälen, fein hacken und in Butterschmalz kurz andünsten. Petersilienwurzeln dazugeben und mitdünsten. Gemüse mit Weißwein ablöschen und mit Salz, Pfeffer und Zucker würzen. Auf kleiner Flamme abgedeckt ca. 5 Minuten köcheln lassen.

Lachsfilets auf das Gemüse legen und etwa 10 Minuten zugedeckt bei mittlerer Hitze garen. Nach etwa 5 Minuten die Filets wenden. Dann die Filets aus der Pfanne nehmen und warm stellen.

Die saure Sahne zu dem Gemüse geben und offen bei starker Hitze kurz aufkochen lassen. Das Gemüse auf Teller verteilen, die Filets darauf anrichten Mit dem Grün von der Petersilienwurzel bestreut servieren.

TIPP Dazu passt Naturreis, Dinkelreis oder Dinkelbaguette.

Matjessalat auf Rote-Bete-Carpaccio

Für 2 Personen, 30 Min.

- 2 Rote Bete (fertig gegart)
- 1 EL Zitronensaft
- Steinsalz, Kubebenpfeffer
- 1 Schalotte
- 1 kleiner säuerlicher Apfel
- 1 Essiggurke
- 100 g Matjesfilet
- 200 g Joghurt oder Schafmilchjoghurt
- 1 TL Dill, gehackt

Rote Bete in feine Scheiben schneiden und 2 Teller damit belegen. Mit dem Zitronensaft beträufeln und mit Salz und Pfeffer würzen.

Schalotte schälen, fein würfeln und kurz blanchieren. Apfel schälen, entkernen, achteln und dann in feine Scheiben schneiden. Essiggurke fein hacken, den Matjes in mundgerechte Stücke schneiden.

Joghurt mit den Apfel- und Matjesstücken, Gurken- und Schalottenwürfeln sowie dem Dill mischen. Mit Steinsalz und Kubebenpfeffer fein abschmecken.
Nun den Matjessalat portionsweise auf den Rote-Bete-Scheiben anrichten.

WIRKUNG Hilft bei Eisenmangel und für schöne Haut.

TIPP Dazu passt hervorragend ein rustikales Dinkelbrot.

Knuspriges Rotbarschfilet mit Ananas

Für 2 Personen, 30 Min.

- 1 Zwiebel
- 1 Knoblauchzehe
- 100 g Karotten
- 1 Stange Stangensellerie
- 100 g Zucchini
- 100 g frische Ananas
- 2 Zweige Koriander
- 300 g Rotbarschfilet
- 1 EL Butterschmalz
- Steinsalz
- etwas Dinkelmehl

Für die Soße:

- 2 EL Sherry
- 3 EL Sojasoße
- 150 ml Wasser
- 1 TL Honig
- 1 Msp. Galgant
- 1 TL frisch gehackter Ingwer
- etwas Dinkelmehl

Zwiebel und Knoblauch schälen und hacken. Karotten, Stangensellerie und Zucchini putzen, schälen. Die Karotten in dünne Stifte hobeln, Stangensellerie und Zucchini in dünne Scheiben schneiden.

Ananas schälen, harten Strunk entfernen und in kleine Stücke schneiden. Koriander abbrausen, trocken schleudern und Blättchen abzupfen. Den Fisch in mundgerechte Stücke schneiden.

Für die Soße Sherry, Sojasoße, Wasser, Honig, Galgant und Ingwer verrühren.

Im Wok oder in einer Pfanne etwas Butterschmalz erhitzen und die Zwiebel, den Knoblauch sowie die Karotten dazugeben, leicht salzen und unter Rühren kurz braten. Dann die Zucchini, den Sellerie und die Ananasstücke dazugeben und auch unter Rühren etwa 1 Minute braten.

Die Soßenmischung darübergießen und das Gemüse ca. 5 Minuten dünsten. 1 TL Dinkelmehl mit 2 EL Wasser glattrühren und unter das Gemüse mischen. Rühren, bis es aufkocht und die Soße bindet.

Die Fischstücke leicht salzen, mit Dinkelmehl bestäuben und in einer extra Pfanne in heißem Butterschmalz von allen Seiten goldbraun anbraten. Auf Küchenkrepp das überschüssige Fett aufsaugen lassen. Das Gemüse auf Teller verteilen und mit den Rotbarschstückchen anrichten. Mit den Korianderblättchen bestreut servieren.

TIPP Wenn Sie kein frisches Koriandergrün bekommen, geht es auch mit glatter Petersilie.

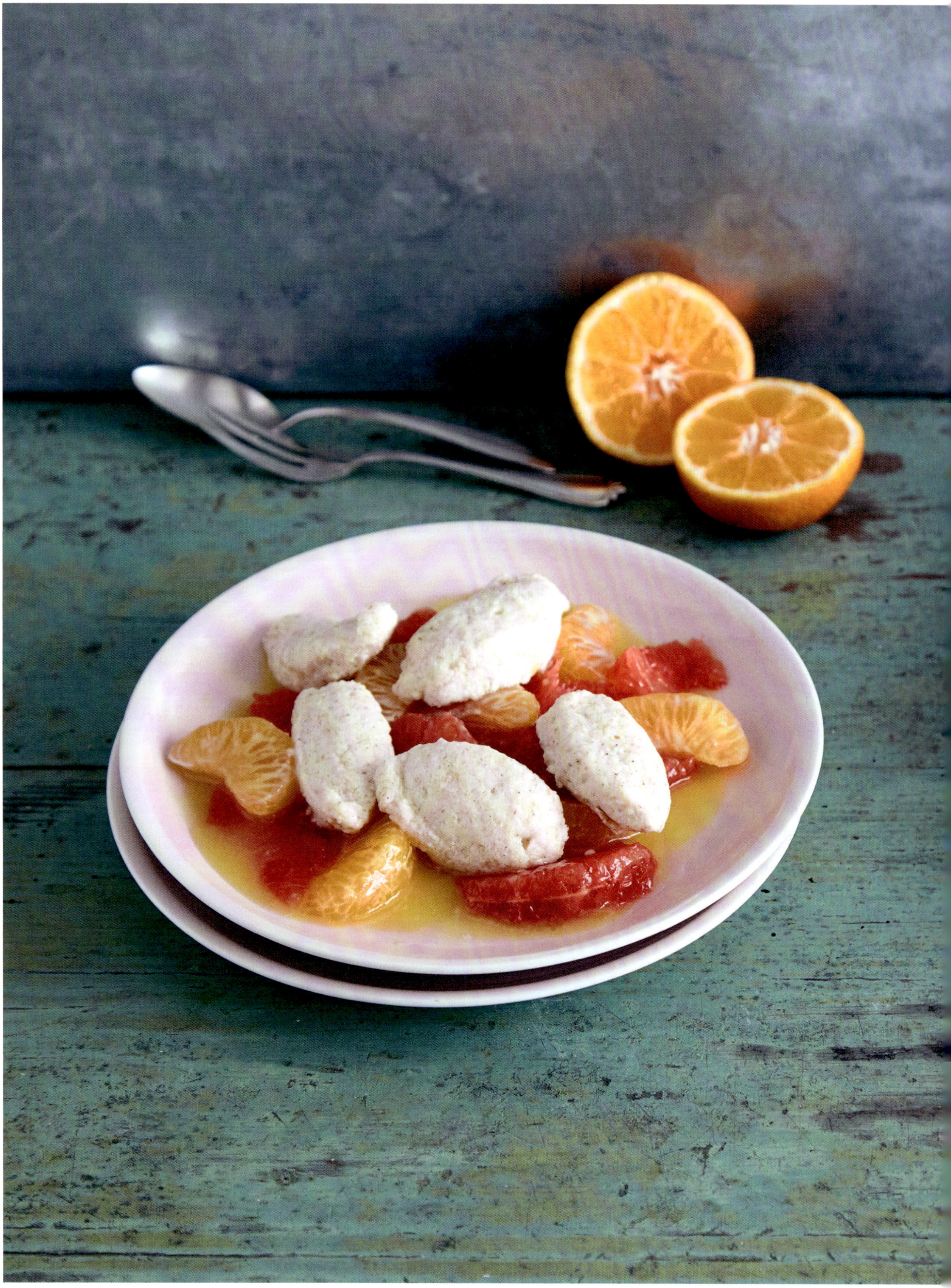

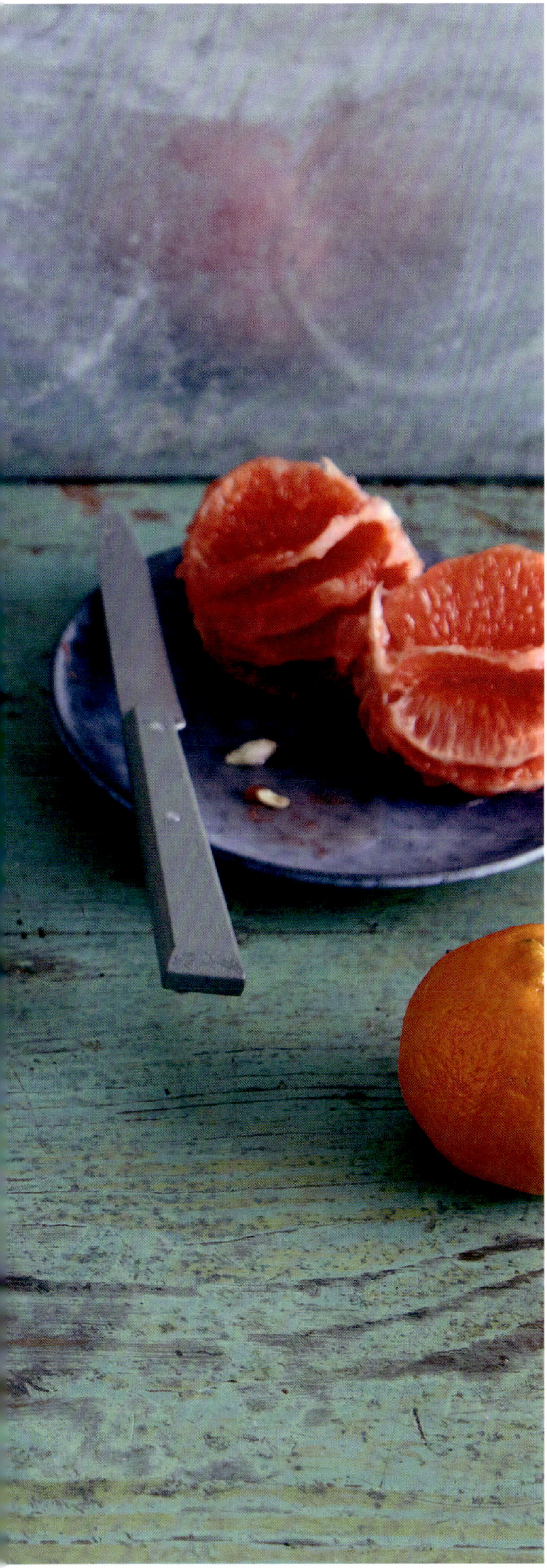

Desserts

Schon in der ayurvedischen Küche werden Desserts zur Abrundung eines Mahles empfohlen, denn es sollten ja alle Geschmacksrichtungen von Sauer, Süß bis Salzig und Bitter bei einer Mahlzeit einbezogen werden. Und das Dessert ist immer der Höhepunkt einer gelungenen Mahlzeit. Hier kommen natürlich besonders die Naschkatzen voll auf ihre Kosten, denn Desserts sind fruchtig, saftig und süß. Sie runden eine Mahlzeit hervorragend ab und liefern, wenn sie mit Obst hergestellt werden, eine Menge an sekundären Pflanzenstoffen wie Flavonoiden und Karotinoiden, Vitamin C, K, Betakarotin und etlichen Mineralstoffen von Magnesium bis zu Eisen. So werden zum Schluss nochmals alle Geschmacksnerven angeregt. Und das Gute daran: Die enthaltenen Enzyme kurbeln so richtig den Fettstoffwechsel an und in Kombination mit Kalium tun wir auch noch etwas für die Entwässerung unseres Körpers. Bei uns war es beispielsweise Tradition, nach dem besonders üppigen Weihnachtsessen einen leichten und bekömmlichen Obstsalat zu reichen, der das opulente Mahl beendete, ohne zusätzlich zu beschweren.

Quarkklößchen treffen Zitrusfrüchte (**Seite 240**)

Ananas mit Mandelhäubchen

Für 2 Personen, 20 Min.

- 400 g frische Ananas
- ½ TL Leindotteröl oder Sonnenblumenöl
- 1 Eiweiß
- 2 Pck. Vanillezucker
- 1 Msp. Zimt
- 1 EL gemahlene Mandeln
- 2 getrocknete Datteln
- 150 g Joghurt
- 2 TL Honig
- 1 Prise Kardamom
- Galgant

Backofen auf 180 °C vorheizen. Ananas schälen, Strunk entfernen, Fruchtfleisch in dünne Scheiben schneiden. Eine Auflaufform mit dem Öl ausstreichen. Ananasscheiben hineinlegen und im Backofen 10 Minuten backen.

Eiweiß steif schlagen und nacheinander Vanillezucker, Zimt und Mandeln unterziehen. Ananas aus dem Ofen nehmen und die Mandelcreme darauf verteilen. Ananas mit Mandelcreme weitere 10 Minuten backen.

Datteln entkernen und in kleine Stücke schneiden. Joghurt mit Honig, Kardamom und Galgant nach Geschmack verrühren. Datteln daruntermischen und den Datteljoghurt zu der Ananas servieren.

Quarkklößchen treffen Zitrusfrüchte

Für 2 Personen, 30 Min.

Für den Zitrussalat:

- 1 rosa Grapefruit, 1 Blutorange, 2 Mandarinen
- 3 Saftorangen
- 2 TL Honig
- ½ TL Dinkelmehl

Für die Quarkklößchen:

- 250 g Magerquark
- 70 g Dinkelvollkorngrieß
- 3 Eiweiße
- ½ TL Zimt
- 2 Pck. Vanillezucker
- Steinsalz

Grapefruit, Blutorange und Mandarinen schälen und die Trennhäutchen vom Fruchtfilet entfernen. Den Saft auffangen. Saftorangen pressen. Orangensaft und aufgefangenen Saft erhitzen, mit Honig süßen. Dinkelmehl in etwas kaltem Wasser auflösen und in kochenden Saft einrühren, bis die Soße bindet. Fruchtfilets in die Soße geben und kalt stellen.

Für die Quarkklößchen Magerquark, Grieß, 2 Eiweiße, Zimt und Vanillezucker verrühren. 1 Eiweiß steif schlagen. Eischnee vorsichtig unter die Quarkmasse heben. Von der Quarkmasse mit 2 Teelöffeln Nocken abstecken und in kochendes Salzwasser geben, dann ca. 10 Minuten ziehen lassen.

Den Zitrusfrüchtesalat portionsweise auf Teller verteilen und die Quarkklößchen darauf anrichten.

Beerensalat mit Mandelcreme

Für 2 Personen, 15 Min.

- 150 g rote Johannisbeeren
- 150 g Brombeeren, 150 g Himbeeren
- 1 EL Rohrzucker
- ½ Mango
- 1 Orange
- 150 g Magerquark, 50 g Joghurt
- 1 EL Mandelmus
- 2 Pck. Vanillezucker
- 2 EL geröstete Mandelblättchen

Beeren behutsam waschen und von den Rispen streifen. In einer Schüssel vorsichtig mischen und mit dem Rohrzucker bestreuen. Etwas durchziehen lassen.

Mango in feine Spalten schneiden. Orange auspressen und den Saft mit den Beeren und Mangospalten mischen.

Für die Mandelcreme Quark mit Joghurt, Mandelmus und Vanillezucker mit einem Mixer gut verquirlen.

Den Fruchtsalat auf 2 Schälchen verteilen. Die Mandelcreme darübergeben. In einer Pfanne ohne Fett die Mandelblättchen anrösten und über die Mandelcreme streuen.

Traubensalat mit Mandelkrokant

Für 2 Personen, 25 Min.

- 1 TL Rohrzucker
- 30 g Mandeln, geschält, gehackt
- 250 g helle Weintrauben
- 100 g blaue Weintrauben
- ½ Vanilleschote
- ½ Becher Schlagsahne
- 1 EL Himbeergeist
- 4 Minzeblättchen zum Garnieren

Rohrzucker mit 2 EL Wasser in einen Topf geben und hellbraun karamellisieren lassen. Mandeln zufügen und unter Rühren karamellisieren lassen. Auf einem Backpapier verteilen und kalt werden lassen.

Weintrauben abbrausen und von den Stielen zupfen. Halbieren. Auf 2 Dessertschalen verteilen. Das Mark der Vanilleschote herauskratzen. Sahne steif schlagen, Vanillemark und Zucker dabei einrieseln lassen.

Himbeergeist über die Trauben gießen. Vanillesahne auf den Weintrauben anrichten, mit den karamellisierten Mandeln und den Minzeblättchen garnieren.

Bratapfel mit Marzipanfüllung

Für 2 Personen, 40 Min. + 25 Min. Backzeit

- 50 g getrocknete Aprikosen
- ½ Orange
- 40 g Marzipanrohmasse
- 1 EL Rum
- 2 EL Rosinen
- 2 EL gemahlene Mandeln
- 2 große Äpfel
- 2 EL flüssige Butter
- 1 EL Mandelstifte, ohne Fett in der Pfanne geröstet

Aprikosen in lauwarmem Wasser ca. 20 Minuten einweichen. Orange heiß abwaschen, schälen und die Schale sehr fein hacken. Saft auspressen. Aprikosen abtropfen lassen und fein schneiden, das Marzipan zerdrücken.

Rum, Orangensaft, gemahlene Mandeln, Marzipan, Aprikosen und Rosinen gut vermischen. Den Backofen auf 180 °C vorheizen.

Äpfel waschen und jeweils den Deckel abschneiden. Kerngehäuse ausstechen. Äpfel innen aushöhlen, mit der vorbereiteten Masse füllen, den Deckel draufsetzen. In eine Auflaufform setzen, mit der flüssigen Butter beträufeln und im Ofen ca. 25 Minuten backen. Mit den gerösteten Mandeln bestreut servieren.

TIPP Dazu passt Vanillesoße oder je 1 Kugel Vanilleeis.

Mango-Crumble

Für 2 Personen, 15 Min. + 35 Min. Backzeit

- 2 Mangos
- ½ TL Zimt
- ½ TL abgeriebene Schale einer Biozitrone
- 1 EL Zitronensaft
- 25 g kalte Butter
- 25 g Rohrzucker
- 25 g Dinkelmehl
- 25 g gemahlene Mandeln
- ½ TL Galgant

Den Backofen auf 200 °C Umluft vorheizen. Die Mangos entlang des Kerns halbieren und die Hälften über den Rand eines Glases streifen, so haben Sie in einem Arbeitsgang die Mango geschält. Das Fruchtfleisch fällt ins Glas und die Schale haben Sie in der Hand.

Das Fruchtfleisch würfeln und mit Zimt, Zitronenschalenabrieb und Zitronensaft vermischen. Die Mangostückchen in eine flache Auflaufform geben. Die restlichen Zutaten zu kleinen Streuseln verkneten und auf den Mangos verteilen. Den Mango-Crumble ca. 35 Minuten backen, bis die Streusel goldbraun sind.

Mango-Crumble

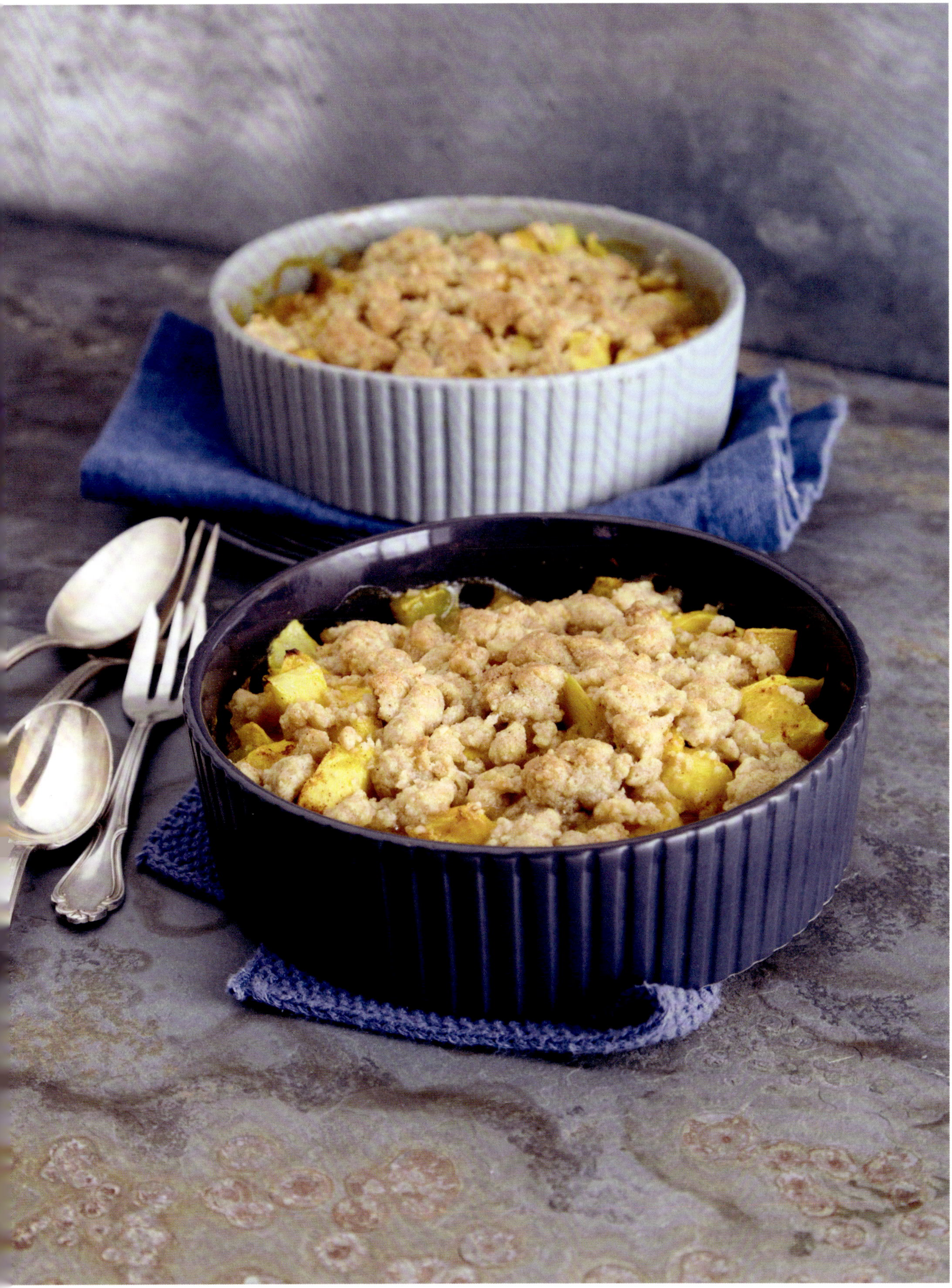

Kirschdessert mit Krokant

Für 2 Personen, 30 Min. + ca. 2 Std. Kühlzeit

Für den Krokant:

- 30 g Rohrzucker
- 1 EL Butter
- 30 g gehackte Mandeln

Für die Creme:

- 50 g Frischkäse
- 2 EL Milch
- 1 TL Rohrzucker
- ½ Pck. Vanillezucker
- ½ TL Poleiminze
- 30 ml Sahne
- 120 g Süßkirschen oder Sauerkirschen (frisch und entsteint oder aus dem Glas)

Für den Krokant den Zucker bei schwacher Hitze unter Rühren karamellisieren lassen. Butter und Mandeln einrühren. Den Zucker nicht zu dunkel werden lassen, damit er nicht bitter schmeckt.

Topf vom Herd nehmen und Masse auf einem Backpapier verstreichen und erkalten lassen. Dann in Stücke brechen.

Für die Creme Frischkäse mit Milch, Zucker, Vanillezucker und Poleiminze glatt rühren. Sahne steif schlagen und unter die Frischkäsecreme heben.

Kirschen in einem Sieb abtropfen lassen und mit der Frischkäsemasse und dem Krokant in Dessertgläser füllen. Vor dem Servieren im Kühlschrank noch ca. 2 Stunden kühl stellen.

Kastanien-Sahne-Creme

Für 2 Personen, 30 Min. + 2 Std. Kühlzeit

- 40 g Esskastanien, vorgekocht
- 70 ml Milch
- 1 Prise Rohrzucker
- 1 TL Mandellikör (Amaretto)
- 1 Blatt Gelatine
- 1 Eiweiß
- 20 g Puderzucker
- 40 ml Sahne
- 20 g Bitterschokolade

Kastanien in Milch mit Zucker kurz aufkochen und pürieren. Amaretto daruntermischen. Masse abkühlen lassen.

Gelatine in kaltem Wasser einweichen. Eiweiß zu Schnee schlagen, Puderzucker dazugeben. Eischnee vorsichtig unter das Kastanienpüree heben. Gelatine ausdrücken, im Topf schmelzen lassen und vorsichtig unter die Kastanienmasse rühren.

Sahne steif schlagen und unterheben. Masse etwa 2 Stunden im Kühlschrank fest werden lassen. Von dieser Masse Nocken abstechen, die Bitterschokolade in grobe Späne raspeln und darüberstreuen.

TIPP Schmeckt sehr lecker zu einem Obstsalat.

Quittencreme mit Weißwein

Für 2 Personen, 45 Min.

- 200 g Quitten
- 50 ml Weißwein
- 50 g Rohrzucker
- 1 TL Zitronensaft
- 2 Blatt weiße Gelatine
- 100 g Joghurt
- 100 ml Sahne
- Zimt
- Galgant
- Walnüsse zum Garnieren

Die Quitten schälen, entkernen, klein schneiden und mit dem Wein, Zucker und Zitronensaft in einem Topf weich kochen. Mit dem Stabmixer pürieren und abkühlen lassen.

Die Gelatine in kaltem Wasser einweichen, ausdrücken und zu den Quitten geben. Den Joghurt unter die Creme rühren. Die Sahne steif schlagen und unterheben. Mit Zimt und Galgant würzen.

Die Quittencreme in Dessertschalen anrichten und mit gehackten Walnüssen bestreut servieren.

Dattel-Mandel-Kugeln

Für 20 Kugeln, 30 Min.

- 500 g Datteln (oder 250 g Datteln und 250 g Aprikosen)
- Mark einer Vanilleschote oder 1 Pck. Vanillezucker
- 3 EL Rum (oder 3 EL Kirschsaft, wenn es für Kinder ist)
- 1½ EL Mandelmus
- 1½ EL Kakaopulver
- 40 g Kokosflocken oder gemahlene Mandeln

Trockenfrüchte mit einem Messer grob zerschneiden. Alle Zutaten inklusive des Kakaopulvers in eine Schüssel geben und mit dem Mixstab fein pürieren.

Da die Masse sehr klebrig ist, sollten Sie mit angefeuchteten Händen kleine Kugeln formen. Diese Kugeln dann in den Kokosflocken oder den gemahlenen Mandeln wälzen.

WIRKUNG Mineralstoffreich und basenbildend.

TIPP Mit diesen Kugeln haben Sie nicht nur mal etwas Besonderes, das Sie zu einem Espresso nach dem Essen reichen können, sondern auch eine gesunde Nascherei für Kinder.

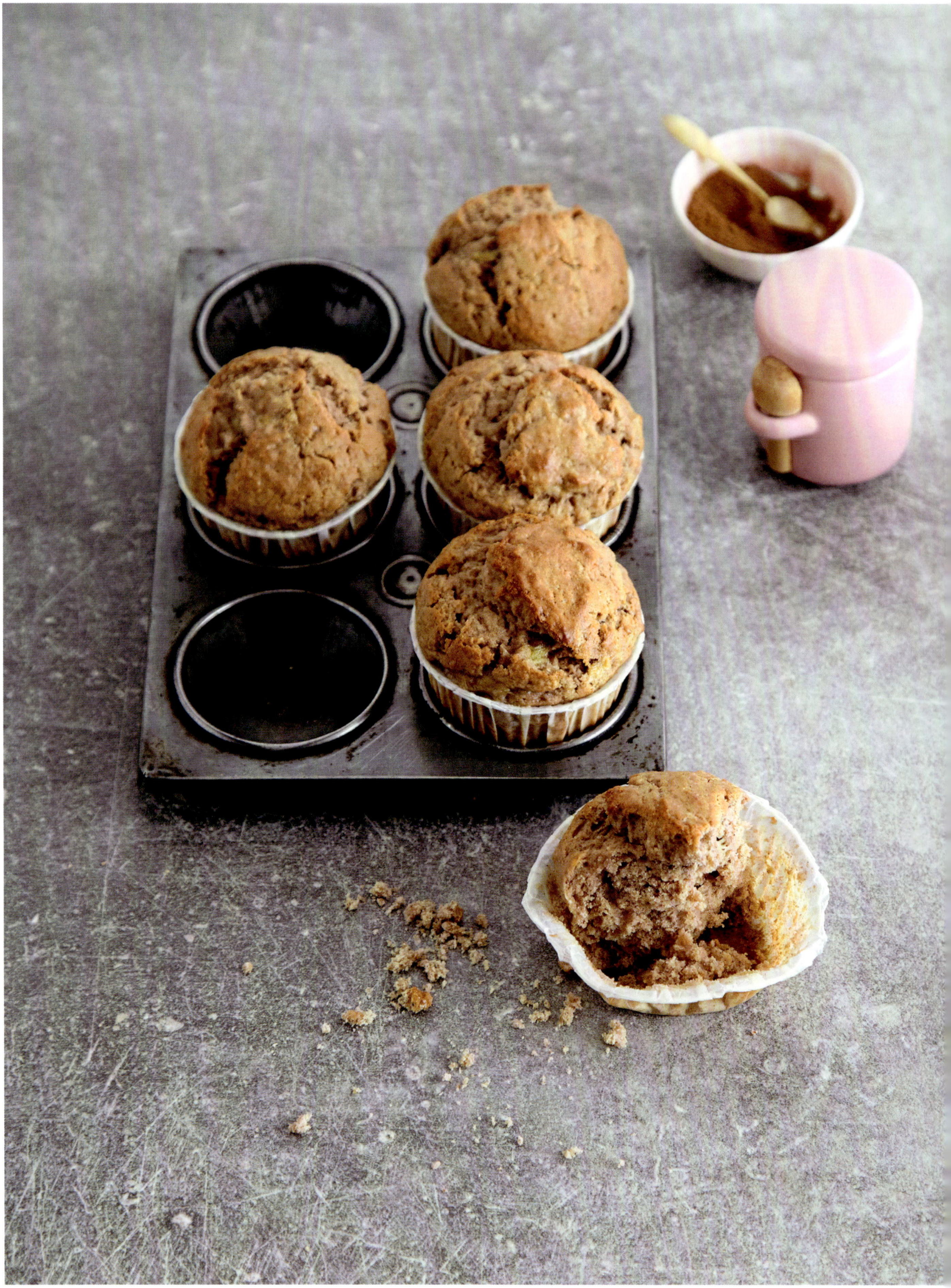

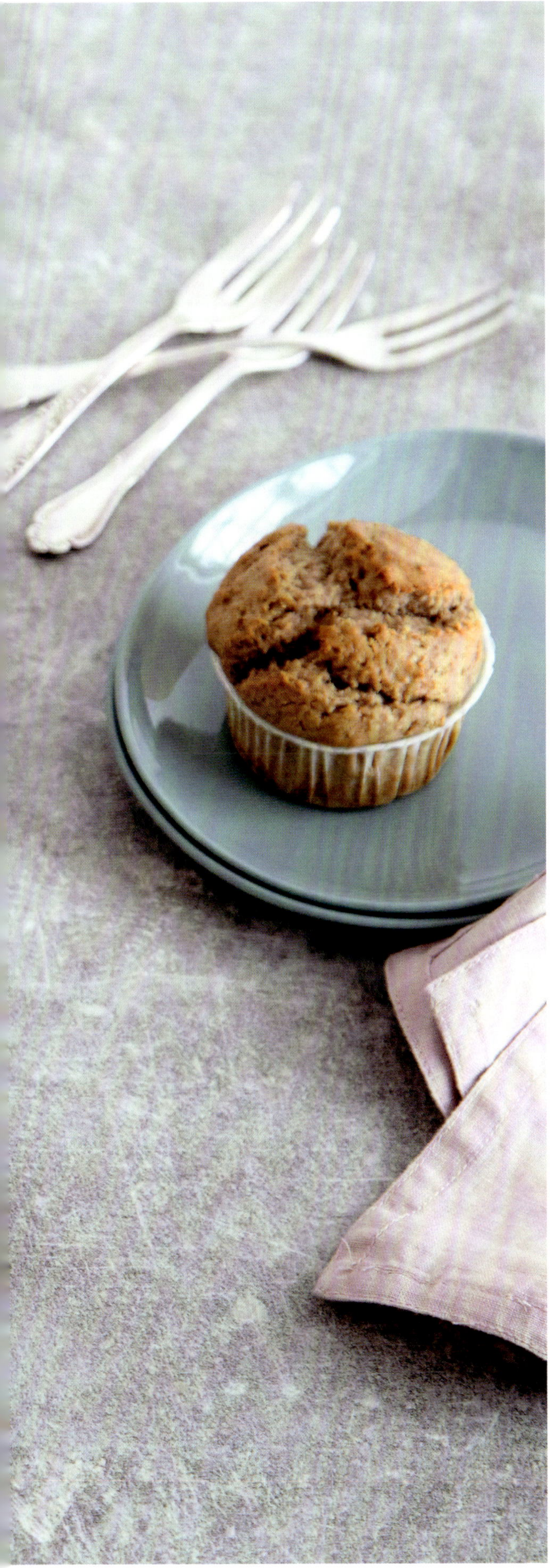

Kuchen und Gebäck

In der Hildegardküche verwenden wir nicht nur für selbst gebackene Brote, sondern auch für das Backen von Kuchen und Gebäck natürlich hauptsächlich Dinkelmehl. Das Dinkelmehl gibt es von Type 405, das ist das ganz helle Mehl, über Type 630, 1050 bis zum Dinkelvollkornmehl. Im Gegensatz zum Weizen, der beim Weißmehl so gut wie keine Inhaltsstoffe mehr hat, finden wir beim hellsten Dinkelmehl (Type 405) immer noch Nährstoffe. Dinkelmehl ist ein hervorragendes Backgetreide. Damit können Sie, entgegen der Meinung vieler Unwissender, unter anderem die schönsten Biskuittorten backen. Beim Kochen wird immer mal wieder nach Gefühl gewürzt, aber beim Backen sollten die Zutaten genau abgewogen werden.

Kastanien-Bananen-Muffins **(Seite 248)**

Kastanien-Bananen-Muffins

Für 10–12 Muffins, 45 Min.

- 150 g weiche Butter
- 150 g Rohrzucker
- 2 Eier
- 200 g Kastanienmehl
- 100 g Dinkelvollkornmehl
- 2 TL Weinsteinbackpulver
- 1 TL Zimt
- 1 TL Vanillepulver
- 1 Prise Steinsalz
- 300 geschälte Bananen

Butter und Zucker mit dem Mixer ca. 10 Minuten schaumig aufschlagen. Nach und nach Eier dazugeben. Mehl und Backpulver sowie die Gewürze darunterheben.

Die Bananen mit einer Gabel zerdrücken und unter die Teigmasse mischen. Den Backofen auf 190 °C vorheizen.

Teig in eine gefettete Muffinform oder in eingefettete Papierförmchen füllen und auf der mittleren Schiene ca. 25 Minuten backen.

Cranberry-Walnuss-Muffins

Für 12 Muffins, 40 Min.

- 250 g Speisequark
- 75 ml Milch
- 75 g Zucker
- 1 Pck. Vanillinzucker
- Abrieb einer halben Biozitrone
- 2 Eier
- 300 g Dinkelmehl
- 1 Pck. Weinsteinbackpulver
- 125 g getrocknete Cranberrys oder getrocknete Kirschen
- 50 g gehackte Walnüsse

Die Muffinform fetten und mit Mehl bestäuben. Den Backofen auf 180 °C vorheizen.

Quark, Milch, Zucker, Vanillinzucker und Zitronenschalenabrieb sowie die Eier in einer Schüssel mit dem Mixer verrühren. Das Dinkelmehl mit dem Backpulver mischen und in 2 Portionen unter die Quarkmasse rühren.

Dann die Cranberrys untermischen und mit 2 Esslöffeln den Teig auf die 12 Mulden des Muffinblechs verteilen. Mit den gehackten Walnüssen bestreuen.

Das Muffinblech auf ein Backblech stellen und auf der mittleren Schiene die Muffins 25 Minuten backen. Die Muffins aus der Form lösen, auf einen Rost stürzen und auskühlen lassen.

Träubleskuchen

Für 1 Kuchenblech, ca. 2 Std.

Für den Mürbeteig:
- 500 g Dinkelmehl 630
- 330 g Butter
- 160 g Rohrzucker
- 1 Eigelb

Für den Hefeteig:
- 150 g Dinkelmehl
- 50 ml Milch, lauwarm
- 100 ml Wasser
- 25 g Rohrzucker
- 20 g Butter
- ¼ Pck. Trockenhefe oder 6 g frische Hefe
- 1 kleine Prise Steinsalz
- etwas abgeriebene Schale einer Biozitrone

Für die Füllung:
- 1 kg tiefgefrorene Johannisbeeren
- 300 ml Eiweiß
- 240 g Rohrzucker
- 80 g gemahlene Mandeln
- 60 g Vanillepuddingpulver
- 1 Prise Salz
- 80 g Brösel von Zwieback, Zopf o. Ä. zum Bestreuen des Teigbodens

Alle Zutaten für den Mürbeteig möglichst kalt verwenden. Butter, Zucker und Eigelb zu einer glatten Masse verarbeiten, dann zügig das Mehl darunterkneten. Den Teig im Kühlschrank kalt stellen.

Alle Zutaten für den Hefeteig zu einem geschmeidigen Teig verkneten. Anschließend an einem warmen Ort gehen lassen.

Für den Boden werden beide Teige, der Mürbeteig und der Hefeteig, miteinander verknetet. Dann wird dieser Mischteig mit dem Wellholz ausgerollt und das Kuchenblech so damit ausgelegt, dass der Teig knapp unter dem Blechrand endet. Den Boden mit den Bröseln bestreuen.

Für die Füllung in einer Schüssel die Früchte mit der Hälfte des Zuckers, den Mandeln und dem Puddingpulver gut vermischen. In einer anderen Schüssel aus dem Eiweiß Schnee schlagen, dazu erst das Salz zugeben und nach und nach die andere Hälfte des Zuckers einrieseln lassen, bis der Schnee recht steif geworden ist. Dann werden die Früchte mit dem Eischnee gut vermischt und mit einem Teigschaber gleichmäßig auf dem Teigboden verteilt.

Den Backofen auf 200 °C vorheizen und den Kuchen auf der mittleren Schiene in etwa 50 Minuten backen. Wegen der gefrorenen Früchte sollte der Kuchen ggf. nach der Backzeit für weitere 10 Minuten auf der unteren Schiene vollends durchgebacken werden.

WIRKUNG Johannisbeeren beugen Rheuma und Gicht vor.

TIPP Dieser Kuchen ist auch für andere Früchte wie Brombeeren, Kirschen, Himbeeren etc. geeignet.

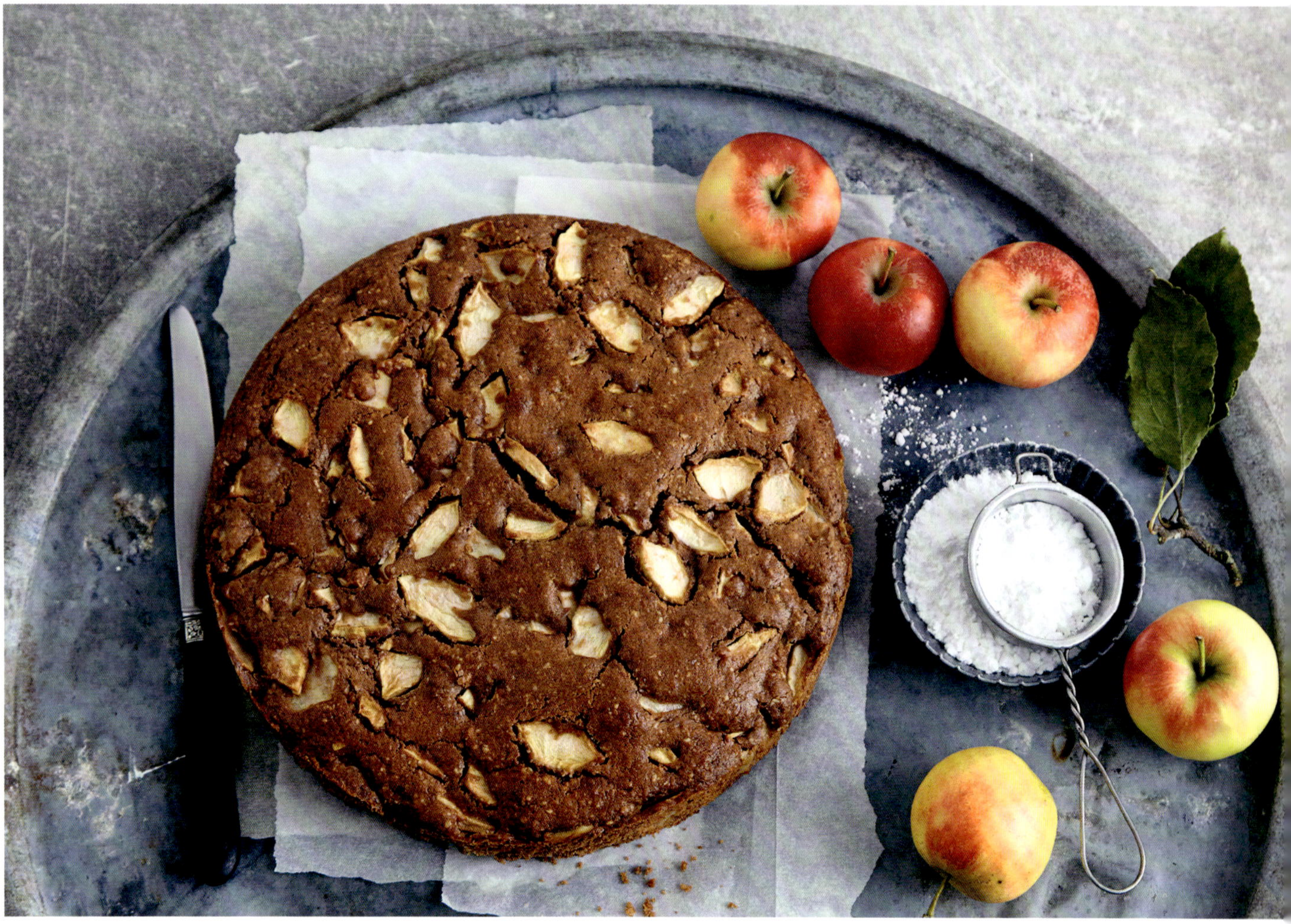

Russische Apfeltorte

Für 6 Personen, ca. 1½ Std.

- 250 g Dinkelmehl
- 150 g Zucker
- 130 g gemahlene Mandeln
- 2 TL Kakao, 1 TL Zimt
- 1 Pck. Weinsteinbackpulver
- 1 Pck. Vanillinzucker
- 4 Eier
- 250 g zerlassene Butter
- 70 ml Rum
- 4 Äpfel, geschält, entkernt und klein geschnitten
- etwas Puderzucker

Alle Zutaten bis zum Vanillinzucker gut miteinander vermischen. Dann die restlichen Zutaten daruntermischen, bis kein Mehlstaub mehr zu sehen ist.

Eine Springform einfetten. Apfelstücke unter den Teig mischen. Die Teigmasse in die Springform füllen und dann 1 Stunde bei 180 °C backen. Aus der Form nehmen, erkalten lassen und vor dem Servieren mit Puderzucker bestäuben.

Apfel-Mohn-Kuchen

Für 6 Personen, ca. 1½ Std.

Für den Hefeteig:

- 200 ml Milch
- 60 g Rohrzucker
- ½ Pck. Trockenhefe
- 450 g Dinkelmehl
- 1 Ei und 1 Eigelb
- 2 EL Rum
- 1 Prise Steinsalz
- 40 g Butter

Für die Streusel:

- 150 g Dinkelmehl
- 100 g kalte Butter
- 100 g Rohrzucker
- 1 Eigelb
- 1 TL Zitronenschalenabrieb

Für den Belag

- 1,5 kg Äpfel, am besten Boskop
- 4 EL Zitronensaft
- 60 g Rohrzucker

Für die Mohnfüllung:

- 2 Eier
- 2 EL Rum
- 1 Pck. Mohnback (250 g)
- 150 g Rohrzucker
- 10 g Speisestärke

Alle Zutaten für den Hefeteig zu einem geschmeidigen Teig verkneten. Den Teig an einem warmen Ort gehen lassen. Dann alle Zutaten für die Streusel mit den Händen verkneten und kalt stellen.

Für den Belag Äpfel schälen, entkernen, grob in Würfel schneiden und in einem Topf zusammen mit Zitronensaft und Rohrzucker vermischen und ca. 15 Minuten kochen lassen. Abkühlen lassen.

Für die Mohnfüllung die Eier trennen, Eigelb mit Rum und Mohnback verrühren. Das Eiweiß steif schlagen, dabei nach und nach Zucker einrieseln lassen. Anschließend Eischnee und Stärke unter die Mohnmasse heben.

Nun den Hefeteig auf einer bemehlten Arbeitsfläche auf ca. 38 × 32 cm auswellen. Mehrfach mit einer Gabel einstechen. Die Hälfte der Streusel auf dem Teig verteilen. Die Apfelmasse ungleichmäßig verteilen, sodass auf dem Teigboden Lücken entstehen. In diese Lücken wird dann die Mohnmasse gegeben. Der Teig sollte vollständig mit der Mohnmasse bedeckt sein. Restliche Streusel darüberstreuen.

Den Backofen vorheizen und dann den Kuchen bei 170 °C Ober- und Unterhitze 35–40 Minuten backen. Wenn er fertig ist, herausnehmen, erkalten lassen und mit Puderzucker bestreuen.

WIRKUNG **Hilft bei Hautproblemen mit Juckreiz.**

Hefezopf mit Quitte

Für 6 Personen, ca. 1½ Std. + 1 Std. Vorbereitung am Vortag + Ziehzeit über Nacht

- 3 Quitten
- 1 Tasse Wasser
- 100 g Rohrzucker
- 1 TL Galgant
- 200 g Mohn
- 500 g Dinkelmehl Type 630
- ½ Pck. Trockenhefe
- 50 g Butter
- 50 g Rohrzucker
- 100 ml Milch
- 1 Ei
- 50 g Puderzucker
- etwas Zitronensaft

Die Quitten am Vortag gut abreiben, halbieren, Kerngehäuse entfernen. Mit der Schale klein schneiden und in dem Wasser 30 Minuten weich kochen. Über Nacht durchziehen lassen. Am nächsten Tag durch ein Haarsieb streichen und mit Zucker und Galgant unter Rühren so lange kochen, bis eine zähe Masse entsteht. Den Mohn unterrühren und abkühlen lassen.

Aus Mehl, Hefe, Butter, Zucker, Milch und Ei einen Hefeteig bereiten und an einem warmen Ort gehen lassen, bis sich der Teig verdoppelt hat. Dann den Teig ca. ½ cm dick ausrollen und mit der Quitten-Mohn-Masse bestreichen. Vorsichtig aufrollen. Der Länge nach aufschneiden und die beiden Hälften miteinander verschlingen.

Auf einem mit Backpapier belegten Backblech 15 Minuten gehen lassen. Den Backofen auf 180 °C vorheizen und den Zopf auf der mittleren Schiene ca. 40 Minuten backen. Den Puderzucker mit dem Zitronensaft verrühren und den warmen Zopf damit bestreichen.

Lebkuchen-Cantuccini

Für ca. 70 Stücke, ca. 1½ Std.

- 50 g getrocknete Aprikosen
- 250 g Dinkelmehl
- 1 TL Weinsteinbackpulver
- 200 g Rohrzucker
- 3 TL Lebkuchengewürz
- Mark von 1 Vanilleschote
- 1 Prise Salz
- 25 g weiche Butter
- 2 Eier
- 150 g ganze Mandeln

Aprikosen in ½ cm große Würfel schneiden. Mehl, Backpulver, Zucker, Lebkuchengewürz, Vanillemark und Salz in einer Schüssel mischen. Butter und Eier dazugeben und mit dem Knethaken des Rührgerätes rasch zu einem glatten Teig verkneten.

Nicht zu lange kneten, da der Teig sonst zu weich wird. Die Aprikosen und Mandeln darunter kneten. Den Teig zu einer Kugel formen und in Frischhaltefolie wickeln. Im Kühlschrank ca. 45 Minuten kalt stellen.

Den Teig in 4 Stücke teilen. Aus jedem Stück eine Rolle von ca. 25 cm Länge formen. Ein Backblech mit Backfolie belegen und die Teigrollen im Abstand von ca. 5 cm darauflegen. Im vorgeheizten Backofen bei 190 °C ca. 18–20 Minuten vorbacken.

Herausnehmen und ca. 5 Minuten abkühlen lassen. Die Stangen schräg in etwa 1,5 cm dicke Stücke schneiden. Mit der Schnittfläche auf das Backblech legen und noch einmal bei 190 °C etwa 12–15 Minuten goldbraun backen. Kekse auskühlen lassen.

Lebkuchen-Cantuccini

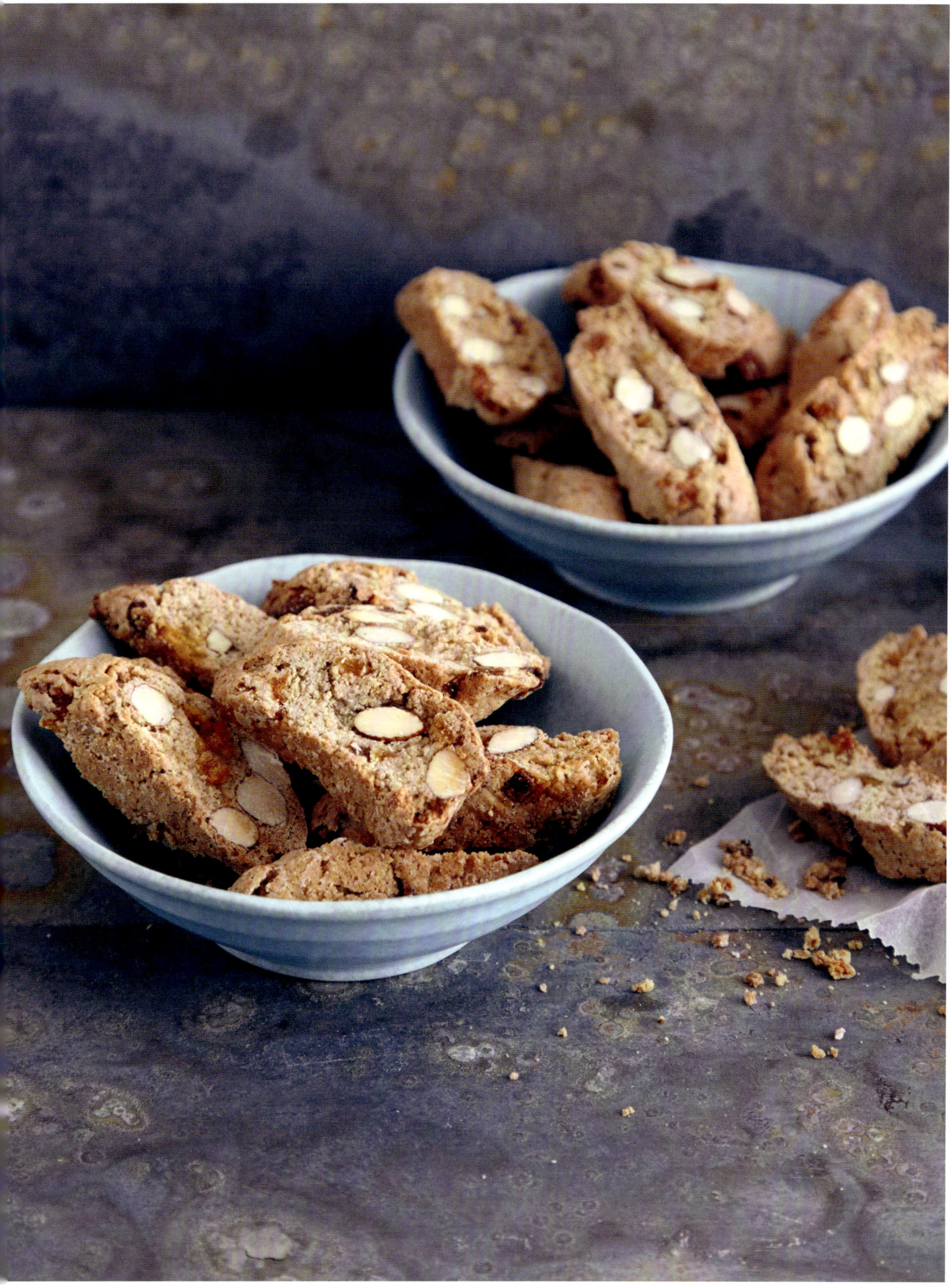

Weihnachtliches Apfelbrot

Für 2 Brote, ca. 1½ Std. + Einweichzeit über Nacht

- 750 g Äpfel
- 250 g Rosinen (oder Aprikosen)
- 250 g Datteln (oder Feigen)
- 250 g Rohrzucker
- 1 EL Kakao
- je ½ TL Piment, Zimt, Nelken
- 65 ml Rum
- 500 g Dinkelmehl
- 125 g Mandeln, grob gehackt
- Steinsalz
- 1 Pck. Weinsteinbackpulver

Äpfel schälen, entkernen und würfeln, Trockenfrüchte klein schneiden. Alle Zutaten bis einschließlich des Rums mischen und über Nacht stehen lassen.

Dann die übrigen Zutaten untermischen. Den Backofen auf 170 °C vorheizen. Aus der Masse 2 längliche Laibe formen. Der Teig ist sehr klebrig, daher die Finger immer mal wieder mit Wasser benetzen. Die Laibe auf ein mit Backpapier belegtes Backblech legen und im Backofen auf der mittleren Schiene ca. 80 Minuten backen.

TIPP Das Apfelbrot sollte vor dem Verzehr einige Tage liegen, damit es schön saftig ist. Mit oder ohne Butter ist es eine wunderbare Leckerei nicht nur zum Adventskaffee.

Kokos-Cranberry-Makronen

Für ca. 45 Makronen, 45 Min.

- 4 Eiweiß
- 170 g Rohrzucker
- 1 Prise Salz
- 2 Pck. Vanillinzucker
- 70 g getrocknete Cranberrys (oder Berberitzen oder Kirschen)
- 1 Biozitrone
- 200 g Kokosflocken
- ca. 45 Backoblaten

Eiweiß, Zucker, Salz und Vanillinzucker in einem Topf bei mittlerer Hitze unter Rühren langsam erhitzen, bis sich der Zucker aufgelöst hat (nicht zu heiß, sonst wird das Eiweiß fest).

Ein Drittel der Eiweißmasse in einen hohen Rührbecher geben und steif schlagen. Die Cranberrys fein hacken. Die Biozitrone heiß abwaschen und mit dem Sparschäler Streifen abschälen. Dann 1 EL davon zusammen mit den Früchten und den Kokosflocken unter die flüssige Eiweißmischung im Topf rühren und dann noch den Eischnee unterheben.

Den Backofen auf 160 °C (Umluft 140 °C) vorheizen. Je 1 EL auf eine Backoblate setzen und in ca. 20 Minuten backen.

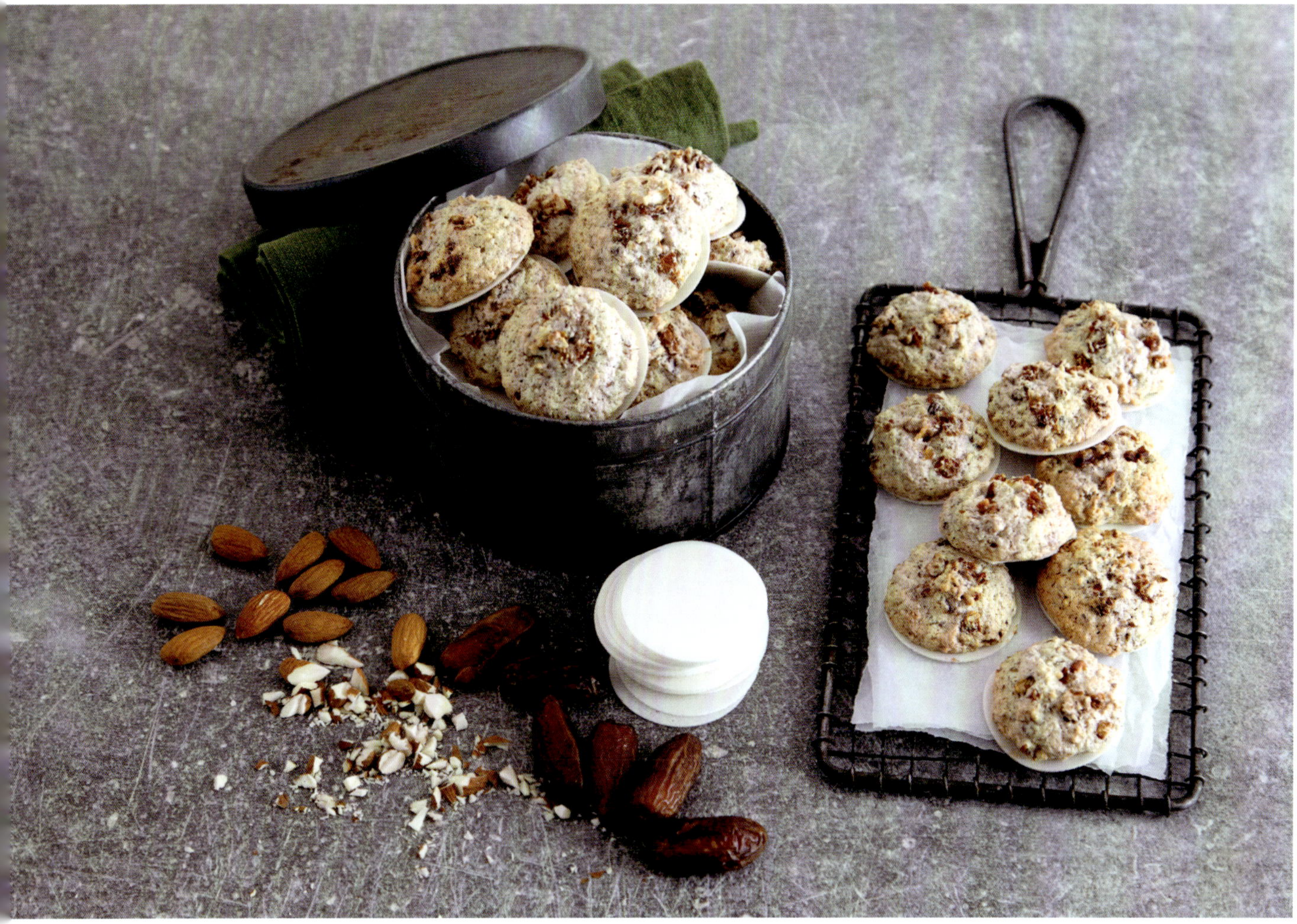

Dattelküsse

Für ca. 120 Stück, 45 Min.

- 8 Eiweiß
- 280 g Rohrzucker
- 400 g grob gehackte Mandeln
- 200 g entkernte Datteln
- Backoblaten

In einen Topf Wasser geben und zum Kochen bringen. Über dem Wasserdampf die Eiweiße mit dem Rohrzucker in einer Schüssel so lange mit dem Rührbesen schlagen, bis eine dickflüssige Masse entsteht. Die Mandeln und klein geschnittenen Datteln darunterheben. Immer einen TL dieser Masse auf eine Oblate setzen.

Den Backofen vorheizen und die Dattelküsse bei 160 °C ca. 20–30 Minuten auf der untersten Schiene des Backofens backen. Wenn die Dattelküsse leicht bräunlich werden, sind sie fertig. Sind sie nach dem Backen noch zu klebrig, einfach in geriebenen Mandeln wälzen.

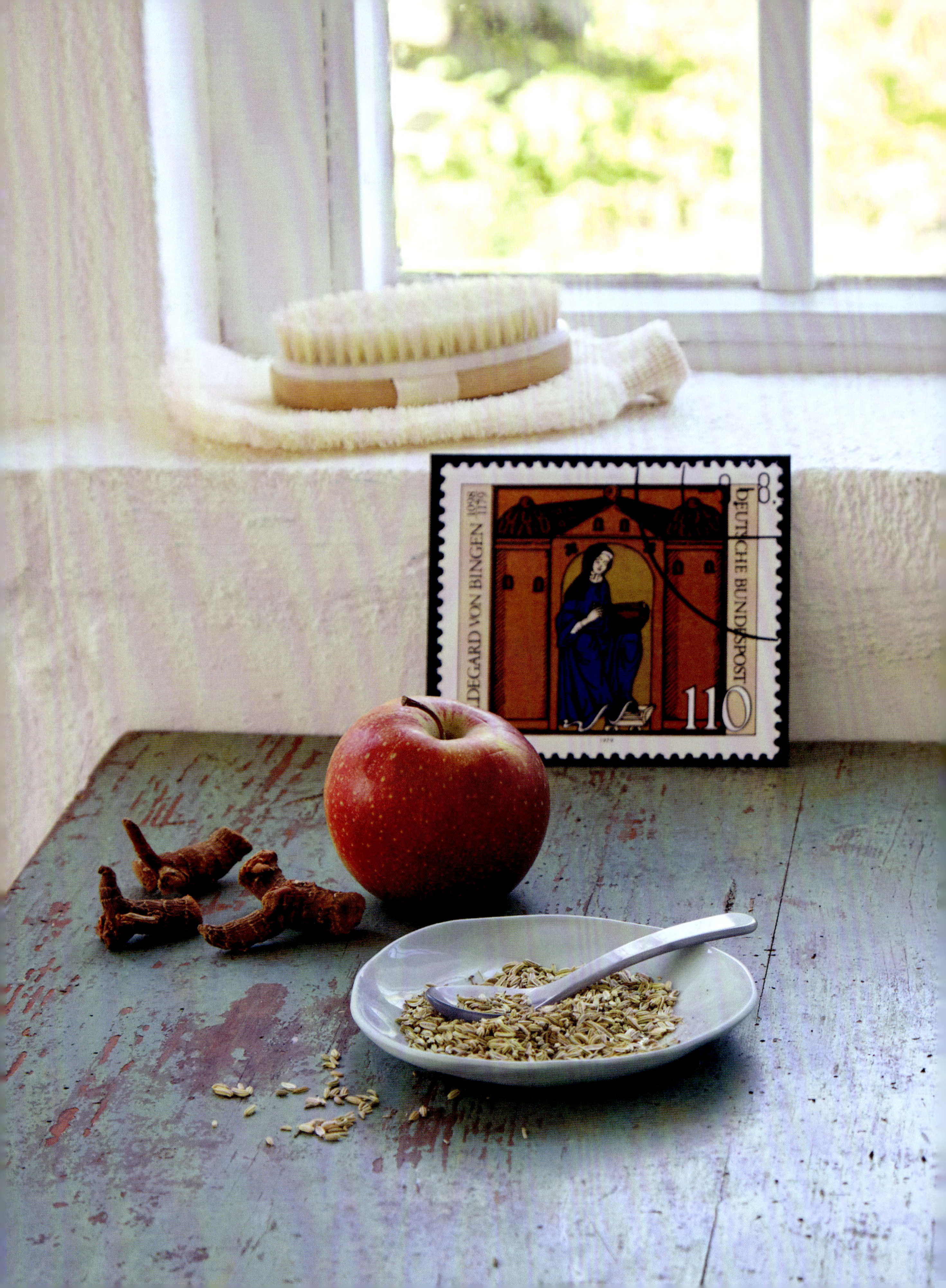
DEUTSCHE BUNDESPOST
110

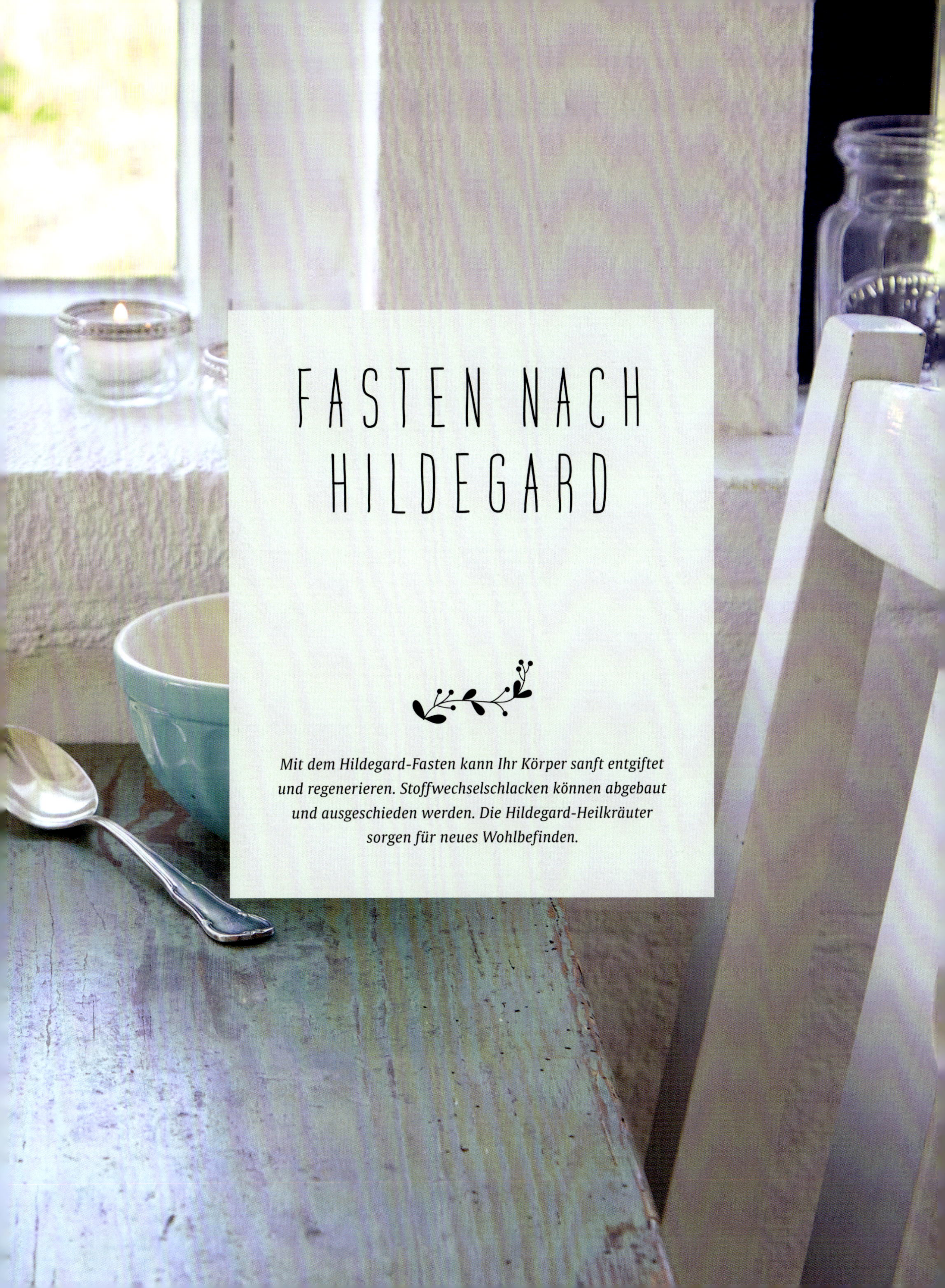

FASTEN NACH HILDEGARD

Mit dem Hildegard-Fasten kann Ihr Körper sanft entgiftet und regenerieren. Stoffwechselschlacken können abgebaut und ausgeschieden werden. Die Hildegard-Heilkräuter sorgen für neues Wohlbefinden.

Ihr Fasten-Programm für zu Hause

Lernen Sie ein einfaches und wirksames Fastenprogramm kennen, das Sie in rund 2 Wochen eigenständig zu Hause durchführen können.

Fasten ist für viele Menschen heutzutage schon zu einer Pflichtübung geworden, die hauptsächlich in der Fastenzeit, der Zeit vor Ostern, durchgeführt wird. Dabei geht es den meisten beim Fasten um das Verlieren überflüssiger Pfunde. Fasten ist aber viel mehr, denn durch den bewussten Entzug von Nahrung verschaffen wir unserem Organismus die Verschnaufpause, die er benötigt, um überflüssige und krankmachende Stoffwechselschlacken abzubauen. So bekommt unser Körper Zeit für wichtige Auf-, Um- und Abbauvorgänge. Fasten nach Hildegard von Bingen hat nichts mit Hungern zu tun, sondern ist eine bewährte und traditionelle Methode, Gifte aus dem Körper auszuleiten und Heilmittel in Form der Fastensuppe in den Körper zu bringen. Dazu ist eine Fastenzeit von 6–10 Tagen notwendig. Inklusive der Vorbereitungstage und dem Fastenbrechen sind es dann insgesamt 12–16 Tage.

In dieser Zeit wird dem Körper zweimal in Form der Fastensuppe wärmende und stoffwechselaktivierende Nahrung verabreicht, die die körpereigenen Funktionen anregt und die zum Entschlacken nötige Kraft liefert. Unterstützend dazu werden noch Heilpflanzenrezepturen gereicht, die diese Entgiftung wohltuend beeinflussen. Besonders die Entgiftungsorgane des Körpers, die Leber als Stoffwechselzentrale, die Nieren, die unseren Körper bis ins Alter gut entgiften sollen, unser Lymphsystem, die Gallenblase etc. werden während dieser Fastentage wirkungsvoll unterstützt. Da auch viel getrunken wird, kommt es so gut wie nie zu einem Hungergefühl. Durch das Hildegard-Fasten wird aber nicht nur der Körper sanft entgiftet, sondern auch der Blick auf unsere geistig-seelischen Bedürfnisse gerichtet. Dieses Zusammenwirken von körperlichen und geistig-seelischen Dimensionen ist die Möglichkeit, auf allen Ebenen wieder gesund und heil zu werden.

So geht's

Um den Körper auf die Fastentage vorzubereiten, werden vor dem eigentlichen Fasten drei Entlastungstage durchgeführt.

Entlastungstage

Verzichten Sie an diesen Entlastungstagen auf Wurst, Käse Fleisch, Joghurt, Quark, Sahne (alle tierischen Eiweiße), Alkohol, Zigaretten und Medikamente, die Sie nicht unbedingt brauchen. Ernähren Sie sich nur von Dinkelprodukten, Gemüse und Obst. Trinken Sie jetzt schon viel stilles Wasser und Fencheltee.

Heilfastentage

An den Heilfastentagen selbst wird der Körper entgiftet:

- Zur Entgiftung über die Haut und zur Nierenspülung werden Fencheltee und stilles Wasser getrunken.
- Der Entschlackung des Magen-Darm-Traktes dienen Einläufe und der Verzehr von Flohsamen und Bärwurz-Birnenbrei.
- Wanderungen und Saunagänge unterstützen das Entgiften über die Haut.
- Auch basische Voll- und Teilbäder sowie Fußbäder dienen dem starken Entgiften über die Haut.
- Mit Gebeten, Meditationen und Ruhen können Sie Seelenballast abwerfen.
- Hildegard-Heilmittel führen Sie sich durch Fastensuppe, Dinkelkaffee, Petersilienhonigwein und Galgant zu.

Ihre Einkaufsliste

Sorgen Sie dafür, dass ausreichend Fencheltee, stilles Wasser, Dinkelgrieß, Dinkelkaffee, Basenbad, Flohsamen, Rote Bete, Karotten, Fenchel, Sellerie, Zucchini, Pastinaken und Spinat für die tägliche Fastensuppe im Haus sind.

Die Fastensuppe

Im täglichen Wechsel werden als Gemüsesuppe verarbeitet: Karotten, Pastinaken, Rote Bete, Fenchel, Zucchini, Kürbis, Sellerie. In diese Gemüsesuppe lassen wir Dinkelgrieß rieseln, bis die Suppe die gewünschte Konsistenz hat. Als Kräuter werden genommen: Bertram, Galgant, Ysop, Steinsalz, Quendel, Fenchelmischpulver, Petersilie, Schnittlauch. Von dieser Suppe darf gegessen werden, bis die gewünschte Sättigung da ist.

Getränke

Während der Fastentage braucht der Körper besonders viel Flüssigkeit. Geeignet sind Fencheltee, stilles Wasser und Dinkelkaffee.

Kräutermedizin

Die Heilkraft des Fastens unterstützen Sie mit Hildegards Heilkräutern:

- Fencheltabs enthalten Phytohormone und helfen dem Körper bei der Entgiftung über die Haut.
- Galganttabs, die das Herz beleben und die Durchblutung anregen sowie gegen Ablagerungen in den Herzkranzgefäßen wirken.
- Petersilienhonigwein, der den Herzmuskel und die Herzkranzgefäße entgiftet und Säuren löst.
- Flohsamen, der die Verdauung ankurbelt und durch die Schleimstoffe, die er abgibt, Allergene bindet und ausscheidet.

Gut für sich sorgen

Sie können die Entgiftung unterstützen und sich dabei selbst verwöhnen:

- Machen Sie basische Fußbäder.
- Wenn Sie sich am frühen Nachmittag mit einem warmen Leberwickel für eine Weile hinlegen, regen Sie nicht nur den Leberstoffwechsel an, sondern gönnen sich auch selbst eine erholsame Ruhepause.
- Ziehen Sie sich warme Kleidung an, denn erfahrungsgemäß neigt man während der Fastentage eher zum Frieren.
- Wir widmen uns jetzt besonders unserem Körper und regen durch tägliche Bürstenmassagen die Entgiftung an. Wer mag kann dies durch warme Duschen oder ein warmes Bad mit Rosmarin oder Heublumen noch unterstützen.
- Massieren Sie sich mit einem guten Körperöl.
- Führen Sie regelmäßig Einläufe durch, um die Ausscheidung über den Darm zu gewährleisten. Am besten täglich, aber mindestens jeden zweiten Tag. Diese sanfte Darmreinigung nimmt das Hungergefühl und spült Kotreste aus dem Enddarm aus.

Einläufe

Füllen Sie das Einlaufgefäß mit ½–1 Liter lauwarmem Fencheltee oder basischem Salzwasser. Ungeübte legen sich am besten in die Badewanne. Das Gefäß mit der Flüssigkeit stellen Sie auf den Rand, der Schlauch hängt nach unten, das Ende des Schlauchs führen Sie in den After. Durch das Gefälle läuft nun die Flüssigkeit in den Enddarm. Versuchen Sie nun, diese Flüssigkeit so lange wie möglich im Körper zu lassen. Bei den ersten Malen müssen Sie vermutlich schon nach kurzer Zeit auf die Toilette gehen, doch man kann trainieren, den Entleerungsdruck etwas länger zu unterdrücken, um den Darm gut zu spülen.

Gewohnheit und Rituale

Festgefahrene Gewohnheiten behindern uns auf unserem Entwicklungsweg. Daher ist es besonders während der Fastentage wichtig, diese Gewohnheiten zu durchschauen und aufzulösen. Wichtig ist, dass Sie sich jetzt, so gut es geht, vom Alltag lösen. Legen Sie alles zur Seite, was Sie davon ablenkt, den Blick nach innen zu richten, ganz auf Ihre individuellen Bedürfnisse. Der Unterschied zwischen einer lästigen Gewohnheit, wie dem täglichen Zähneputzen, und einem Ritual liegt darin, dass Sie sich dieser Tätigkeit bewusst widmen und diese achtsam, mit voller Hingabe durchführen.

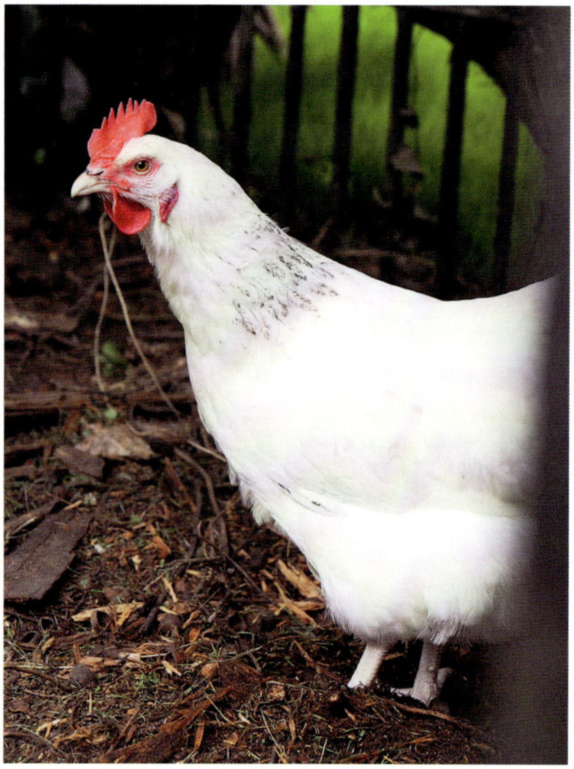

Dazu eine kleine Geschichte: »Ein Zen-Meister wurde einmal von seinem Schüler gefragt, worin sein Geheimnis bestehe. Der Zen-Meister antwortete: Wenn ich sitze, dann sitze ich. Wenn ich stehe, dann stehe ich, und wenn ich gehe, dann gehe ich. Das kann es doch nicht sein, entgegnete der Schüler, das tue ich doch auch.

Nein, antwortete der Meister, wenn du sitzt, dann stehst du schon, und wenn du stehst, dann gehst du schon.«

Verhalten Sie sich so natürlich wie möglich und lernen Sie, auf die Bedürfnisse Ihres Körpers zu hören. Wenn Sie müde sind, legen Sie sich schlafen, wenn Sie das Bedürfnis nach Bewegung haben, gehen Sie an die frische Luft und laufen Sie.

Lassen Sie alle Reize von außen wie Fernsehen, Zeitungen und Zeitschriften etc. weg. Jetzt stehen Sie mit all Ihren Bedürfnissen und Wünschen im Vordergrund.

Lohnend ist es auch, ein Fastentagebuch zu führen, um sich über Impulse und Gedanken, die während des Fastens auftauchen, klar zu werden. Vieles, was uns in unserem Unterbewusstsein lebenslang begleitet hat, erhält jetzt die Möglichkeit, ins Bewusstsein zu gelangen. Bei allem, was Sie jetzt tun, beschränken Sie sich auf das Wesentliche.

Meditieren Sie bei Ihren Spaziergängen über Pflanzen und widmen Sie sich diesen mit Dankbarkeit. Hildegards Wahrnehmung, die Fähigkeit ihrer göttlichen Schau, hat sie unmittelbar an diesem Naturgeschehen teilhaben lassen. Sie hat erfahren dürfen, dass alles mit allem verbunden ist, in ewiger Vollkommenheit. Ein Kreis von Zeit und Raum, der die Ewigkeit umschreibt. Beginnen Sie jeden Tag mit einer Meditation und konzentrieren Sie sich auf das Wesentliche. Wir erkennen immer häufiger unsere schlechten Gewohnheiten und können sie Stück

Ihr Fastenplan im Überblick

	Entlastungstage 1.–3. Tag	Fastentage 4.–9. Tag	Aufbautage 10.–12. Tag
morgens	Dinkelfrühstück (Habermus oder Dinkelporridge, Dinkelkaffee oder Fencheltee) Trockenbürsten, Gymnastik, Duschen	Einlauf Fencheltee oder Dinkelkaffee Galganttablette, Petersilienhonigwein, Flohsamen Trockenbürsten, Gymnastik, Duschen, Eincremen mit Rosmarinöl	Bratapfel (Seite 262), Dinkelporridge (Seite 262) oder Habermus (Seite 174), Fencheltee oder Dinkelkaffee Trockenbürsten, Gymnastik, Duschen, Einreiben mit Rosmarinöl
mittags	Fastensuppe, Apfel, Fencheltee Spaziergang	Fastensuppe, Fencheltee, Fencheltabletten, Galganttabletten, Flohsamen basischer Leberwickel, Spaziergang,	Fastensuppe, Fencheltee, Fencheltabletten, Galganttabletten, Flohsamen Leberwickel, Spaziergang
abends	Fastensuppe, Apfel, Fencheltee meditative Besinnung, Lavendelöl in Duftlampe	Fastensuppe, Fencheltee, Petersilienhonigwein, Galganttabletten Leberwickel, basisches Fußbad, Lavendelöl in Duftlampe	Fastensuppe, Fencheltee, Petersilienhonigwein, Fencheltabletten, Galganttabletten Leberwickel, meditative Besinnung, Lavendelöl in Duftlampe

für Stück umwandeln und dadurch unsere Gesundheit wesentlich verbessern.
So lernen wir, maßvoll und respektvoll mit unserer Nahrung umzugehen. Das Ziel des Fastens ist nicht eine Kasteiung unseres Leibes, sondern, ein neues Verständnis für unseren Körper zu entwickeln, der das irdische Zuhause für unsere Seele ist. Gehen Sie dabei nicht zu dogmatisch vor, sondern lernen Sie, auf die Bedürfnisse Ihres Körpers zu hören. Es kann sein, dass Sie für sich völlig neue Perspektiven entdecken. Essen Sie nicht beispielsweise um 12 Uhr, nur weil das die übliche Mittagszeit ist. Ihr Körper hat vielleicht erst um 15 Uhr das entsprechende Bedürfnis nach Nahrung. Gerade die Fastenzeit ist ideal, um sein Körpergefühle wieder mehr oder ganz neu zu entdecken. Denn meist handeln wir nach unserem Verstand, und der weiß sicher nicht, was unser Körper wann genau braucht. Nur wenn Leib und Seele miteinander im Einklang stehen, ist unsere Gesundheit vollkommen. Das Heilfasten nach Hildegard ermöglicht uns, wieder zu einer Einheit von Körper und Seele zu kommen.

Dinkelporridge

Für 2 Personen, 15 Min.

- 1 Tasse Dinkelschrot oder Dinkelflocken
- 2 Tassen Wasser
- 1 Apfel, klein geschnitten
- je 1 Prise Galgant, Zimt, Bertram
- 1 EL Honig

Alle Zutaten mischen und ca. 10 Minuten in einem Topf kochen. Mit Honig süßen.

Bratapfel

Für 2 Personen, 35 Min.

- 2 säuerliche Äpfel
- 2 TL Mandelblättchen
- 1 TL Honig
- 2 Msp. Zimt

Äpfel waschen und Kerngehäuse ausstechen. Mit Mandeln, Zimt und Honig befüllen.

Auf ein Backblech setzen und ca. 20–30 Minuten bei 200 °C im Backofen garen.

Service

Als »Hildegard vom Bodensee« verbreite ich nun schon seit Jahren mit Begeisterung das Hildegard-Wissen auf Gartenmessen, in Vorträgen, Seminaren, Kochvorführungen und Gesundheitstreffs vorwiegend im süddeutschen Raum, Österreich und der Schweiz. Alle aktuellen Informationen dazu sowie einen umfangreichen Online-Shop zu Hildegard-Produkten finden Sie unter:
https://www.divera.org

Meiner Firma gab ich den Namen DiVeRa, der sich aus den Abkürzungen der Richtlinien Hildegards zusammensetzt:

- Di für discretio, das rechte Maß in allem, der goldene Mittelweg
- Ve für Veriditas, die Grünkraft, aus der das Leben entsteht
- Ra für Ratio, der Verstand, mit dem wir unser Leben meistern sollen.

ANSCHRIFT: DiVeRa
Schussenrieder Straße 74
88422 Bad-Buchau
Mobil: 0160/766 38 65
Telefon: 07582/637 31 99
E-Mail: post@divera.org

Quellen

Die im Buch genannten Hildegard-Zitate sind folgenden Schriften der Hildegard von Bingen entnommen:
Causae et curae – Ursachen und Behandlung von Krankheiten, Physica, Liber divinorum operum – Buch der göttlichen Werke, Liber vitae meritorum – Buch der Lebensverdienste

Weitere Quellen sind:
Strehlow W. Ernährungstherapie. Stuttgart: Lüchow: 2003
Hertzka G. Dinkelkochbuch. 1995
Reutter L. Heilfasten nach Hildegard von Bingen. Aarau: AT-Verlag; 2006
Bremness L. Das große Buch der Kräuter. Aarau: AT-Verlag; 1996
Klemme B, Holtermann D. Delikatessen am Wegesrand. Dresden: Mädler; 2005

Stichwortverzeichnis

Rezeptregister

Bibliografische Information der Deutschen Nationalbibliothek
Die Deutsche Nationalbibliothek verzeichnet diese Publikation in der Deutschen Nationalbibliografie; detaillierte bibliografische Daten sind im Internet über http://dnb.d-nb.de abrufbar.

Programmplanung: Uta Spieldiener
Projektmanagement: Annalena Müller
Redaktion: Anne Bleick, Stuttgart
Bildredaktion: Christoph Frick, Caroline Merdian

Umschlaggestaltung und Layout:
CYCLUS Visuelle Kommunikation, Stuttgart

Bildnachweis:
Umschlagfoto und Fotos im Innenteil:
Anke Schütz, Buxtehude
Autorenfoto: Fotografie - Sabine Kunzer

1. Auflage 2019

Printed in Germany

Satz und Repro: Fotosatz Buck, Kumhausen
Gesetzt in Adobe InDesign CS6
Druck: Westermann Druck Zwickau GmbH, Zwickau

Gedruckt auf chlorfrei gebleichtem Papier

ISBN 978-3-432-10703-5 2 3 4 5 6

Auch erhältlich als E-Book:
eISBN (ePub) 978-3-432-10704-2

Wichtiger Hinweis: Wie jede Wissenschaft ist die Medizin ständigen Entwicklungen unterworfen. Forschung und klinische Erfahrung erweitern unsere Erkenntnisse. Ganz besonders gilt das für die Behandlung und die medikamentöse Therapie. Bei allen in diesem Werk erwähnten Dosierungen oder Applikationen, bei Rezepten und Übungsanleitungen, bei Empfehlungen und Tipps dürfen Sie darauf vertrauen: Autoren, Herausgeber und Verlag haben große Sorgfalt darauf verwandt, dass diese Angaben dem Wissensstand bei Fertigstellung des Werkes entsprechen. Rezepte werden gekocht und ausprobiert. Übungen und Übungsreihen haben sich in der Praxis erfolgreich bewährt.

Eine Garantie kann jedoch nicht übernommen werden. Eine Haftung des Autors, des Verlags oder seiner Beauftragten für Personen-, Sach- oder Vermögensschäden ist ausgeschlossen.

Geschützte Warennamen (Warenzeichen®) werden nicht immer besonders kenntlich gemacht. Aus dem Fehlen eines solchen Hinweises kann also nicht geschlossen werden, dass es sich um einen freien Warennamen handelt.

Wo datenschutzrechtlich erforderlich, wurden die Namen und weitere Daten von Personen redaktionell verändert (Tarnnamen). Dies ist grundsätzlich der Fall bei Patienten, ihren Angehörigen und Freunden, z. T. auch bei weiteren Personen, die z. B. in die Behandlung von Patienten eingebunden sind.